凭脉辨证

头痛证治医案析

赵永烈○编著

U0189539

中国科学技术出版社

·北京·

图书在版编目（CIP）数据

凭脉辨证：头痛证治医案析 / 赵永烈编著 . — 北京 : 中国科学技术出版社，2024.1
ISBN 978-7-5236-0314-7

Ⅰ . ①凭… Ⅱ . ①赵… Ⅲ . ①头痛—脉诊—医案 Ⅳ . ① R277.710.41

中国国家版本馆 CIP 数据核字 (2023) 第 219719 号

策划编辑	王久红　孙　超
责任编辑	王久红
文字编辑	李琳珂　卢兴苗
装帧设计	佳木水轩
责任印制	李晓霖

出　　版	中国科学技术出版社
发　　行	中国科学技术出版社有限公司发行部
地　　址	北京市海淀区中关村南大街 16 号
邮　　编	100081
发行电话	010-62173865
传　　真	010-62179148
网　　址	http://www.cspbooks.com.cn

开　　本	710mm×1000mm　1/16
字　　数	265 千字
印　　张	13.5
版　　次	2024 年 1 月第 1 版
印　　次	2024 年 1 月第 1 次印刷
印　　刷	北京顶佳世纪印刷有限公司
书　　号	ISBN 978-7-5236-0314-7/R·3139
定　　价	48.00 元

作者简介

赵永烈，主任医师、教授，博士研究生导师。北京中医药大学第三附属医院脑病科主任。曾于加州大学旧金山分校头痛研究中心跟随 Peter Goadsby 教授（2021 年"格雷特·伦德贝克欧洲大脑研究奖"获得者）进行头痛相关疾病的研究及临床诊治工作。第六批全国老中医药专家学术经验继承人，第五批全国中医临床优秀人才研修项目培养对象，先后师从王玉来教授，中国工程院院士、国医大师王琦教授及国医大师薛伯寿教授。

20 多年来一直从事头痛（偏头痛、紧张性头痛、内科疾病相关性头痛）、三叉神经痛、老年慢性病的中医药诊疗工作。诊治疾病重视脉诊的应用，遵循"调和五脏，平衡阴阳"的治疗原则和方法。承担国家重点研发计划项目课题、国家自然科学基金项目、教育部博士点新教师基金课题、北京市中医药科技发展资金项目等多项省部级以上科研项目。

主编科普著作《不再为头痛而头痛》，参编著作 6 部。发表论文 100 余篇。

内容提要

　　本书选辑历代医家诊治头痛脉案，按常见的十四种脉象编排，并对脉象、鉴别要点、历代医家对脉主病的认识、形成机制、主病、相兼脉加以阐释，同时在医案后附作者按语。书中所辑医案均为医家明确记载的左右手脉及寸关尺三部脉，以脉参证，辨证详明，论治精准，足以示范。通过对医家病案分析及对脉、证、法的阐释，可以了解临床上如何辨证、立法、选方、用药。本书为作者多年学习体会和临证心悟，是一部切合实用的中医脉诊与头痛治疗著作，具有较高的临床价值，可供广大中医临床、教学、科研人员和中医爱好者参考。

前　言

在中医学的伟大宝库中，"医案"是宝库中璀璨的明珠，是临床实践的真实记录，不仅包含着医生丰富的临床经验，还包含着其对疾病的理论见解。这些医案如同"不说话的老师"，每每阅之，如同长者在侧，仿佛与先人进行心灵交流。

在学习"医案"时，我们发现脉诊在索源病因、探求病位、确定诊断、指导用药、判断预后方面发挥了重要作用。明代医家徐春甫在《古今医统大全》谓："脉为医之关键，医不察脉则无以别证；证不别，则无以措治。医惟明脉，则诚为良医，诊候不明，则为庸妄。"即把切脉作为评断良医的首要标准。清代汪昂在《本草备要》云："医学之要，莫先于切脉，脉候不真，则虚实莫辨、攻补妄施，鲜不夭人寿命者。"即指出辨脉的重要性。清代医家吴瑭言："四诊之法，惟脉最难，亦惟脉最可凭也。"即指出脉学是中医学里最难学且最重要的。国医大师李士懋指出"切诊在疾病的诊断中的权重，可占50%～90%"，在临床实践中，其辨证论治经历了由"舌诊为中心"到"脉诊为中心"的转变。可见脉诊在辨证论治中的重要性。

下面我们看几则凭脉辨证的医案。《古今医案按》载李士材医案："儒者吴君明，伤寒六日，谵语狂笑，头痛有汗，大便不通，小便自利。众议承气汤下之。士材诊其脉浮而大，因思仲景曰：伤寒不大便六七日，头痛有热，小便清者，知不在里，仍在表也。方今仲冬，宜与桂枝汤。众皆咋舌，以谵狂为阳盛，桂枝入口必毙矣。李曰：汗多神昏，故发谵妄，虽不大便，腹无所苦，和其荣卫，必自愈耳。遂违众用之，及夜而笑语皆止，明日大便自通。故病变多端，不可胶执，向使狐疑而用下药，其可活乎。"这则医案中众医只见谵语狂笑、大便不通等症，遂议下，而士材以脉浮大，知病不在里，违众议以桂枝汤调其营卫，而谵语狂笑止，大便通而愈。

喻昌《寓意草》中载："徐国祯伤寒六七日，身热目赤，索水到前复置不饮，异常大躁，将门牖洞启，身卧地上，展转不快，更求入井。一医汹汹，急以承气与服。余诊其脉，洪大无伦，重按无力。谓曰：此用人参、附子、干姜之证，奈何认为下证耶？医曰：身热目赤，有余之邪躁急若此，再以人参、附子、干姜服之，逾垣上屋矣。余曰：阳欲暴脱，外显假热，内有真寒，以姜、附投之，尚恐不胜回阳之任，况用纯阴之药重劫其阳乎？观其得水不欲咽，情已大露，岂水尚不欲咽，而反可咽大黄、芒硝乎？天气燠蒸，必有大雨，此证顷刻一身大汗，不可救矣。且既谓大热为阳证，则下之必成结胸，更可虑也。惟用姜、附，所谓补中有发，并可以散邪退热，一举两得，至稳至当之法，何可致疑？吾在此久坐，如有差误，吾任其咎。于是以附子、干姜各五钱，人参三钱，甘草二钱，煎成冷服，服后寒战，戛齿有声。以重绵和头覆之，缩手不肯与诊，阳微之状始著。再与前药一剂，微汗热退而安。"此则医案喻昌凭脉的洪大无伦，重按无力，辨识一切热象是假热，不能用承气汤泻下，而以姜、附、参、草辛温治愈。若非嘉言勇敢坐俟给药，此病人不死于病，将死于医。

《古今医彻》载："丹溪治一少年，秋初热病，口渴而妄语，两颧火赤，医作大热治，翁诊之，脉弱而迟，告曰：此作劳后病温，惟当服补剂自已，今六脉时见搏手，必凉药所致。竟以附子汤啜之，应手而瘥。"此则医案他医据症作大热治，丹溪凭脉弱而迟，诊为劳后病温，用补剂附子汤而瘥。由此可见脉诊不可废也。

经方大家曹颖甫医案："昔与章次公诊广益医院庖丁某，病下利，脉结代，次公疏炙甘草汤去麻仁方与之。当时郑璞容会计之戚陈某适在旁，见曰：此古方也，安能疗今病？次公忿与之争。仅服一剂，即利止脉和。盖病起已四十余日，庸工延误，遂至于此。此次设无次公之明眼，则病者所受苦痛，不知伊于胡底也。"这则医案章次公凭脉的结代，用炙甘草汤治好下利，他医却误病四十余日，可见此明眼是凭脉辨证而用药之功底。

《仿寓意草》载："田展初五兄，予至好也。嘉庆十四年，伊远馆吴门，其内染时邪之症，医者皆用伤寒药发散，升提太过，其热不减；又皆竟用寒凉，如黄芩、黄连、山栀、石膏之类，连进多剂，热仍不减，面转通红，头皮作痛，手不能近，近则痛甚，病势沉重，医皆曰邪已传里，无法可治。又换某时医，于前药中加犀角、羚羊角，谓非此扳剂，再不应即不治。适其内兄李进之亦予至好，知予素解岐黄，邀予一诊，以决生死。予诊其脉上部浮大而空，两尺沉细欲绝，虽气微弱不欲言语，而心尚明了，并不昏迷，询其欲饮否？曰不欲。询其二便，大便少而稀溏，小便清白，少腹有痛意。予急曰：此戴阳证也。此素本阴亏不能潜阳，今时邪误作伤寒论治，温散太过，虚阳上浮，治宜引火归元。医者见其烦躁，不知其为龙雷上升侵犯清虚之府所致，反以为热邪传里，肆用寒凉，阳即欲回归路已阻；再用寒药，不独腹痛自利症必加重，而无根之阳将一汗而亡，奈何于是。竟用真武汤劝其速进，病者知用附子断不肯服，以为我烦热如此，如何还服此热药？伊兄劝以汝服凉药已多，而转火炎于上，兹方称引火归元，或当有效，今已危急，何不试之？劝之再三，勉进半剂。本已十日不寐，进药后不觉安睡两时许，始寐头皮不痛，面赤全退，腹痛亦止，心中不烦，乃复索药尽剂。次日延予复诊，其病若失。细询平日本有上红之恙，生育亦多，其阴本亏，故阴中之阳易动也。改用附子理阴煎服一剂，又专用理阴煎服三剂，后以八珍加减调理痊愈。半月后展初自吴门归，向予申谢，且言幸伊不在家，其妻得生，否则必死。予问何故？展初曰：如此热象，群医皆用寒凉，而子独用大热，且子不悬壶，我岂能相信哉！予曰：然则足下亦不必谢予也，是有命焉，不可强而致也。"本案阴本亏虚，不能潜阳，误作伤寒论治，温散太过，虚阳上浮，肆用寒凉，阳气更损，病势更重。诊脉上部浮大而空，两尺沉细欲绝，阴虚不能潜藏真阳之候，用真武汤温补肾阳散水气，再用附子理阴煎，温补阴分，托散表邪，继以八珍加减调理。可见脉诊的重要性。

头痛为临床上常见的疾病，也是常见的症状，在医家医案中均列头痛或头风条目。中医学认为，头为诸阳之会，精明之府，内含脑髓，为百体之首，统管全身。有关头痛的病因病机较为复杂，远非教科书所列。为了更好地学习医家诊治头痛的思路和方法，笔者搜揽相关典籍，选辑历代医家诊治头痛医案，所选医案兼收并蓄，重在实用，通过分析学习，可以详明中医辨证论治之理。医家门路，需要指下明白。希望通过对头痛案例的学习，做到重视脉诊，举一反三，转变思路，进一步提高临床疗效。

此书的出版得到了国家中医药管理局第五批全国中医临床优秀人才研修项目（国中医药人教发〔2022〕1号）的资助。在此书编写过程中，博士生王一程参与部分医案的搜集，在此向他表示感谢。

北京中医药大学第三附属医院脑病科主任医师　赵永烈

目　录

浮 脉

【脉象】

浮脉部位表浅，轻触即得，重按力减，气势上趋。

《素问·玉机真脏论篇第十九》："秋脉者肺也，西方金也，万物之所以收成也，故其气来轻虚以浮，来急去散，故曰浮。"

《难经·十八难》："浮者，脉在肉上行也。"

《脉经·脉形状指下秘诀第一》："浮脉，举之有余，按之不足。浮于手下。"

《医脉真经·七表脉》："浮者阳也，按之不足，举之有余，满指浮上。"

《濒湖脉学·浮（阳）》："浮脉，举之有余，按之不足。"

《脉语·诸脉状主病》："自皮肤之上得之，曰浮。"

《诊家正眼·浮脉（阳）》："浮在皮毛，如水漂木，举之有余，按之不足。"

《脉诀汇辨·浮脉（阳）》："浮在皮毛，如水漂木；举之有余，按之不足。浮之为义，如木之浮水面也。其脉应于皮毛，故轻手可得，如水中漂木，虽按之使沉，亦将随手而起。"

《诊宗三昧·师传三十二则》："浮脉者，下指即显浮象，按之稍减而不空，举之泛泛而流利。"

《四诊抉微·浮》："浮脉，举之有余，按之不足，如微风吹鸟背上毛，厌厌聂聂。"

《脉理宗经·浮脉》："浮与沉对也。浮于肤上，举之有余，按之不足，曰浮，阳也。其脉在时为秋，在人为肺。"

【鉴别】

浮脉：举之有余，按之稍弱。

芤脉：浮大中空，如按葱管。

虚脉：浮大迟软无力。

濡脉：浮而按之柔软而细。

洪脉：浮取有力，来盛去衰，拍拍而浮。

散脉：浮散无根。

革脉：浮而弦芤。

实脉：浮沉皆得，大而且长。

【历代医家对浮脉主病的认识】

《黄帝内经·素问》

夫浮而弦者，是肾不足也。

今夫脉浮大虚者，是脾气之外绝，去胃外归阳明也。（以上均出自：示从容论篇第七十六）

《伤寒论》

阳脉浮，阴脉弱者，则血虚，血虚则筋急也。

问曰：病有战而汗出，因得解者，何也？答曰：脉浮而紧，按之反芤，此为本虚，故当战而汗出也。其人本虚，是以发战，以脉浮，故当汗出而解也。

寸口脉浮而紧，浮则为风，紧则为寒。风则伤卫，寒则伤荣。荣卫俱病，骨节烦疼，当发其汗也。

寸口脉浮大，而医反下之，此为大逆。浮则无血，大则为寒，寒气相抟，则为肠鸣，医乃不知，而反饮冷水，令汗大出，水得寒气，冷必相抟，其人即𩜃。

脉浮而数，浮为风，数为虚，风为热，虚为寒，风虚相抟，则洒淅恶寒也。
（以上均出自：辨脉法第一）

寸口脉浮而大，浮为虚，大为实。在尺为关，在寸为格。关则不得小便，格则吐逆。

脉浮而大，浮为风虚，大为气强，风气相抟，必成瘾疹，身体为痒。痒者，名泄风，久久为痂癞。（以上均出自：平脉法第二）

太阳之为病，脉浮，头项强痛而恶寒。

风温为病，脉阴阳俱浮，自汗出，身重，多眠睡，鼻息必鼾，语言难出。

太阳中风，阳浮而阴弱。阳浮者，热自发；阴弱者，汗自出。啬啬恶寒，淅淅恶风，翕翕发热，鼻鸣干呕者，桂枝汤主之。（以上均出自：辨太阳病脉证并治上第五）

太阳病，先发汗不解，而复下之，脉浮者不愈。浮为在外，而反下之，故令不愈。今脉浮，故在外，当须解外则愈，宜桂枝汤。

太阳病，脉浮紧，无汗，发热，身疼痛，八九日不解，表证仍在，此当发其汗。服药已微除，其人发烦目瞑。剧者必衄，衄乃解，所以然者，阳气重故也。麻黄汤主之。

脉浮者，病在表，可发汗，宜麻黄汤。

脉浮而数者，可发汗，宜麻黄汤。

伤寒脉浮紧，不发汗，因致衄者，麻黄汤主之。（以上均出自：辨太阳病脉证并治中第六）

伤寒脉浮滑，此以表有热，里有寒，白虎汤主之。（辨太阳病脉证并治下第七）

伤寒脉浮而缓，手足自温者，是为系在太阴。太阴者，身当发黄；若小便自利者，不能发黄。至七八日大便硬者，为阳明病也。

若脉浮发热，渴欲饮水，小便不利者，猪苓汤主之。

脉浮而迟，表热里寒，下利清谷者，四逆汤主之。

阳明病脉浮，无汗而喘者，发汗则愈，宜麻黄汤。（以上均出自：辨阳明病脉证并治第八）

伤寒脉浮而缓，手足自温者，系在太阴。太阴当发身黄，若小便自利者，不能发黄。至七八日，虽暴烦下利日十余行，必自止，以脾家实，腐秽当去故也。（辨太阴病脉证并治第十）

脉浮而大，浮为气实，大为血虚。血虚为无阴，孤阳独下阴部者，小便当赤而难，胞中当虚。

脉浮大，应发汗，医反下之，此为大逆也。（以上均出自：辨不可下病脉证并治第二十）

《金匮要略》

师曰：病人脉浮者在前，其病在表；浮者在后，其病在里。腰痛背强不能行，必短气而极也。（脏腑经络先后病脉证第一）

寸口脉浮而紧，紧则为寒，浮则为虚；寒虚相搏，邪在皮肤；浮者血虚，络脉空虚；贼邪不泻，或左或右；邪气反缓，正气即急，正气引邪，㖞僻不遂。邪在于络，肌肤不仁；邪在于经，即重不胜；邪入于腑，即不识人；邪入于脏，舌即难言，口吐涎。（中风历节病脉证并治第五）

劳之为病，其脉浮大，手足烦，春夏剧，秋冬瘥，阴寒精自出，酸削不能行。（血痹虚劳病脉证并治第六）

脉浮而细滑，伤饮。（痰饮咳嗽病脉证并治第十二）

寸口脉浮而迟，浮即为虚，迟即为劳，虚则卫气不足，劳则荣气竭。趺阳脉浮而数，浮即为气，数即消谷而大坚（一作紧）。气盛则溲数，溲数即坚，坚数相搏，即为消渴。（消渴小便不利淋病脉证并治第十三）

脉浮而洪，浮则为风，洪则为气，风气相搏，风强则为瘾疹，身体为痒，痒为泄风，久为痂癞。

太阳病，脉浮而紧，法当骨节疼痛，反不疼，身体反重而酸，其人不渴，汗出即愈；此为风水。（以上均出自：水气病脉证并治第十四）

寸口脉浮而缓，浮则为风，缓则为痹。痹非中风，四肢苦烦，脾色必黄，瘀热以行。（黄疸病脉证并治第十五）

诸浮数脉，应当发热，而反洒淅恶寒，若有痛处，当发其痈。（疮痈肠痈浸淫病脉证并治第十八）

《脉经》

寸口脉浮大而疾者，名曰阳中之阳。病苦烦满，身热，头痛，腹中热。（辨脉阴阳大法第九）

寸口脉浮而盛者，病在外。

关上脉浮而大，风在胃中，张口肩息，心下澹澹，食欲呕。

关上脉微浮，积热在胃中，呕吐蛔虫，心健忘。

尺脉浮者，客阳在下焦。（以上均出自：辨三部九候脉证第一）

浮而大者，风。浮大者，中风，头重，鼻塞。浮而缓，皮肤不仁，风寒入肌肉。

浮洪大长者，风眩癫疾……浮洪大者，伤寒。秋吉，春成病。浮而滑者，宿食。浮滑而疾者，食不消，脾不磨。

浮而细滑，伤饮。

浮而绝者，气。

浮短者，其人肺伤。诸气微少，不过一年死，法当嗽也。

微浮，秋吉，冬成病……浮滑疾紧者，以合百病，久易愈。阳邪来，见浮洪。（以上均出自：平杂病脉第二）

脉浮而芤，浮则为阳，芤则为阴，浮芤相搏，胃气生热，其阳则绝。（胃足阳明经病证第六）

脉浮而紧，法当身体疼痛，当以汗解。假令尺中脉迟者，不可发其汗。何以知然？此为荣气不足，血微少故也。（病不可发汗证第一）

太阳病，外证未解，其脉浮弱，当以汗解，宜桂枝汤。

脉浮而紧，浮则为风，紧则为寒，风则伤卫，寒则伤荣，荣卫俱病，骨节烦疼，可发其汗，宜麻黄汤。

脉浮者，病在表，可发其汗，属桂枝汤证。（以上均出自：病可发汗证第二）

脉浮而大，浮为气实，大为血虚。血虚为无阴，孤阳独下阴部，小便难，胞中虚。（病不可下证第六）

下利，其脉浮大，此为虚，以强下之故也。设脉浮革，因尔肠鸣，当温之，宜当归四逆汤。（病可温证第九）

脉浮，热甚，而灸之，此为实，实以虚治，因火而动，咽燥必唾血。（病不可灸证第十）

寸口脉浮大，医反下之，此为大逆。浮即无血，大即为寒，寒气相搏，即为肠鸣。医乃不知，而反饮水令汗大出，水得寒气，冷必相搏，其人即𩨹。（病不可水证第十四）

寸口脉浮而紧，紧则为寒，浮则为虚，虚寒相搏，邪在皮肤。浮者血虚，络脉空虚，贼邪不泻，或左或右，邪气反缓，正气则急，正气引邪，喎僻不遂。邪在于络，肌肤不仁。邪在于经，则重不胜。邪入于腑，则不识人。邪入于脏，舌即难言，口吐于涎。（平中风历节脉证第五）

男子劳之为病，其脉浮大，手足暖，春夏剧，秋冬瘥，阴寒精自出，酸削不能行，少腹虚满。（平血痹虚劳脉证第六）

寸口脉浮而迟，浮则为虚，迟则为劳。虚则卫气不足，迟则荣气竭。趺阳脉浮而数，浮则为气，数则消谷而紧（《要略》紧作大坚），气盛则溲数，溲数则紧（《要略》作坚）。紧数相搏，则为消渴。（平消渴小便利淋脉证第七）

脉浮而洪，浮则为风，洪则为气。风气相搏，风强则为瘾疹，身体为痒，痒为泄风，久为痂癞。气强则为水，难以俯仰。风气相击，身体洪肿，汗出乃愈。恶风则虚，此为风水；不恶风者，小便通利，上焦有寒，其口多涎，此为黄汗。

寸口脉浮而迟，浮脉热，迟脉潜，热潜相搏，名曰沉。趺阳脉浮而数，浮脉热，数脉止，热止相搏，名曰伏。沉伏相搏，名曰水。沉则络脉虚，伏则小便难，虚难相搏，水走皮肤，则为水矣。（以上均出自：平水气黄汗气分脉证第八）

师曰：诸病黄家，但利其小便。假令脉浮，当以汗解之，宜桂枝加黄芪汤。

师曰：寸口脉浮而缓，浮则为风，缓则为痹。痹非中风，四肢苦烦，脾色必黄，瘀热以行。（平黄疸寒热疟脉证第九）

下利，脉浮大者，虚也，以强下之故也。设脉浮革，因尔肠鸣，当温之。（平呕吐哕下利脉证第十四）

诸浮数脉，应当发热，而反洒淅恶寒，若有痛处，当发其痈。（平痈肿肠痈金疮侵淫脉证第十六）

脉浮而数，身体无热，其形嘿嘿，胸中微躁（一作胃中微燥），不知痛之所在，此人当发痈肿。（平痈肿肠痈金疮侵淫脉证第十六）

师曰：少阴脉浮而紧，紧则疝瘕，腹中痛，半产而堕伤。浮则亡血，绝产，恶寒。（平带下绝产无子亡血居经证第四）

师曰：脉得浮紧，法当身躯疼痛。设不痛者，当射云何，因当射言。若肠中痛、腹中鸣、欬者，因失便，妇人得此脉者，法当阴吹。

师曰：寸口脉浮而弱，浮则为虚，弱则无血；浮则短气，弱则有热，而自汗出。趺阳脉浮而涩，浮则气满，涩则有寒，喜噫吞酸。

少阴脉浮而动，浮则为虚，动则为痛，妇人则脱下。（以上均出自：平阴中寒转胞阴吹阴生疮脱下证第七）

《察病指南》

脉浮大者病在外。（诊病内外法）

浮为在表，主风，虚乏短气。

左手寸口脉浮，主伤风发热，头痛目眩及风痰。

左手关上脉浮，主胃虚腹胀，小便难。肝脉本微弦而长，今见浮脉，周氏云：主胃虚腹胀。乃是胃经受病，何也？黄帝云：主小便难。乃是膀胱经受病，又何也？岂肝脉从小腹上挟胃而然耶？

浮大而实，主眼目昏痛。溢关与寸口相应，主目眩头重筋疼。浮洪盛大，主筋脉缓弱，身体无力。浮大而长，主风眩癫疾。

左手尺内脉浮，膀胱受风热，主小便赤涩。浮而紧，主耳聋及淋闭。浮而大，为阳干阴，溺则阴中痛。浮而数，主小便频，并热淋。

右手寸口脉浮，肺感风寒，主咳嗽气促，鼻塞清涕，冷汗自出，背膊劳强，夜卧不安。浮本肺脉，但全浮则为病，如浮涩而短，斯为平脉也。浮而实，主咽门干燥，伤损，有疮痛。浮短，为肺伤，为诸气；浮滑，为走刺；浮缓，为皮肤不仁，风寒入肌肉；浮紧，为肺有水。

右手关上脉浮，脾气不足，腹满不饮食，食不消化，积热在胃中。浮滑而疾速者亦然。浮缓，不思饮食，浮而实，脾胃虚，主消中，口干饮水，多食亦饥。浮大而涩，为宿食滞气；浮滑为饮，浮细而滑为伤饮；浮而微，则伤客热邪风，主病寒热去来，进退不定。

右手尺内脉浮，大肠受风热，主大便秘涩，客热在下焦。浮数主大便坚，大肠虽肺腑，居下焦。寸关脉浮而疾，名阳中之阳，主头痛。尺寸俱浮，主患气。俱浮而滑，男子疝瘕，妇人有孕，或月闭不通。浮滑疾紧，为百合病。

趺阳脉浮者虚。浮为风为虚，风脉则指下浮有力，虚脉则指下浮而无力。（以上均出自：七表脉）

浮芤相传，中风衄血；浮滑相传，中风吐逆；浮实相传，中风下利；浮弦相传，中风拘急；浮紧相传，中风体痛；浮洪相传，中风发热。（诊七表相承病法）

《濒湖脉学》

主病诗：浮脉为阳表病居，迟风数热紧寒拘。浮而有力多风热，无力而浮是血虚。

寸浮头痛眩生风，或有风痰聚在胸。关上土衰兼木旺，尺中溲便不流通。

浮脉主表，有力表实，无力表虚。浮迟中风，浮数风热，浮紧风寒，浮缓风湿，浮虚伤暑，浮芤失血，浮洪虚热，浮散劳极。[以上均出自：浮（阳）]

《景岳全书》

（浮脉）为中气虚，为阴不足，为风，为暑，为胀满，为不食，为表热，为喘急。浮大为伤风，浮紧为伤寒，浮滑为宿食，浮缓为湿滞，浮芤为失血，浮数为风热，浮洪为狂躁。虽曰浮为在表，然真正风寒外感者，脉反不浮，但其紧数而略兼浮者，便是表邪，其证必发热无汗，或身有酸疼，是其候也。若浮而兼缓，则非表邪矣。大都浮而有力有神者，为阳有余，阳有余则火必随之，或痰见于中，或气壅于上，可类推也。若浮而无力空豁者，为阴不足，阴不足则水亏之候，或血不营心，或精不化气，中虚可知也。若以此等为表证，则害莫大矣。其有浮大弦硬之极，甚至四倍以上者，《内经》谓之关格，此非有神之谓，乃真阴虚极而阳亢无根，大凶之兆也。凡脉见何部，当随其部而察其证，诸脉皆然。（通一子脉义）

《医宗必读》

浮脉主表，腑病所居。有力为风，无力血虚，浮迟表冷，浮数风热，浮紧风寒，浮缓风湿。

六腑属阳，其应在表，故浮主腑病也。浮而有力，则知风邪所干，邪气盛则实，有余之象也。浮而无力，则知阴血亏损，正气夺则虚，不足之象也。脉浮主表，脉迟主冷，浮迟兼见，则为表冷也。脉浮主风，脉数主热，浮数兼见，则为风热也。紧脉为寒，浮紧兼见，则为风寒也。缓脉主湿，浮缓兼见，则为风湿也。

浮虚伤暑，浮芤失血，浮洪虚火，浮微劳极，浮濡阴虚，浮散虚剧，浮弦痰饮，浮滑痰热。

暑伤气，气虚则脉虚，故浮虚为伤暑也。失血之脉必芤，如吐血下血之类，芤脉自兼浮，非浮脉兼芤也。洪主火，洪而兼浮，知为虚火。微为气血俱虚，故主劳极，此亦微脉自兼浮也。血属阴，其应在下，濡脉按之而软，故为阴虚。散者，散亡之义，虚极所致，剧即极也。弦者，风木之象，浮亦为风，故为痰饮，乃风痰也。滑主痰证，滑本阳脉，而又兼浮，则炎上之象，故为热痰也。（以上均出自：新著四言脉诀）

《诊家正眼》

主病：浮脉为阳，其病在表。寸浮伤风，头疼鼻塞。左关浮者，风在中焦；右关浮者，风痰在膈。尺部得之，下焦风热，小便不利，大便秘涩。

兼脉：无力表虚，有力表实。浮紧风寒，浮迟中风，浮数风热，浮缓风湿，浮芤失血，浮短气病，浮洪虚热，浮虚暑惫，浮涩血伤，浮濡气败。［以上均出自：浮脉（阳）］

《脉诀汇辨》

主病：浮脉为阳，其病在表。左寸浮者，头痛目眩。浮在左关，腹胀不宁。左尺得浮，膀胱风热。右寸浮者，风邪喘嗽。浮在右关，中满不食。右尺得浮，大便难出。

六腑属阳，其应在表，故浮主表病也。高巅之上，惟风可到，杂乱其清阳之气，痛眩之自来。肝为风木之脏，风胜则木张而肋胀。膀胱受风，风胜热淫，津液自燥，故令小便秘涩。肺受风邪，清肃之令不行，气高而喘嗽。风木乘脾，中气急而食减。肾家通主二便，风客下焦，大府燥而不快。

兼脉：无力表虚，有力表实。浮紧风寒，浮缓风湿。浮数风热，浮迟风虚。浮虚暑惫，浮芤失血。浮洪虚热，浮濡阴虚。浮涩血伤，浮短气病。浮弦痰饮，浮滑痰热。浮数不热，疮疽之兆。

脉非一端，必有兼见之象。或外而偏于六淫，或内而偏于七情，则脉将杂至，然后揆其轻重，以别病情。如浮脉当即见于皮毛，而取之无力，此气不能应，表虚之象；如力来太过，表实何疑。紧则紧敛，寒之性也，风中有寒；缓则缓惰，湿之性也，风中有湿。数乃过于鼓动，为风热相搏；迟乃徐徐而至，为风虚无力。暑伤乎气，气泄则脉虚；营行脉中，血失则脉芤。一则浮取之而如无，气外泄也；一则浮取之而则有，血中脱也。炎炎上蒸，火之象也，但浮则有表无里，故曰虚热；衰薄之甚，若无其下，故曰阴虚。脉浮而涩，乃肺脉之应于秋者，若加以身热，则火盛金衰，血日以损；浮涩而短，乃肺家之本脉，其象过短，是真气不能会于寸口以成权衡，气将竭矣。水饮应沉而言浮者，上焦阳不能运，随着停留；若浮而滑者，则非弦敛不鼓之象，寒当化热，饮当成痰。浮数理应发热，其不发热而反恶寒者，若有一定不移之痛处，疮疽之兆矣。［以上均出自：浮脉（阳）］

《脉诀阐微》

浮而兼滑也，必是风痰之盛；浮而兼大也，决为气血之邪；浮而兼迟也，虚风之害；浮而兼濡也，湿气之侵；浮而兼细也，血随气而上升；浮而兼洪也，火得气而更旺；浮而兼芤，定为血泛之虞；浮而兼紧，决至邪重之苦；浮而兼急，必疼痛于上焦；浮而兼弱，必萎靡于下部；浮而兼长，气虽升而不伤其正；浮而兼短，气欲结而难散其邪；浮而兼结，邪搏于经络之间；浮而兼革，正脱于脏腑之内；浮而兼代，邪居于胸膈之处；浮而兼促，正伤于营卫之中；浮而兼动，气有变迁；浮而兼静，气将宁息，浮而兼毛，气得火而上腾于头目；浮而兼躁，火因气而上炎于咽喉；浮而兼钩，气升之和；浮而兼搏，气浮之极；浮而兼软，气虚之甚；浮而兼散，气不可收；浮而兼平，气乃无病。（第二篇）

《脉理会参》

浮脉为阳，其病在表。六腑属阳，故浮主腑病。寸浮伤风，头疼鼻塞。左关得浮，中焦风客。右关得浮，风痰在膈。尺部若浮，下焦风匿，小便不利，大便秘涩。瘦人三部相得曰肌薄。肥人得之，未有不病者也。

无力表虚，阴血亏虚，盖正气夺则虚。有力表实，风邪所干，邪气盛则实。浮紧风寒，浮数风热，浮迟中风，表寒再近衣。浮缓风湿，浮洪虚火，中沉无力，故知虚火。浮芤失血，浮涩血伤，浮短气怯，浮虚伤暑，浮微两竭，气血俱虚。浮濡阴戕，浮散虚绝，散亡之象，虚极所致。浮弦痰饮，浮滑痰热，浮促痛疽，浮长风痫。浮风长火，风火相搏，故肝病而痫生。（以上均出自：二十八脉详辨）

《四诊抉微》

主病诗：伯仁曰：为风为虚，为痞为满，不食，为表热，为喘。

浮脉为阳表病居，迟风数热紧寒拘。浮而有力多风热，无力而浮是血虚。

分部诗：寸浮头痛眩生风，或有风痰聚在胸。关上土衰兼水旺，尺中溲便不流通。左寸风眩鼻塞壅，虚迟气少心烦忡。关中腹胀促胸满，怒气伤肝尺溺红。肺浮风痰体倦劳，涕清自汗嗽叨叨。关脾虚满何能食，尺有风邪客下焦。（从《脉鉴》增）

兼脉主病：浮脉主表，有力表实，无力表虚。浮迟中风，浮数风热，浮紧风寒，浮缓风湿。浮滑风痰，又主宿食。浮虚伤暑，浮芤失血，浮洪虚热，浮散劳极，浮涩伤血（《脉鉴》作气癖者是）。浮濡阴虚，浮短气病。浮弦痰饮，浮滑痰热。浮数不热，疮疽之征。

诸脉兼浮：浮而盛大为洪，浮而软大为虚，浮而柔细为濡，浮而弦芤为革，浮而无根为散，浮而中空为芤。[以上均出自：浮（阳）]

《证治合参》

（浮脉）为风虚运动之候。为病在表，为风应人迎，为气应气口，为热为痛，为呕为胀，为痞为喘，为满不食。浮大为伤风鼻塞，浮滑疾为宿食，浮大长为风眩癫疾，浮细而滑为伤饮。（脉体捷法）

《脉象统类》

浮为风虚眩掉之候。阳脉浮，表热。阴脉浮，表虚。秋为正，肺脉宜，久病则忌。

左寸　伤风、发热、头疼、目眩、风痰。兼虚迟，心气不足、心神不安。兼散，心耗虚烦。兼洪散，心热。

左关　腹胀。兼数，风热入肝经。兼促，怒气伤肝，心胸满逆。

左尺　膀胱风热，小便赤涩。兼芤，男子尿血，女子崩漏。兼迟，冷疝，脐下痛。

右寸　肺感风寒，咳喘、鼻塞、清涕、自汗、体倦。兼洪，肺热而咳。兼迟，肺寒喘嗽。

右关　脾虚，中满不食。兼大涩，宿食。兼迟，脾胃虚。兼滑，痰饮。

右尺　风邪客下焦，大便秘。兼数，下焦风热，大便秘。兼虚，元气不足。（以上均出自：浮）

《三指禅》

浮从水面悟轻舟，总被风寒先痛头。里病而浮精血脱，药非无效病难瘳。

浮紧伤寒，浮虚伤暑，浮数伤风，浮迟伤湿，亦有里病脉浮者。浮而云腾虿起，多属阴虚；浮而绵软葱空，半由失血；浮而月荡星摇，预知精败；浮而羽铩毛散，可卜神消。（以上均出自：浮）

《脉诊便读》

浮脉轻手举之便得，如邪客于表者，则脉浮。此正气与邪相拒于外，不使内入之象。然此等之浮，皆浮而有力。欲辨其为六淫何等之邪，自有兼症、兼脉可据。如风则兼缓，寒则兼紧，暑则兼虚，湿则兼细，燥则兼涩，火则兼数。况六淫外感，皆有六淫见症可凭。又如血脱气散则脉浮，劳力气张脉亦浮，但血脱之浮，浮而芤；劳力之浮，浮而散，又不可以浮脉仅主表也。且风寒在表，寒气骤加，正气为其所遏，脉反见沉，但脉虽沉，必兼有头痛、恶寒之表症，不久阳气外发，则仍浮矣。若终沉不浮，阳气不得伸越，即直中三阴危险之症。（二十四脉歌诀）

《诊脉三十二辨》

（浮脉）是阴不足，阳有余，其病在表，主风，有力表实风邪盛，无力表虚阴血亏。浮迟表冷，浮数风热，浮滑痰热，浮芤失血，浮洪虚热，浮大鼻塞，浮散劳极，浮虚伤暑，浮濡阴虚，浮弦风痰，浮紧风寒，浮缓风湿。又寸浮，主伤风头疼发热；关浮，左主膨胀，右主中满腹痛飧泄。浮而大，风在胃中，张口息肩；尺浮，客阳在下焦，虚喘耳鸣溲便秘。（二辨浮脉所统有十）

【形成机制】

1.外邪侵犯人体之初，病邪处于肌腠之时，机体卫与邪相抗，因而出现浮脉。反映的是卫气浮升于表的向外运动。

2.脏腑精气的外泄，阴不能摄阳，阳气向外浮越，其脉也浮。

3.阳气过盛，气火有余鼓动脉出，脉也现浮。

4.阴寒过盛格阳于外，或虚阳暴脱，出现浮脉。

【主病】

1.**主表证**　浮紧或浮而有力，头痛项强，恶寒等为伤寒表实证。浮缓或浮而无力，自汗发热恶风鼻塞等为中风表虚证。亦主风湿。浮数发热口渴为温病，或风热病。浮虚无力身热汗出，见于夏月为伤暑。浮滑头面身肿小便不利，恶风骨节痛为风水；亦主痰热。

2.**主虚证**　浮而无力，为气血虚弱，精亏血脱。浮芤，为失血，多见于血虚脱血。浮短，为气虚，常见于中气不足等病。浮散，为劳极气血衰败。浮洪，为阴亏阳浮虚热。浮大，主风热夹饮，亦主阴亏阳浮肾虚不能摄纳。浮弦，主痰饮咳逆。浮濡，主阴虚，亡血，又主伤湿。浮涩，主伤血。

【兼脉】

浮数脉。举之有余，按之不足，一息六至，是谓浮数。浮者病位在表，病邪为风，数则病性属热，相兼为风热在表。浮数按之濡软，沉取力弱者，此为风热在表，内有不足，或风热在表，湿蕴于内，此时要分清湿邪为主还是中虚为主。浮数中取或沉取兼有弦滑小细数者，弦为郁，滑脉主痰，细为血虚，小为阴伤，数为阴虚内热。此为风热在表，又血虚阴伤，且有痰热郁结。

浮迟脉。按之不足，举之有余，其至数只三至者，多是表气为寒凉所伤而致。如浮迟沉取虚弱无力者，为中气虚弱，阳本不足，又有表寒外侵。如浮迟而按之结滞，此属痰滞气机，痰气闭遏于内所致。

浮紧脉。脉浮取如切紧绳，崩急坚紧如转索，是谓浮紧。浮则为表为风，紧则为寒为痛，浮紧为表气受风寒外束。如浮取紧象，中取或沉取则滑而有力，此为表闭而痰热郁滞。如浮紧而按之虚弱者，此中阳不足为本，表受风寒为标。

浮缓脉。按之不足，举之有余，往来均匀，轻舒和缓。此为正气不足，表气受邪，是风虚证。浮缓而濡软按之无力者，此属表气不足，正气又虚，浮缓而沉取弦细稍有力者。此乃在表气不足、风邪外受的基础上，又有血虚阴伤，稍有热象。

浮洪脉。按之不足，举之有余，并来盛去衰。这是假热真虚象，暑热伤气，气短汗多，津气两衰，势将虚脱。

浮滑脉。举之有余，按之不足，往来流利，如盘走珠。浮则为风，滑则为痰，浮滑为风痰之类疾患所致。如浮滑而濡缓力弱者，为风痰兼有阳气不足，又有湿郁。浮滑按之弦实有力或数者，为痰热挟滞内阻。浮滑而按之虚弱者，为阳虚气弱，下元不足，外有风痰。

浮弦脉。浮取端直如按琴瑟之弦，重按减弱。浮脉主病在表，弦脉为肝胆有患，或为饮邪。浮弦为风阳上扰，内有水饮，或外感寒邪。

浮芤脉。脉浮取有力，中取沉取无力，此谓浮芤脉。《濒湖脉学》认为："浮芤主失血。"因血液暴然从血管外出，血管突然空虚所致。浮芤而按之虚软无力者，多是大失血后气分过虚所致。浮芤而按之细小滑数者，为热郁化火，阴分又伤，火热妄行，迫血外溢所致。

浮虚脉。脉浮取迟大而软。浮虚是表气不足，阳气又虚。浮虚而沉取弦细者，此为气分不足，又血虚肝郁。浮虚而沉取弦细滑数者，此为表阳不足，血虚阴伤，而又肝经郁热。

浮微脉。脉浮取极细而软，似有似无，欲绝非绝，谓浮微脉。此乃气血大衰之候，劳极虚损之诊，以阳虚为多。

浮濡脉。濡本含浮，脉浮取柔细，曰浮濡。如濡数为阴虚，为湿热；濡缓为卫虚，为气虚，为阳虚等。

浮散脉。浮是指脉在浮位，散是称脉象搏动极不整齐，虚大无伦（指心脏搏动没有规律，多为循环即将衰亡的前期）。脉浮取涣散而无统纪，不能数其至数，此多为生命垂危之诊。李时珍认为："浮散劳极。"

浮长脉。脉浮取首尾俱端，直上直下，超出尺寸，为浮长脉。浮则为风，长则气盛，多为肝气太过，阳明热盛之患。

浮涩脉。脉浮取细如丝线，往来艰难，脉来去不流畅，为浮涩脉。浮则为风，为虚；涩则血少，为血瘀，或为寒湿风湿侵袭经脉而然。脉浮涩而按之弦细无力者，为血虚络脉失养，气虚不能推动血液运行，致经络不通。浮涩而按之迟缓力弱者，为阳虚气衰，致经络不通。浮涩而按之细小弦数者，为血虚阴伤，虚热较重。

浮大脉。脉浮取粗大而满指，重按无力。浮在阳位，大乃病进，如应指有力，多由阳热、邪盛致使血盛气充所致，如大而无力，说明阴精虚损，阳气不秘，浮越于外，故脉来浮大而按之无力，是虚劳已极之候。《黄帝内经·素问》："大则病进。"《金匮要略》："夫男子平人，脉大为劳，极虚亦为劳。"

浮细脉。脉浮取细如细线。浮为病在表位，细为阴伤血少，是血虚阴分不足之象。浮细而带有弦象，为血虚已极，阴伤而肝失滋养。浮细而按之濡软无力者，说明阴伤已极，阳气也衰。

【医案】

浮大

薛某，憎寒发热头痛，脑如雷鸣，一夕顶发块礧甚多，延及项后，都成疙瘩。俗医以为外症，用敷药罔效。诊其脉浮大，审知为雷头风，按东垣先生论此症状，类伤寒，病在三阳，不可过用寒凉重剂，诛伐无过，故刘河间立清震汤治之。用升麻三钱，苍术（米泔浸，炒）四钱，青荷叶一枝，薄荷三钱，如法，二服立消。此痰火上升，故成结核肿痛。用苍术除湿痰，薄荷散风火，升麻、荷叶引入巅顶，升发阳气，自得汗而肿消。

医案来源：［清］林佩琴《类证治裁》

编按：本案恶寒壮热，继之头痛头胀，脑内雷鸣，头面起核，为雷头风，临床较为少见。脉浮大，为病在表，为风热痰火。《脉经》："脉浮大，应发其汗。"《察病指南》："脉浮大者病在外。"《景岳全书》："浮大为伤风。"治用清震汤，方中升麻提升清气，解百毒；薄荷疏散风热，清利头目；荷叶提升胃中清气，助辛温升散之药上行而发散；苍术燥湿健脾，解肌发汗。诸药相用，使在表之风热散，痰火消。

浮滑

喻某，年五十，体肥，素禀脾胃虚弱，常苦头痛，呕吐痰水，服橘、附、生姜有效。此番头痛如裂，身重如山，四肢厥冷，眼黑头旋，静卧床榻，起枕则如在风云中，服前方不应，医投附子理中亦无效。余诊得脉浮滑，此真厥阴太阴痰厥头痛，实易除之病。按古方半夏白术天麻汤服十余剂而愈。

医案来源：［清］李铎《医案偶存》

编按：本案患者体肥，头痛伴有呕吐痰水，诊脉浮滑。《脉诀指掌》："浮滑而疾为宿食、为痰，浮大而涩为宿食滞气，浮短为肺伤短气，浮滑而缓为痰饮嗌痛，浮细而滑为伤饮心悸，浮滑紧疾为百合病，浮数为大便紧、小便数，浮紧为淋、为癃闭，浮而有力表实、无力表虚。"《医宗必读》："浮滑痰热。"《四诊抉微》："浮滑风痰，又主宿食。"《脉确》："浮滑主风痰、风热。"《脉如》："浮弦头痛，浮滑风痰。"《脉学类编》："浮滑中痰。"浮滑主风痰上扰，半夏白术天麻汤为治风痰上扰的代表性方剂。

浮缓

曾魁星，六月由家赴湾，舟中被风寒所客，恶寒头痛，连进发表，头痛愈甚，又与归、附、芎、芷之属，痛愈不耐，呻吟床褥。同事中，见表之加重，补又加重，且有呻吟不已之状，莫敢措手。余诊之，脉来浮缓，二便胸腹如常，问其所苦，仅云头痛，问其畏寒，亦惟点额，又问饮食若何，则曰腹中难过，得食稍可，又不能多食，所以呻吟也。余曰：此中气大虚，清阳不升，浊阴不降，以致头疼不息，过辛过温，非中虚所宜，本宜补中益气，则清阳可升，浊阴自降，而头患自除，中虚自实。但因前药辛温过亢，肾水被劫，故舌苔满黄，小水短赤，故用益气聪明汤，果一剂而愈。可见医贵精思，不可拘泥也。

益气聪明汤：黄芪、人参、白芍、甘草、黄柏、蔓荆、升麻、葛根。

医案来源：[清]谢映庐《得心集医案》

编按：此案初用发表，继用补法，病均不减，再诊脉来浮缓，浮缓风虚，为正气不足，表气受邪。再参问饮食，腹中难过，得食稍可，又不能多食，为中气大虚，清阳不升，用补中益气法，一剂而愈。

浮缓而大

王经邦医案

郑姓，年五十二岁，业商，住象山石浦。

病名：脑风头痛。

原因：风邪入脑。

证候：头连巅痛，经十阅月，百方无效。

诊断：脉浮缓而大，脉证合参，断为脑风头痛。

疗法：苍耳治头风为君，佐藁本以治顶痛。

处方：苍耳子二钱，川藁本一钱。

效果：服一剂，明日发厥，正不胜邪，人谓升散药之咎，殊不知苏后，其病遂失。

廉按：经谓"风气循风府而上，则为脑风。风从外入，令人振寒汗出头痛，治在风府"。此案头连巅痛，确是脑风头痛，方用苍耳能使清阳之气上升巅顶为君，藁本专治巅顶痛为佐，药虽简单，却合病机，宜其一击而中，病邪即退。

医案来源：何廉臣《全国名医验案类编》

编按：此案脉浮缓而大，头连巅痛。脉浮缓为中风表虚证。《脉如》："浮缓伤风。"《方脉权衡》："浮缓风痹。"《脉理宗经》："浮缓为风。"《脉学归源》："风性浮散，故脉多浮缓。"大为邪有余，浮缓而大为邪风较重。巅顶为肝经所主。服药发厥，古有"若药弗瞑眩，厥疾不瘳"一语，苍耳子散风寒，通鼻窍，祛风湿，藁本散风寒湿邪，《本草正义》："藁本味辛气温，上行升散，专主太阳太阴之寒风寒湿，而能疏达厥阴郁滞，功用与细辛、川芎、羌活近似。"用药简却合病机，收效明显。

浮紧数

王经邦医案

陈训臣，年六十八岁。

病名：湿热头痛。

原因：湿热上盛，暴风袭脑。

证候：头重压下如山，痛不可忍。

诊断：脉浮紧数，浮紧虽属冷风，而数为温热上蒸之候。

疗法：发汗透邪，用清空膏合川芎茶调散意。

处方：北柴胡一钱，淡枯芩一钱，小川连七分，川羌活二钱，北防风一钱，小川芎二钱，生甘草七分，雨前茶叶二钱。

效果：煎服一剂，头痛如失，如脱重帽。

廉按：证属外风，与湿热相合，故方用清散，从表里两解之法。

医案来源：何廉臣《全国名医验案类编》

编按：此案脉浮紧数，浮紧为风寒，数为热象。《脉诀指掌》："浮紧为痛风寒。"《濒湖脉学》："浮紧风寒。"《景岳全书》："浮紧为伤寒。"《医宗必读》："紧脉为寒，浮紧兼见，则为风寒也。"《脉理会参》："浮紧风寒，浮数风热。"此案脉浮紧数为外有风寒，内有郁热，用发汗透邪清热法。本案名湿热头痛，症状为头重压下如山，脉浮紧数，浮紧属冷风，数为热象。方用羌、防、柴、芎祛风，其中羌活又能祛湿；芩、连之苦寒，以逐其火；甘草缓急调中，协和各药。雨前茶性寒而不烈，取茶禀至清之气，除上焦之浊垢下行。此方为治疗风湿热上壅，脑痛不止等症之良方。

浮大，沉按无力，两尺尤甚，左关略兼弦数

忠翁孙媳，亦患头痛，嘱余诊之。其脉浮取颇大，而沉按无力，两尺尤甚，左关略兼弦数。余曰：此属肝血内虚，奇经失荣养之司。病虽在上，而根源实在于下。其所以头痛者，督脉上循于巅顶也，药须补下。即《内经》上病治下之法也。用四物加杞子、山药、杜仲、续断、苁蓉、阿胶、鹿角霜、金樱子、石斛、菊花等数剂而愈。

医案来源：心禅僧《一得集》

编按：此案脉浮取颇大，而沉按无力，两尺尤甚，左关略兼弦数。《金匮要略》："劳之为病，其脉浮大。"《诊家索隐》："浮大或小弱无常为虚。"《脉说》："浮

大无力，按之微细欲绝者，真阴竭于下，孤阳浮于上也。"浮取大，沉按无力，阴虚不能敛阳，阳气外越之象，两尺尤甚为肾虚更甚，左关略兼弦数，为肝郁热。方用四物加杞子、阿胶、石斛以补益肝肾阴血；山药、杜仲、续断、苁蓉、鹿角霜、金樱子补肾；菊花清肝热。

浮散且濡

茜泾金旭堂之子，年约二十左右，患头痛症，医用辛散药，即身热如烙，而头痛反甚。医者犹不知为误，再以羌独两活、细辛、蔓荆子等辛散之猛烈药服之，顿时头脑如裂，呼号欲绝，目珠血赤而凸出寸许，眼皮几裂，睛几脱窠，且已不识人而口不言，危险极矣。予见之颇为惊异，切其脉浮散且濡。

知为肝肾亏极之证也。即用大剂地黄饮子，除菖蒲之辛散，加杞子以大补肝肾。一剂而神志清，口能言，目珠亦渐收，三剂而目珠平复如初。

医案来源：王雨三、林晶《王雨三治病法轨》

编按：此案脉浮散且濡。浮散主虚劳损伤，濡主气虚血亏。《脉诀指掌》："浮散劳极。"《濒湖脉学》："浮散劳极。"《脉理会参》："浮散虚绝，散亡之象。"《脉理求真》："浮散虚剧。"《诊家正眼》："浮濡气败。"《四诊抉微》："浮濡阴虚。"《脉如》："浮濡汗泄。"前医用辛散之药致气血耗散，患者不识人且口不言，虚脱衰亡之象已显。地黄饮子具有滋肾阴，补肾阳，化痰开窍的功效，用治疗阴阳两亏，虚阳上浮，痰浊随之上泛，堵塞窍道所致喑痱。本案虚脱衰亡之象已显，急以大剂地黄饮子滋补肝肾，阴阳并补，上下同治，虚阳得以摄纳，水火相济，痰化窍开，三剂而平。

浮而数

沈绍九医案

头痛，咳嗽，目红口苦，脉浮而数。数则为热，浮则为风，风热客于上焦，予辛散苦降。

桑叶三钱，杭菊花二钱，薄荷一钱五分，苦丁茶三钱，苦杏仁二钱，川贝母（分三次冲服）一钱五分，竹茹三钱，甘草一钱，荷叶一片。

医案来源：唐伯渊、杨莹洁《沈绍九医话》

编按：此案脉浮而数。浮则为风，数则为热，风热客于上焦，治疗予辛散苦降。《脉诀指掌》："浮数主热风热。"《景岳全书》："浮数为风热。"《医宗必读》："浮数兼见，则为风热也。"《脉确》："浮数主风火。"《脉如》："浮数伤热。"《脉说》："风热之脉多浮数。"方中桑叶、菊花、薄荷疏风解表，宣透风热；苦丁茶散风热，清头目；荷叶上清头目之风热；甘草、杏仁清咽利膈；川贝母、竹茹清热化痰。

诸药配伍，共奏疏风清热解表之功。

浮数滑

蒋某，久病头痛，发则恶心呕吐，胸满胁胀，气粗多痰。诊脉浮数滑。系酒食过度，痰滞膈中，风痰相结，上冲于头致成痰厥头痛。当服二陈汤加川芎、桂枝、蔓荆子，服数帖小效，更以半夏白术天麻汤而愈。

医案来源：〔清〕吴篪《临证医案笔记》

编按： 本案诊脉浮数滑，数滑脉主痰热，浮脉主表，又主风阳上扰，治以半夏白术天麻汤化痰息风，清利头目。

浮弦之一

王某，儒家子也。诣予求诊，再返而后遇。视其形色，殊无病状。问何病？曰头痛。自额及巅，迄脑后，尽在皮里骨外血脉之中。每疼则条条鼓起，坐卧行立，无适而可。至其疼中之情状，口亦不能述也，惟极力揉按，或连击以掌，使鼓处渐散，少觉可耐。予曰：常如此乎？此外尚有他证否？曰：不能常疼，时发时止，此外却无他证。诊其脉，浮而弦，沉取亦不见病。予笑曰：小证也。谁治不可，乃远路往返？骇曰：先生何言之易？某之困于此证久矣，始病治疗年余，形神俱惫。其后大补，乃得愈。再病亦逾年，屡泻屡补乃渐瘥。今复病，距初病十余年矣，再痊再犯，病根总不能拔。曩服诸方俱在，近又经阅三先生。一补肝，一泻火，一兼泻火开痰。以族叔某公谆谆指示，非先生不辨此证，故来就质。其实已服多药矣，先生何言之易？予曰：信然乎？王乃出方，果如所言。予曰：异哉？此故真不可解，何居乎舍浅而就深也？夫天下之可以用补，可以用泻者，其证之不止现于一头，其头必不止现为一疼。以头疼而用补泻，则其他之可补可泻者，自必纷纭错呈，周身俱现，宁仅额巅脑后，区区数寸之地云乎哉？异哉！参、术、归、地、大黄诸药，为一皮里骨外之头疼而用，则未知其所谓补泻者，止及于头之外壳乎？抑先及于脏腑之气血乎？止及于头之外壳，而不复更及于脏腑乎？抑先及于脏腑，而未必遽及于头之外壳乎？此其故真不可解。虽然，曩年之事，亦难悬揣。君既以补得愈，则尔时或为久药所伤，或有他证并见，均未可知。止今现在之证，则明明一头疼也。而其头疼又散在额巅脑后，额巅脑后之疼，又尽在皮里骨外，何彼三先生者，不求其浅，而求其深，而汲汲于补肝、泻肺火、开痰之为也。夫为头疼而补肝，是血虚头疼之治也。血虚头疼，脉必虚大，其证必兼眩晕，动则甚，而静则轻。今之为疼，喜揉喜击。若使血虚，脑髓先已不充，其堪当此震撼乎？此殆误于以补得愈之说，而未思此证之属何因也。为头疼而泻火，与为头疼而开痰，是热厥头疼、痰厥头疼之治也。热厥头疼，脉必洪数，其证必兼烦渴，或并见面赤、口苦、喉痛、便少等。痰厥头疼，其证必兼呕吐，或并见胸满、膈胀、胁痛、气逆等证。今之疼，又无此也，何所见而为火？火既炎于头上，胡为乎又郁于皮里？何所见而为痰？痰既溢于经隧，岂能高居乎顶巅？此又证于用补之无功，而转用泻法以变其局也。危哉！此一小证，何舛乱至此？

以予平心而论，诸方中惟曩年一二方颇为得解，而又不尽中窍。其一用清散之剂，知散风而不知散寒，不过数味清凉，已锢外邪出表之路。其一用温散之剂，知治头而不知分经，但欲仰射高巅之鸟，偏漏鸟巢专据之枝。此二法不中，而后来治者遂舍途问径，不复从风寒起见矣。此君之病本所卒不能拔也。再为君酌治法，并立一脉案，以质之众高明。不过见证治证，未免见笑大言。然分经用药，期于数剂收功。倘不愈，再来易方，未为晚也。遂立案曰：六脉浮弦，此太阳风寒证也。经曰：足太阳之经，起目内眦，上额，交巅。其支者，从巅下耳上角。其直者，从巅络脑，旋出下项，循肩膊，故风池、风府、太阳两穴，俱在脑后发际。此处风寒易入，而太阳为诸阳之表，总领营卫。凡外邪之袭人，又必先中于太阳经，故此一经也，中风必先责之，《伤寒》亦首详之。今之疼，太阳经病也。项背、腰脊、脊尻、腘腨，皆太阳经所行，胡为乎为病，病只中于头也？中于头，胡以不周于身？风性阳而亲上，而寒复锢之，故聚于高而不复下行也。何以知其为风？以脉浮而病有作止，风之象也。何以知其为寒？以脉弦而病发则疼，寒之征也。然则此病也，只从太阳一经驱出风寒，便可痊愈。虽久病似痹，仍一直捷无碍之小证，多费周折毋庸也。遂以桂枝、防风、羌活、藁本为主治，并用附子以开结，加黄芪以托里，而少用川芎、红花引入支络，务使搜尽余邪，不留锱铢，未知其果效否也。然期三日不效来易方，今已数十日矣。

医案来源：[清]孔继蘩《孔氏医案》

编按：此案十年之头痛，屡泻屡补乃渐瘥，反复发作，病根总不能拔。根于太阳风寒不能除，脉浮为风之象，弦主疏泄失常，也为寒之征，从太阳经驱出风寒，疾病痊愈。

浮弦之二

长灿垣明府述久患头痛，风药、血药、痰药遍尝无效。余曰：方书多分头痛、头风为二门，然其痛一也。浅而近者名头痛，深而远者名头风。今按脉浮弦，此远年头风也，宜服芎犀丸。原义云：治偏正头风，鼻流臭涕、服他药不效者，服此决效。嗣知其连服三料，竟不复发。

川芎、朱砂（水飞）、石膏（研）、麦冬各四两，人参、茯苓、甘草（炙）、细辛各四两，镑犀角、栀子各一两，片脑（即冰片）五钱，阿胶（炒）两半。

上为末，蜜丸弹子大，每服一丸，食后茶送。

医案来源：[清] 吴篪《临证医案笔记》

编按：本案患者久患头痛，经用风药、血药、痰药无效。诊脉浮弦，《脉确》："浮弦主风痰。"浮脉主表，又主风阳上扰，弦脉主疏泄失常。治用芎犀丸外祛风散表，内泻火凉血，以参、胶、冬、芩、草安定气血，固护正气。《金匮翼》："此方兼祛风清热之长，而得参、胶等安定气血，虽虚人亦可用之，安内攘外，并行不悖也。"

浮弦之三

李青原兄，病伤寒头痛，项强背板，一身尽痛，甚恶寒而不甚发热，自服发散药，无汗。予诊之，见其脉浮而弦甚，知其素来阴虚，不能作汗，以九味羌活汤去生地、黄芩，加当归八钱，一服得透汗而解。方本景岳归柴饮，景岳专用柴胡，只治少阳症，不能治太阳症，特变而通之。陶节庵九味羌活汤治江南伤寒最好，江南无正伤寒，不能用麻黄汤也。或议其黄芩、生地，不应见而用凉，然已见口渴欲饮，用之有效，否则不妨易之。予自治李青原后，每遇伤寒夹阴虚者，即以节庵、景岳法参用，去芩、地，加当归，少则五钱，多至一两，无不得汗而解，三载以来取效不下数十人。然则斯法亦殆可传也。

凡发散药，太阳经居多，阳明经则白芷、葛根、升麻三味，少阳经则柴胡一味。仲景小柴胡汤为少阳症而设也。疟症不离乎少阳，今人用小柴胡汤治疟症，未尝不可，乃景岳五柴胡饮及正柴胡饮，皆用柴胡，治太阳伤寒恐不能散邪而反引入少阳也。至叶天士治疟症，则又戒用柴胡，更不可解。今吴人患疟不敢少用柴胡，以致缠绵日久，甚有死者，皆其遗祸也。景岳名家，叶氏亦医中翘楚，一则重柴胡如此，一则弃柴胡如彼，岂非偏之为害哉。

医案来源：[清] 李冠仙《仿寓意草》

编按：此案头痛，伴见项强背板，一身尽痛，甚恶寒而不甚发热，脉浮而弦甚，脉浮主病在表，弦为阴虚不能敛阳，用九味羌活汤去生地、黄芩之凉性，加当归活血补血，扶正解肌发表。

浮弦紧，左脉大于右脉

张某，男，25岁。

头痛3个多月。医诊血管神经性头痛。医先予西药治疗未效。继以中药清热泻火、活血通络、滋阴平肝，并配合针灸治疗仍不效。审其发病于冬天装卸货物的过程，舌苔薄白，脉浮弦紧，左脉大于右脉。因思左脉大于右脉者，外感也；弦紧者，风寒也。合之于症，诊为风寒外客于头项。拟用祛风散寒。

处方：蝉蜕 10g，僵蚕 10g，川芎 10g，荆芥 10g，防风 10g，细辛 4g，白芷 10g，薄荷 1g，甘草 6g，羌活 10g。

服药 2 剂后，头痛消减近半；继服 4 剂，头痛消失。

医案来源：朱进忠《中医脉诊大全》

编按：本案脉浮弦紧，左脉大于右脉。脉浮弦紧为外有表寒，脉诊左脉大于右脉一般也考虑为外感，综合为风寒外袭，治疗用祛风散寒法，以川芎茶调散为主治疗。川芎茶调散为外感风寒头痛的代表方，方中用川芎祛风止痛，为治各经头痛的要药，川芎辛散活血止痛，寓"治风先治血，血行风自灭"之意，为君药。薄荷、荆芥辛散轻扬，疏风止痛，清利头目，且薄荷用量独重，以其辛凉之性，制其诸风药之温燥，为臣药。羌活、白芷、细辛、防风疏风散邪治头痛。其中羌活镇痛力强，善治太阳经头痛（后头痛牵连项部），白芷善通窍止痛，治阳明经头痛（前额及眉棱骨痛），细辛散寒止痛，长于治少阴经头痛（头痛连齿），并宣通鼻窍，防风疏风解表，为佐药。甘草调和诸药，缓和风药之燥性，服时用清茶调服，取其苦凉轻清，清上降下，使升中有降，不致升散太过，共为使药。诸药合用，疏风药众，止痛效宏，又引经用药，诸经头痛均治。

浮弦而急数

熊鼎成医案

杨鹤鸣，年四十二岁，教员，住湖北。

病名：偏头风。

原因：向无习惯性头痛，因染梅毒，曾注射新洒尔沸散（新六零六），病愈后，偶以饮食不节，发生本病。

证候：未病前胃肠时患秘结，一日午席未终，头部左半边发生剧痛，牵及上下白牙亦痛，面呈苍白色，夜间痛楚尤甚，不能片刻安神，呻吟不已，症状险恶。

诊断：脉浮弦而急数，弦为风，数为热，风搏，故疼痛剧烈。梅毒亦能发生偏头痛，病者虽曾用注射剂疗治，必系余毒未清。凡西药之有毒者，疗病虽得奇功，每发生副作用。病者头痛，以注射洒尔沸散后而发，此亦一重大原因。总之病名偏头风，脉又弦数可征，无论其病因如何，必主肝经风火为殃无疑。肝属木，为风脏，位东方，故风病多发于左也。

疗法：天麻为头风圣药，寻常偏头痛，佐以白芷、川芎等味，治之立应。此证有上种种原因，加以胃肠秘结，益足以使头痛加剧，故虽用前药，而病仍不解。风火交扇，势将燎原莫制，非厉行平肝泻火，病必危殆。方宜加入蕲蛇、蚯蚓强有力之追风药，并重用硝黄，清其肠胃自愈。

处方：明天麻三钱，香白芷四钱，川芎三钱，蕲蛇钱半，白颈蚯蚓钱半，生锦纹（大黄）三钱，芒硝三钱。

效果：服药一剂，未十分钟，头痛立止，二剂后痊愈，并未再发。凡遇此证病轻慢性者，去大黄、芒硝，新病用此，药到病除，真神方也。若缠绵日久，风毒深入脑髓神经，非多服不为功，患此者宜为之加意焉。

廉按：发明病理，衷中参西，方亦极有力量，宜乎两剂奏功也。

医案来源：何廉臣《全国名医验案类编》

编按：此案脉浮弦而急数，浮脉主表，又主风阳上扰，弦脉主疏泄失常，数脉主热，浮弦而急数为风热上扰。本案未病前胃肠时患秘结，重用硝黄，加入祛风药中，火清风除，其效明显。

浮弦数

马东江大尹时疫病后，忽患头风，时发时止，如偶然触怒，则两太阳亦作痛。诊脉浮弦数。此内挟痰涎风火，郁遏经络，气血壅滞所致。遂用二陈汤加柴胡、川芎、当归、炒山栀、石菖蒲，以开郁、涤痰、疏散而愈。

医案来源：［清］吴篪《临证医案笔记》

编按：本案头痛，偶遇触怒，则两太阳亦作痛，诊脉浮弦数。浮脉主表，又主风阳上扰，弦脉主疏泄失常，数脉主热，为肝火挟痰涎为病，用二陈汤燥湿化痰，理气和中，加柴胡、川芎疏肝泻火；当归活血止痛；炒山栀清热除烦、石菖蒲化湿涤痰。

浮虚不鼓

马元仪医案

朱某，患头痛累月，苦不可忍。咸用散风清火之剂。诊其脉，浮虚不鼓，语言懒怯，肢体恶寒，此劳倦伤中，清阳之气不升，浊阴之气不降也，故汗之反虚其表，清之益伤其中，其恶寒乃气虚不能上荣而外固也。况脉象浮虚，体倦语怯，尤为中气气弱之验。予补中益气汤（雄按：此汤升清则有之，如何能降浊？升清降浊加蔓荆，为使令至高巅），一剂知，二剂已。

医案来源：［清］魏之琇《续名医类案》

编按：此案脉浮虚不鼓，症见语言懒怯，肢体恶寒。脉浮虚为表气不足，阳气也虚。气虚又用汗法，损伤机体阳气，所以不能推动温煦，症见语言懒怯，肢体恶寒，与补中益气汤，一剂知对症，二剂已恢复正常。

两寸浮弦

吕元膺医案

一贵者，两寸俱浮弦。夫浮为风，弦为痛，且两寸属上部。告之曰：明公他无所苦，首风乃故病也。盖得之沐而中风，当发先一日则剧，剧必吐而后已。渠曰：然。余少年喜沐，每迎风以晞发，故头痛之疾因之而起，诚如公言。乃制龙脑芎犀丸，遂瘳。

医案来源：[明] 江瓘《名医类案》

编按：此案两寸俱浮弦，浮为风，弦主郁主痛，寸主上焦病症。吕氏断为首风，因沐浴后吹风干发引起。以龙脑芎犀丸消风化痰治疗。芎犀丸外祛风散表，内泻火凉血，以参、胶、冬、苓、草安定气血，固护正气，长于治年久偏正头痛。

两寸浮紧

西门吕姓妇，年近七十。患脑中风，头疼殊甚，某医误作上焦火治之，大概服药俱属芩、连、栀、柏之类，三剂无效，请余诊治。诊得两寸脉浮紧，此属上焦中风寒之故。遂用：川羌活10g，防风10g，荆芥6g，白芷10g，细辛3g，苍耳6g，川芎10g，蔓荆子6g，辛夷6g，干姜6g，独活10g，甘草6g。水煎服。一帖而疼稍止，三帖头疼如失。

医案来源：翟竹亭《湖岳村叟医案》

编按：《脉诀指掌》："浮紧为痛风寒。"《濒湖脉学》："浮紧风寒。"《景岳全书》："浮紧为伤寒。"《医宗必读》："紧脉为寒，浮紧兼见，则为风寒也。"此案两寸脉浮紧，浮紧主风寒，寸主上焦，整体为上焦受风寒，以川芎茶调散加减，疏风散寒止痛。

脉上部浮大而空，两尺沉细欲绝

田展初五兄，予至好也。嘉庆十四年，伊远馆吴门，其内染时邪之症，医者皆用伤寒药发散，升提太过，其热不减；又皆竟用寒凉，如黄芩、黄连、山栀、石膏之类，连进多剂，热仍不减，面转通红，头皮作痛，手不能近，近则痛甚，病势沉重，医皆曰邪已传里，无法可治。又换某时医，于前药中加犀角、羚羊角，谓只此扳剂，再不应即不治。适其内兄李进之亦予至好，知予素解岐黄，邀予一诊，以决生死。予诊其脉上部浮大而空，两尺沉细欲绝，虽气微弱不欲言语，而心尚明了，并不昏迷，询其欲饮否？曰不欲。询其二便，大便少而稀溏，小便清白，少腹有痛意。予急曰：此戴阳证也。此素本阴亏不能潜阳，今时邪误作伤寒论治，温散太过，虚阳上浮，治宜引火归元。医者见其烦躁，不知其为龙雷上升侵犯清虚之府所致，反以为热邪传里，肆用寒凉，阳即欲回归路已阻；再用寒药，不独腹痛自利症必加重，而无根之阳将一汗而亡，奈何于是。竟用真武汤劝其速进，病者知用附子断不肯服，以为我烦热如此，如何还服此热药？伊兄劝以汝服凉药已多，而转火炎于上，兹方称引火归元，或当有效，今已危急，何不试之？劝之再三，勉进半剂。本已十日不寐，进药后不觉安睡两时许，始寐头皮不痛，面赤全退，腹痛亦止，心中不烦，乃复索药尽剂。次日延予复诊，其病若失。细询平日本有上红之恙，生育亦多，其阴本亏，故阴中之阳易动也。改用附子理阴煎服一剂，又专用理阴煎服三剂，后以八珍加减调理痊愈。半月后展初自吴门归，向予申谢，且言幸伊不在家，其妻得生，否则必死。予问何故？展初曰：如此热象，群医皆用寒凉，而子独用大热，且子不悬壶，我岂能相信哉！予曰：然则足下亦不必谢予也，是有命焉，不可强而致也。

医案来源：［清］李冠仙《仿寓意草》

编按： 本案阴本亏虚，不能潜阳，误作伤寒论治，致温散太过，虚阳上浮，后又肆用寒凉，阳气更损，病势更重。诊脉上部浮大而空，两尺沉细欲绝，为阴虚不能潜藏真阳之候，用真武汤温补肾阳散水气，再用附子理阴煎，温补阴分，托散表邪，继以八珍加减调理。本案足见脉诊之重要。

左脉浮弦而数，大于右脉一倍

陈某，三十五岁，少阳风动，又袭外风为病，头偏左痛，左脉浮弦而数，大于右脉一倍，最有损一目之弊。议急清胆络之热，用辛甘化风方法。

羚角三钱，钩藤二钱，茶菊三钱，桑叶三钱，青葙子二钱，薄荷二钱，刺蒺藜二钱，丹皮五钱，苦桔梗三钱，生甘草一钱。水五杯，煮取两杯，分二次服，渣再煎一杯服，日二帖。

二十五日于前方内加木贼钱半、蕤仁三钱，减薄荷钱四分，头痛眼蒙甚。日三帖，少轻日二帖。

十一月初八日于前方内加蕤仁、麦冬、白茅根。

医案来源：吴瑭《吴鞠通医案》

编按： 此案原有少阳风动之患，又袭外风，左脉浮弦而数，大于右脉一倍。浮数主风热，浮弦而数主内有郁热，用平肝息风清热兼化风法。方以羚羊角、钩藤、桑叶、菊花清热凉肝息风；薄荷宣散风热；刺蒺藜、青葙子散风，清火，明目；牡丹皮清热凉血，宣通肺气；甘草调和诸药，诸药合用，共奏平肝息风清热之效。

沉 脉

【脉象】

沉脉部位深，浮取不应，中候始见，重按肌肉之下，筋骨之上，应指明显，脉势沉降下趋。沉脉轻取不应，必按之中部始应指，再重按之乃有力，为取沉脉之法。

《脉经·脉形状指下秘诀第一》："沉脉，举之不足，按之有余。"

《察病指南·八里脉》："举之不足，按之有余，重按乃得，故名曰沉也。"

《脉诀指掌·辨脉形名状》："沉者，举之不足，按之有余。"

《濒湖脉学·沉（阴）》："沉脉，重手按至筋骨乃得（《脉经》）。如绵裹砂，内刚外柔，如石投水，必极其底。"

《医宗必读·新著四言脉诀》："沉脉法地，如投水石……沉脉法地，重浊在下，故重按乃得，与筋骨相应，如石之坠于水底也。"

《脉诀汇辨·沉脉（阴）》："沉之为义，如石之沉水底也，其脉近在筋骨，非重按不可得，有深深下沉之势。"

《脉象统类·沉》："其象轻手不见，重手乃得，按至肌肉以下，着于筋骨之间。"

《脉理宗经·沉脉》："沉者，浮之对也。沉于肉下，重手按之乃得，举之不见，如石沉于水，曰沉。"

《诊脉三十二辨·三辨沉脉所统有五》："重手按下，至筋骨乃得，如绵裹砂，内刚外柔，如石投水，必极于底，曰沉。"

【鉴别】

沉脉：中取即得，重按有力。

伏脉：中取无，必重按至筋骨始得。

牢脉：沉弦大而有力。

弱脉：沉细而软。

【历代医家对沉脉主病的认识】

《黄帝内经·素问》

沉而石者，是肾气内著也。（示从容论篇第七十六）

《伤寒论》

其脉沉者，荣气微也。（辨脉法第一）

《金匮要略》

寸口脉沉而弱，沉即主骨，弱即主筋。沉即为肾，弱即为肝。汗出入水中，如水伤心，历节黄汗出，故曰历节。（中风历节病脉证并治第五）

脉沉小迟，名脱气，其人疾行则喘喝，手足逆寒，腹满，甚则溏泄，食不消化也。（血痹虚劳病脉证并治第六）

脉沉者，有留饮。

脉沉而弦者，悬饮内痛。病悬饮者，十枣汤主之。（以上均出自：痰饮咳嗽病脉证并治第十二）

寸口脉沉滑者，中有水气，面目肿大，有热，名曰风水。视人之目窠上微拥，如蚕新卧起状，其颈脉动，时时咳，按其手足上，陷而不起者，风水。

脉得诸沉，当责有水，身体肿重。

师曰：寸口脉沉而紧，沉为水，紧为寒，沉紧相搏，结在关元，始时当微，年盛不觉，阳衰之后，荣卫相干，阳损阴盛，结寒微动，肾气上冲，喉咽塞噎，胁下急痛。医以为留饮而大下之，气击不去，其病不除。后重吐之，胃家虚烦，咽燥欲饮水，小便不利，水谷不化，面目手足浮肿。又与葶苈丸下水，当时如小瘥，食饮过度，肿复如前，胸胁苦痛，象若奔豚，其水扬溢，则浮咳喘逆。当先攻击冲气，令止，乃治咳；咳止，其喘自瘥。先治新病，病当在后。（以上均出自：水气病脉证并治第十四）

《脉经》

寸口脉沉，胸中引胁痛，胸中有水气。宜服泽漆汤，针巨阙，泻之。

关脉沉，心下有冷气，苦满吞酸。宜服白薇茯苓丸，附子汤，针胃脘，补之。

尺脉沉，腰背痛。宜服肾气丸，针京门，补之。（以上均出自：平三关病候并治宜第三）

寸口脉沉而坚者，病在中。

寸口脉沉而弱者，曰寒热（一作气，又作中）及疝瘕、少腹痛。

寸口脉沉而弱，发必堕落。

寸口脉沉而紧，苦心下有寒，时痛，有积聚。

寸口脉沉，胸中短气。

寸口脉沉而喘者，寒热。

尺脉沉而滑者，寸白虫。（以上均出自：辨三部九候脉证第一）

沉而弦者，悬饮内痛。

沉而迟，腹脏有冷病。

沉而滑，为下重，亦为背膂痛。

阴邪来，见沉细。

脉来沉沉泽泽，四肢不仁而重，土祟。（以上均出自：平杂病脉第二）

少阴病，脉细沉数，病为在里，不可发其汗。（病不可发汗证第一）

伤寒后脉沉，沉为内实（《玉函》云：脉沉实，沉实者，下之），下之解，属大柴胡汤证。（病可下证第七）

寸口脉沉而弱，沉则主骨，弱则主筋；沉则为肾，弱则为肝。（平中风历节脉证第五）

脉沉小迟，名脱气，其人疾行则喘喝，手足逆寒，腹满，甚则溏泄，食不消化也。（平血痹虚劳脉证第六）

正水其脉沉迟，外证自喘。石水其脉自沉，外证腹满，不喘。黄汗其脉沉迟，身体发热，胸满，四肢头面肿，久不愈，必致痈脓。

寸口脉沉滑者，中有水气，面目肿大有热，名曰风水。视人之目裹上微拥，如新卧起状，其颈脉动，时时欬，按其手足上，陷而不起者，风水。

脉得诸沉者，当责有水，身体肿重。（以上均出自：平水气黄汗气分脉证第八）

《察病指南》

沉细者病在内。（诊病内外法）

沉为在里，主冷气水病。一云主湿冷洞泄。

左手寸口脉沉，胸中气短，有寒饮，及胸胁痛有水气。沉而紧，主心中气逆冷。沉而细，名阳中之阴，苦悲伤，不乐闻人声，少气自汗，两臂不举。

左手关上脉沉，主心下痛，气短促，两胁满，手足时冷。沉而弦者，主疟癖，腹内痛。

左手尺内脉沉，主冷气腰背痛，小便稠数，色如米泔。沉而细，名曰阴中之阴，苦两胫酸疼不能久立，阴气衰少，小便余沥，阴下湿痒。沉本肾脉，但全沉则为病。如沉濡而滑，则为平脉也。

右手寸口脉沉紧而滑，主咳嗽。沉细而滑，主骨蒸，病寒热交作，皮毛干涩。沉细为少气，臂不能举。

右手关上脉沉，主心下满，苦吞酸。沉紧为悬饮，沉在下则为实。

右手尺内脉沉，主患水病，腰脚沉重而弱。沉而紧，主腰脚寒痛。沉而细者，苦疠痛下重痢。沉滑者，有寸白虫（此脾虫见于此）。为下重，背膂痛，为风水（肾主水，因何见此？盖命门与肾同气故也）。

沉弱为寒热，沉迟为痼冷，沉重为伤暑发热，沉紧为上热下冷。沉重而中散者，因寒食成癥；沉重而直前绝者，有瘀血在腹；沉重不至寸，徘徊绝者，为遁尸。（以上均出自：八里脉）

《濒湖脉学》

主病诗：沉潜水蓄阴经病，数热迟寒滑有痰。无力而沉虚与气，沉而有力积并寒。寸沉痰郁水停胸，关主中寒痛不通。尺部浊遗并泄痢，肾虚腰及下元痌。

沉脉主里，有力里实，无力里虚。沉则为气，又主水蓄。沉迟痼冷，沉数内热，沉滑痰食，沉涩气郁，沉弱寒热，沉缓寒湿，沉紧冷痛，沉牢冷积。［以上均出自：沉（阴）］

《景岳全书》

（沉）为阳郁之候。为寒，为水，为气，为郁，为停饮，为癥瘕，为胀实，为厥逆，为洞泄。沉细为少气，为寒欲，为胃中冷，为腰脚痛，为疝癖；沉迟为痼冷，为精寒；沉滑为宿食，为伏痰；沉伏为霍乱，为胸腹痛；沉数为内热；沉弦、沉紧为心腹、小肠疼痛。沉虽属里，然必察其有力无力，以辨虚实。沉而实者，多滞多气，故曰下手脉沉，便知是气，气停积滞者，宜消宜攻。沉而虚者，因阳不达，因气不舒，阳虚气陷者，宜温宜补。其有寒邪外感，阳为阴蔽，脉见沉紧而数，及有头疼身热等证者，正属邪表，不得以沉为里也。（通一子脉义）

《医宗必读》

沉脉主里，为寒为积。有力痰食，无力气郁。沉迟虚寒，沉数热伏；沉紧冷痛，沉缓水蓄。

五脏属阴，其应在里，故沉主里病也。沉者，阴象也；积者，脏病也，故为寒积。沉而有力，有余之象，必有形之物凝滞于内；沉而无力，不足之象，乃无形之气郁结于中。沉迟皆偏于阴，所以虚寒；沉里数热，故热伏于里也。紧主诸痛，亦主于寒，得之沉分，非冷痛乎？湿家得缓，沉位居里，当水蓄矣。

沉牢痼冷，沉实热极，沉弱阳亏，沉细虚湿，沉弦饮痛，沉滑食滞，沉伏吐利、阴毒积聚。（以上均出自：新著四言脉诀）

《诊家正眼》

主病：沉脉为阴，其病在里。寸沉短气，胸痛引胁，或为痰饮，或水与血。关主中寒，因而痛结，或为满闷，吞酸筋急。尺主背痛，亦主腰膝，阴下湿痒，淋浊痢泄。

兼脉：无力里虚，有力里实。沉迟痼冷，沉数内热，沉滑痰饮，沉涩血结，沉弱虚衰，沉牢坚积，沉紧冷疼，沉缓寒湿。[以上均出自：沉脉（阴）]

《脉诀汇辨》

主病：沉脉为阴，其病在里。左寸沉者，心寒作痛。沉在左关，气不得申。左尺得沉，精寒血结。右寸沉者，痰停水蓄。沉在右关，胃寒中满。右尺得沉，腰痛病水。

五脏属阴，其应在里，故沉主里病也。心失煦燠之权，为寒所制则痛。木失条达之性，为寒所遏则结。肾主精血，若有阴而无阳，譬之水寒则凝。肺位高脉浮，布一身之阴阳者也。倘使倒置，则真气不运，而或痰或水为害。脾胃喜温，不浮不沉，是其候也。脉形偏于近下，则土位无母，何以营运三焦，熟腐五谷，中满吞酸之证至矣。腰脐以下，皆肾主之。右肾真火所寓，而元阳痼冷，则精血衰败，腰脚因之不利。病水者，肾居下焦，统摄阴液，右为相火，火既衰息，则阴寒之水不得宣泄。

兼脉：无力里虚，有力里实。沉迟痼冷，沉数内热。沉滑痰饮，沉涩血结。沉弱虚衰，沉牢坚积。沉紧冷疼，沉缓寒湿。

无力里原非实，但气不申；有力，有物在里。沉为在里而复迟，虚寒可必；沉为在里而加数，伏热何疑？滑则阴凝之象也，见于沉分，宜有痰饮；涩则血少之征也，按而后得，应为积血。沉为阴，弱为虚，沉弱必主阴虚；沉为里，牢为积，沉牢定为痼冷。沉而紧则寒为敛实，故冷痛也；沉而缓则阳不健行，故湿成焉。[以上均出自：沉脉（阴）]

《脉诀阐微》

沉而兼迟也，寒虚之至；沉而兼涩也，郁滞之深；沉而兼滑也，寒痰之不舒；沉而兼小也，冷气之难发；沉而兼实也，气得寒而不扬；沉而兼微也，精因冷而欲脱；沉而兼细也，血逢阴凝之象；沉而兼紧也，邪乘寒冷之征；沉而兼急，小腹有寒邪之痛；沉而兼濡，两足多水胀之侵；沉而兼长，气陷而正尚未伤；沉而兼短，精冷而邪将不涣；沉而兼结，邪搏于至阴；沉而兼革，正脱于髓海；沉而兼代，命门将绝而可危；沉而兼促，元阳欲脱而可畏；沉而兼静，阳寒能守；沉而兼石，阴固不迁，沉而兼软，腹冷而有痛楚之苦；沉而兼散，精寒有涸绝之危。（第二篇）

《脉理会参》

沉脉为阴，其病在里。为寒为积。寸沉短气，胸痛引胁，或为痰饮，或水与血。关主中寒，因而痛积，或为满闷，吞酸筋急。尺主背痛，亦主腰膝，阴下湿痒，浊痢淋沥。伤寒两寸沉曰难治。平人两寸沉曰无阳，必无寿。

有力里实，或为痰食。无力里虚，或为气郁。沉弱虚衰，沉牢坚积。寒则坚牢，为痼冷。沉紧冷痛，沉缓寒湿，为水蓄。沉数内热，身肿曰阳水。沉实热极。沉迟虚寒，身肿曰阴水。沉涩血涩。沉滑痰饮，沉促食滞。沉伏吐利，寸伏吐，尺伏利。阴毒积集。阴症伤寒。（以上均出自：二十八脉详辨）

《四诊抉微》

主病诗：沉潜水蓄阴经病，数热迟寒滑有痰。无力而沉虚与气，沉而有力积并寒。

沉虽属里，为阴，有阳虚阴盛，有阳郁内伏，有热极似阴，其要在有力无力大小之别。如阳气衰弱，则阴盛生寒，脉沉而迟，按久衰小无力者，为虚，为寒，为厥逆，为洞泄，为少气而痼冷。如阳气郁伏，故脉沉，按之有力不衰者，为实，为水，为气，为停饮，为癥瘕，为胁胀，为瘀积也。

分部诗：寸沉痰郁水停胸，关主中寒痛不通。尺部浊遗并泄痢，肾虚腰及下元疴。

分部主病：徐春甫曰：左寸沉无力，内虚，悸怖，恶人声，精神恍惚，夜不寐；有力里实，烦躁梦遗，口渴谵语。右寸沉无力，里虚气短，虚喘，吐清痰；有力，里实，老痰咳吐不止，气壅。左关沉无力，里虚，惊恐；有力，里邪实，多怒，肥气，筋急。右关无力，里虚，胃寒恶食，恶心呕吐；有力，里邪盛，宿食陈积。左尺沉无力，里虚，足寒腰冷腰重，有力，里实，肾气盛，疝痛，左睾丸偏大，腰痛。右尺沉无力，里虚，腰重如带数千钱，腰痹不能转摇；有力，里实，疝痛腰痛，或痢疾。

兼脉主病：沉脉主里，沉则为气，又主水蓄。沉迟痼冷，沉数内热，沉滑痰食，沉涩气郁，沉弱寒热，沉缓寒湿，沉紧冷痛，沉牢冷积，沉伏霍乱，沉细少气，沉弦癖痛。[以上均出自：沉（阴）]

《证治合参》

（沉）为阴逆阳郁之候。为气为水，为寒为喘，为停饮，为癥瘕，为胁胀，为厥逆，为洞泄。沉细为少气，肾不能举，沉迟为痼冷，沉滑为宿食，沉伏为霍乱，沉而数主内热，沉而迟主内寒，沉而弦主心腹冷痛。（脉体捷法）

《脉理求真》

沉为痰寒不振，水气内伏，停饮不化，宿食不消，气逆不通，洞泄不闭，故见内沉。若使沉而兼细，则为少气；沉而兼迟，则为痼冷；沉而兼滑，则为宿食；沉而兼伏，则为霍乱绞痛；沉而兼数，则为内热；沉弦而紧，则为心腹疼痛。然总不越有力无力以为辨别。盖沉实有力，宜消宜攻；沉虚无力，宜温宜补。然亦有有力宜温，无力宜攻，另有义详于后，当细互参。若使沉紧而数，又兼头痛发热恶寒，虽曰脉沉，仍属寒蔽，当作表治。岂可概认为里，而不用以升发乎？张璐曰：脉显阴象而沉者，则按久愈微。若阳气郁伏，不能浮应卫气于外，脉反伏匿而沉者，则按久不衰。阴阳寒热之机，在乎纤微之辨。伤寒以尺寸俱沉，为少阴受病。故于沉脉之中，辨别阴阳为第一关捩。林之翰曰：沉脉须知主表。如寒闭腠理，卫气不通，经气涩滞，脉不见浮而沉；气郁脉闭，下手便见，而脉亦沉；真阴久虚，真阳衰惫，外邪乘虚直入，而脉亦沉。是沉仍属表症。（沉脉）

沉脉主里，为寒为积。有力痰食，无力气郁。沉迟虚寒，沉数热伏。沉紧冷痛，沉缓水蓄。沉牢痼冷，沉实热极。沉弱阴虚，沉细虚湿。沉弦饮痛，沉滑食滞。沉伏吐利，阴毒积聚。

沉虽属阴属里，然沉而见迟紧牢缓细弱诸脉，方谓属虚、属寒、属积、属聚；若沉而见实数诸脉，则沉更不谓属阴，又当自阴以制其火以除其热也。（以上均出自：新增四言脉要）

主里实，亦主里虚。（新增脉要简易便知）

《脉象统类》

沉为阴逆阳虚之候，主阴经，主气，主水，主寒，主骨，太过病在外，不及病在内，冬为正，女寸男尺俱宜。

凡脉沉，为停饮，为癥瘕，为胁胀，为厥逆，为洞泄。兼细，少气。兼滑，宿食停滞。兼迟，痼冷内寒。兼伏，霍乱吐泻。兼数，内热甚。兼弦，心腹冷痛。

左寸　心内寒邪痛、胸中寒饮、胁痛。

左关　伏寒在经，两胁刺痛。兼弦，痃癖内痛。

左尺　肾脏寒，腰背冷痛、小便浊而频、男为精冷，女为血结。兼细，胫酸阴痒、溺有余沥。

右寸　肺冷，寒痰停蓄、虚喘少气。兼紧滑，咳嗽。兼细滑，骨蒸寒热、皮毛焦干。

右关　胃中寒积，中满吐酸。兼紧，悬饮。

右尺　病水，腰脚冷痛。兼细，下利、小便滑、脐下冷痛。（以上均出自：沉）

《三指禅》

沉居筋骨有无疴，着骨推筋仔细摩。有病而沉兼别脉，沉而无病世人多。

沉迟痼冷，沉数内热，沉滑痰积，沉紧冷痛，多有无病脉沉者。沉居命脉悠长，足征寿考；沉居肾脉恬静，咸颂仁人；沉居关脉调匀，允称秀士；沉居寸脉圆活，定是名姝。（以上均出自：沉）

《脉诊便读》

沉脉须重手按之始得，病主在里。凡人之阳气不足，不能充达于外，或里有坚凝积聚，以及湿邪内着，其脉皆沉。如沉数有力，则里有实热，沉迟无力，则里多虚寒；沉迟有力，内有寒凝积聚；沉数无力，则内热阴虚。又如气郁则脉沉，暴厥则脉沉，冬令则兼沉。然则沉脉虽主里病，亦不可一概而论也。他若内有蓄血、内有痰饮，脉亦见沉。但痰饮之沉，沉而弦滑；蓄血之沉，沉而结涩；与夫痛极之沉，沉而动结等类，皆当详审。（二十四脉歌诀）

《诊脉三十二辨》

（沉脉）是气满三焦而不运于脏腑，为阴逆阳郁之候。其病在里，为寒，为水蓄，为气。有力里实，必痰食有形之物，凝滞于内；无力里虚，乃无形之气，郁结于中。沉迟痛癎冷，沉数伏热，沉滑痰食，沉涩气郁，沉伏霍乱，沉牢冷积，沉弦饮痛，沉紧冷痛，沉弱阴痛，沉缓寒湿。寸沉左为寒邪在心，右为寒痰停蓄，伤寒两寸沉曰难治，平人两寸沉曰无阳，多艰于寿，关沉伏寒在经，左主两胁刺痛，右主中满吞酸；尺沉肾寒，主腰背冷痛，男子精冷，女子血结。沉细为阴痒。（三辨沉脉所统有五）

【形成机制】

病邪在里，气血内困，则脉沉而有力；脏腑虚弱，气血内虚，脉气难以鼓动，则脉沉而无力。冬时严寒，阳气潜藏，故脉亦沉，是谓平脉。

现代医学认为此脉之生理病理基础，乃心搏排血量减少或正常，周围血管收缩，血管弹性阻力升高。沉脉主要判断为内部病变、体质病变、不足病变。

【主病】

1.主里病　一般的里证，凡属有力者为里实，无力者为里虚。沉脉又主气病，也是水邪蕴蓄之脉。如沉脉再加上迟脉，多主癎冷之类的疾病。沉数多为内热。沉与滑结合，要考虑痰食一类疾病。沉涩结合多为气郁。

2.主正虚　正虚脉沉，可见于阳虚、气虚、血虚、阴虚。阳主动，可推动激发全身之机能，阳虚无力推动激发气血循行，脉乃沉。气为橐篇，鼓荡血脉，气虚则无力鼓荡，故脉沉。血虚者，无力充盈血脉，致脉沉。血虚往往兼有气虚，气血皆不足，脉失充盈鼓荡，故脉沉。阴虚者，血脉失于充盈，脉亦可沉。正虚而脉沉者，当沉而无力。

3.主邪阻　内外之邪阻遏气血外达而导致脉沉，包括六淫、七情及气血痰食等。

(1)六淫外袭，可致脉沉。邪气闭郁，气血不得畅达，故脉沉。寒邪袭表，因寒主收引凝泣，气血为寒邪所遏，腠理闭郁，经脉不畅，气血不能外达，故脉不仅不浮，反而见沉。如《四诊抉微》云："表寒重者，阳气不能外达，脉必先见沉紧。"又云："岂有寒闭腠理，营卫两郁，脉有不见沉者乎。"新感温病初起，邪袭肺卫，肺气怫郁，气机不畅。温邪蕴阻于肺而为热，卫阳不宣而恶寒，气血不得外达而脉沉。

(2) 情志怫逆，可致脉沉。情志怫逆，扰乱气机，气血不能畅达，故脉沉。沉脉及其兼脉的的出现，多为气郁或气血不能畅达所致。

(3) 诸多有形之邪，可致脉沉。有形之邪如痰饮、湿浊、瘀血、食滞、水蓄、积聚、火邪等，皆可阻滞气机，致气血不畅，脉道不利而脉沉。由于阻滞的邪气不同，阻闭程度相殊，沉脉可兼滑、弦、细、软、涩、实、结等不同。

【兼脉】

沉迟脉。举之不足，按之有余，脉势沉降下趋，曰沉；一息三至，运行迟慢，曰迟，相兼为沉迟脉。沉迟脉一般主里寒。沉迟而弱，尺部尤甚者，为下元命火衰微之象；沉兼迟而濡软，中阳大虚之象；沉迟而小滑有神者，为热邪内郁，闭伏不出之象。

沉数脉。举之不足，按之有余，脉势沉降下趋，曰沉；一息六至，去来急促，曰数，相兼为沉数脉。沉脉主里，数为热象，沉数并见是里热等疾患所致。沉数脉按之弦细小而有力者，为阴虚化热之象；沉数而细弦力弱者，为阴虚阳亢之象；沉数而按之濡软略滑者，为湿热阻络之象。

沉滑脉。举之不足，按之有余，脉势沉降下趋，曰沉；往来流利，圆活自如，如珠走盘曰滑，相兼为沉滑脉。沉脉主里，滑则为痰，是有余之脉，为阴中之阳，属于阴类的有形之物，如痰饮、水邪留恋等。沉滑脉按之弦数有力者，为痰湿蕴郁化热之象；沉滑脉，尤以两关滑实有力者，为里实有余之证；沉滑濡软者，为湿邪中阻，痰浊内蕴之象。

沉涩脉。举之不足，按之有余，脉势沉降下趋，曰沉；脉来蹇涩，滞而不滑，往来不利为涩，相兼为沉涩脉。沉则主里；涩主气滞，又主血少精伤；沉涩合见，多主气分郁滞；或伤血日久，阴分不足等证。沉涩脉暴然而成者，多由恼怒之后，属气郁暴厥之候；沉涩脉按之细小弦数者，为血虚阴分不足，虚热灼及阴分之象；沉涩脉按之虚弱，为中气衰弱，气血难以运行之象；沉涩脉按之迟缓且短者，为正气衰微且有虚寒之象。

沉弱脉。举之不足，按之有余，脉势沉降下趋，曰沉；沉而柔细曰弱，相兼为沉弱脉。沉弱脉主虚损一类的疾病。沉弱中取濡滑，为中阳不足，且湿邪阻碍气机之象；沉弱按之略有弦细者，为血虚阴伤兼有中阳不足之象。

沉缓脉。举之不足，按之有余，脉势沉降下趋，曰沉；舒缓而不紧，往来徐徐曰缓，相兼为沉缓脉。沉脉主里，缓为偏寒或湿阻，又主正气衰，若缓滑有神乃正气偏足，为正常之脉。沉缓力弱，为正虚阳衰之象；沉缓小滑按之略弦者，为正气不充足，兼有血虚肝郁之象。

沉紧脉。举之不足，按之有余，脉势沉降下趋，曰沉；脉来紧张有力，如切紧绳曰紧，相兼为沉紧脉。沉则主里，紧为寒象，主内寒之病。沉紧而按之无力者，为寒邪中阻，中气不足之象；沉紧而两关弦滑有力者，为木土失调，肝脾不和之象；沉紧而两关独滑者，为有形积滞阻于中焦之象。

沉实脉。举之不足，按之有余，脉势沉降下趋，曰沉；脉大而长，浮中沉三候均有力曰实，相兼为沉实脉。沉实的脉象主里实之证。沉实而按之搏指不柔和者，为阴衰而阳亢之象；沉实而弦滑有力者，为痰食邪热有余之象。

沉牢脉。举之不足，按之有余，脉势沉降下趋，曰沉；沉弦实大，动而不移曰牢，相兼为沉牢脉。沉则为里，牢主冷痛，沉牢主里实的疾病。沉牢而弦实有力者，为寒湿积滞，聚积病深之证。

沉弦脉。举之不足，按之有余，脉势沉降下趋，曰沉；脉来端直而长，挺然状如弓弦曰弦，相兼为沉弦脉。沉主里，又主水蓄；弦主郁，又主痛。沉弦并见主腹中水蓄，或气郁恼怒，或血虚气郁，或主疼痛。沉弦细小滑数者，为血虚阴分不足，郁而化火之象；沉弦按之迟缓且弱者，为阳气不足，不能温养经脉之象；沉弦且长按之硬直有力者，为肝郁日久，阴虚阳亢之象；沉弦且按之微弱无力者，为里虚气血不足之证。

沉细脉。举之不足，按之有余，脉势沉降下趋，曰沉；脉来细而直，去来分明，状如丝线，曰细，相兼为沉细脉。沉脉主里，细为血虚，脉沉细主血虚阴伤。沉细按之弱微似无者，为阳衰气分不足兼有阴分不足之象；沉细而按之弦滑小数者，为血虚阴伤，兼肝经郁热之象。

沉微脉。举之不足，按之有余，脉势沉降下趋，曰沉；脉来极其细小，浮取轻软，似有若无，重按则无之状曰微，相兼为沉微脉。沉脉主里，微为阳衰。沉微之脉见于阳虚气衰一类病人。沉微而按之虚微若无者，为阴阳离决之象；沉微按之滑濡有神者，为阳气衰微，但正气尚存之象。

沉短脉。举之不足，按之有余，脉势沉降下趋，曰沉；关部突起，寸尺稍俯，曰短，相兼为沉短脉。沉短脉主气郁、气滞之证。沉短兼滑，主宿食痰滞，气机不畅之象；沉短而重按无力，为中土虚弱，不能运行气机之象。

【医案】

沉迟而涩

毛某，女，46岁。2004年9月14日初诊。头痛，颈项抽，后心凉，左半身抽，好困，嗳气，咽干，寐不安，夜半即醒。血压105/75mmHg。脉沉迟而涩，舌淡瘀斑，苔白满布。

证属：素体阳虚，寒瘀互结，阻于经络。

法宜：温阳散寒，活血通经。

方宗：五积散加减。麻黄5g，苍术10g，赤芍12g，当归12g，川芎8g，桂枝10g，干姜6g，茯苓15g，川厚朴9g，陈皮9g，半夏10g，炮附子12g，葱白半茎。

10月1日二诊：上方共服14剂，头已不痛，背沉冷，半身抽已轻。尚嗳气，捏颈则嗳，得嗳则颈舒。每于午后三四点开始，心悸、嘴麻，自服丹参滴丸15粒可缓解，寐尚差。脉沉涩无力，舌淡暗，苔白满布。阳未复，阴霾未尽，仍予温阳化浊，养血活血，通经蠲痹。上方改炮附子为15g、半夏为18g，加细辛6g。

10月15日三诊：上方又服14剂，脉起症除。继予十全大补汤10剂，扶正固本。

医案来源：李士懋、田淑霄《平脉辨证治专病》

编按：本案初诊脉沉迟而涩，乃阳虚，寒湿入营，血脉痹阻，血行不畅。《察病指南》："沉迟为痼冷。"《医宗必读》："沉迟虚寒。"《脉理求真》："沉迟虚寒。"《医学入门》："沉迟血冷里寒生。"涩脉主血少精伤，瘀血阻滞。头痛项强，背冷身抽，皆寒瘀痹阻所致。方用麻黄、桂枝发散表寒；干姜、附子、葱白温散里寒；苍术、厚朴健脾燥湿；半夏、陈皮、茯苓理气化痰；当归、川芎、芍药养血和血。全方共奏散寒、祛湿、理气、活血、化痰之功。本方散寒除湿，为表里双解之剂，是治疗寒、湿、气、血、痰五积的主方，故名"五积散"。14剂后，阳复湿祛，气血畅通，诸症自安。

沉迟无力

看某，女，33岁。2006年8月11日初诊。右侧头痛，寐差，无力，已7年，倦怠无力，精神不振，食差，便溏，经少。脉沉迟无力，舌淡苔白。

证属：阳虚，气血皆衰。

法宜：温阳益气填精。

方宗：人参养荣汤加减。红参 12g，炙黄芪 12g，白术 10g，茯苓 15g，炙甘草 7g，川芎 7g，当归 12g，白芍 12g，熟地 12g，炒枣仁 30g，远志 8g，桂枝 9g，巴戟天 12g，肉苁蓉 12g，炮附子 12g，炙川乌 15g。

9 月 25 日二诊：上方加减，共服 42 剂，头痛除，精力增，他症亦除，已无不适，脉转缓滑。嘱：继服人参养荣丸 1 个月，以善其后。

医案来源：李士懋、田淑霄《平脉辨证治专病》

编按：本案脉迟无力，为阳气虚衰。《濒湖脉学》："沉迟痼冷。"《医宗必读》："沉迟虚寒。"《脉理求真》："沉迟虚寒。"《医学入门》："沉迟血冷里寒生。"阳不上达，阴霾蔽阻清空，则头痛昏沉，失却灵光。方取人参养荣汤，温阳益气血，佐以填精，服药月余而渐轻。加川乌者，以其治阴寒头痛佳。二诊脉转缓滑，阳气恢复，继服人参养荣丸善后。

沉伏而拘

王某，女，60 岁。2009 年 10 月 13 日初诊。头胀晕，目干已四五个月，近日牙痛，其他可。脉沉伏而拘，舌可，苔微黄。

证属：寒邪痹郁。

法宜：散寒升阳。

方宗：麻黄汤。麻黄 9g，桂枝 10g，生姜 10 片，炙甘草 7g，川芎 8g，羌活 8g。2 剂，水煎服。加辅汗三法，取汗。

10 月 16 日二诊：药后汗透，头已不胀，眼亦不干。脉仍沉伏而拘。舌同上。上方加细辛 6g。4 剂，水煎服。

10 月 20 日三诊：晚饭后仍觉头胀痛。患者云，用汗法后，汗出则觉头脑清亮，不汗出则效果不大，因此每次服药皆自行用发汗法发汗，近 3 天未头痛目干。然脉仍沉拘，舌红少苔。上方加白芍 10g。4 剂，水煎服，后未再诊。

医案来源：李士懋、田淑霄《论汗法》

编按：此案脉沉伏而拘，为寒凝血脉之象。《脉如》："沉伏闭痛。"《脉学类编》："沉伏兼见，阴毒聚积也。"《脉说》："脉沉伏，或结或弦，亦多气滞。故曰下手脉沉，便知是气。"头胀痛，乃寒凝经脉不通而痛；目干，亦因寒凝经脉，阴血不能上濡而干。故予麻黄汤发汗散寒，因寒未涉肺，无咳喘，故去杏仁。头为至巅，至巅之上唯风可到，故方中加川芎、羌活，升阳散寒。

汗出而症状减，不汗则效不著。病人又自行发汗 4 次，未见过汗伤阴、亡阳，或内传之变，反觉身轻松，头清凉。连续 5 次发汗，脉仍沉拘，当转而扶正，或温阳益气，或补益精血，不当屡汗，以防变故。本案汗后舌红少苔，加白芍养血和营缓急。

两脉俱沉且滑

马元仪治一人，患头痛，经年不愈，早则人事明了，自午至亥神气昏愦不宁。作风火治，无效。诊之，两脉俱沉且滑，此太阴阳明痰厥头痛也。用礞石滚痰丸，间服导痰汤，以荡涤之，次以六君子少加秦艽、全蝎调理而安。

医案来源：［清］魏之琇《续名医类案》

编按：此案两脉俱沉且滑，沉主里，滑主痰，沉滑主痰食积滞。《濒湖脉学》："沉滑痰食。"《景岳全书》："沉滑为宿食，为伏痰。"《诊家正眼》："沉滑痰饮。"始用礞石滚痰丸及导痰汤，降火逐痰，行气开郁，继用六君子益气健脾，杜生痰之源，并以秦艽、全蝎祛风止痛。

沉缓

张氏女患头痛，每发须吐尽痰沫，痛乃止，诊其脉沉缓，知为太阴痰厥头痛。仿东垣半夏白术天麻汤加减，愈。

医案来源：［清］林佩琴《类证治裁》

编按：太阴头痛，必有痰也，苍术半夏汤主之。少阴头痛脉沉细，足寒而气逆，麻黄附子细辛汤主之。太阴、少阴二经虽不上头，然痰与气逆壅于膈间，则气不畅而头为痛也。本案头痛，并吐痰沫，诊脉沉缓，脾虚痰湿为患。《濒湖脉学》："沉缓寒湿。"《医宗必读》："沉缓水蓄。"《诊家正眼》："沉缓寒湿。"《脉如》："沉缓为湿。"脾虚痰湿，以半夏白术天麻汤加减治疗，以化痰息风、健脾祛湿。

沉而缓

病者：武昌胡某，年三十余，住武胜门外一马路，以小贸营生。

病因：因感时寒。

证候：患头前额痛甚，恶寒微热呕逆，身骨节疼痛。先服头痛套方及发散药均不效。

诊断：脉沉而缓，此胃中有寒，上发为阳明经病也。

疗法：与理中汤加葛根。

处方：法半夏、云茯苓各三钱，桂枝、附片、干姜、甘葛各二钱，苍术、白术、砂仁各一钱五分，粉草（甘草）一分，生姜大片。

效果：一剂而愈。

理论：此胃中有寒而发为阳明头痛证也。何以知为胃中有寒，凡病在内者必有表现于外，胃为足阳明，阳明经脉营于面额。今头前额痛，故知为阳明。病脉沉缓，故知为内有寒也。方论：此加味理中汤也。姜附大温其中，半夏、二术、砂仁和其脾胃，桂枝、生姜以发表散寒，葛根之导引以入阳明经脉也。

医案来源：刘云湖《临床实验录》

编按：此案脉沉缓，沉脉主里，缓主湿阻及正气虚。《濒湖脉学》："沉缓寒湿。"《医宗必读》："沉缓水蓄。"《诊家正眼》："沉缓寒湿。"《脉如》："沉缓为湿。"症见恶寒微热呕逆，身上骨节疼痛，为寒邪上犯阳明经，是里虚寒证。予加味理中汤温中祛寒，补气健脾，正气复，寒邪自去。

沉缓有力

病者：前感化院院长龙飞，年三十余。

病因：脑痛多日。

证候：近来劳动则发，发即痛极而沉闷，惟静卧片刻复旧，据述素常咳嗽稠绿之痰，心中懊恼。

诊断：脉沉缓有力，此肝肾受有风湿之邪也。

疗法：以息肝风敛肾气为主治。

处方：苦杏仁、黄芩各二钱，大独活、北五味、法半夏、生牡蛎各一钱五分，明麻（天麻）、辛夷花、炙甘草各一钱，北细辛二分。

效果：二剂而安。

理论：脑痛多日，是为慢性病者，劳动则发，发即痛极而沉闷，其属于过劳可知。心中懊恼，脉沉缓有力，此肝阳不宣。咳嗽稠绿之痰，是肝肾受风湿之邪，故痰稠而绿，以肝为青色也。肾气不敛，故干咳喉疼，以肾脉络喉也。且肝肾俱能影响神经。经谓"诸风掉眩，皆属于肝"，头顶痛是肝风掉眩之故。肾为督脉之主，湿邪缘督脉而上，波及神经，是亦肾主之病也。

方论：此方为镇脑息风治咳除痰之剂。明麻、独活、牡蛎、辛夷、细辛，镇脑息风药也。黄芩、半夏为泻心汤，泻胸膈之痰郁，合五味、细辛，又可称为小青龙汤，泻肺肾之水毒，使稠绿之痰，消化于无形。痰化风息，而脑痛自愈矣。

医案来源：刘云湖《临床实验录》

编按：此案脉沉缓有力，沉脉主里，缓主湿阻及正气虚。《濒湖脉学》："沉缓寒湿。"《医宗必读》："沉缓水蓄。"《脉诀汇辨》："沉缓寒湿。"《脉如》："沉缓为湿。"此案慢性病者，劳动则发，为正气亏虚，脉沉缓有力，是痰湿为患。治疗以黄芩、半夏、苦杏仁泻胸膈之痰郁，五味子、细辛泻肺肾之水毒，独活、辛夷祛风除湿，明麻息风止痛。痰化风息，二剂而安。

沉弱

戴某，脉象沉弱，两太阳缓痛，时发时止，当午更胜，微寒微热，食减足软。此由脾胃亏损，前会有失血之症，气分未能复原，当此土火气交之中，最宜小心调理，拟薛氏补中法。

炙黄芪一钱五分，西党参三钱，茯苓二钱，蒸冬术一钱，炙甘草五分，归身一钱五分，炒白芍一钱，柴胡（蜜水炒）三分，炒桑枝一钱五分，大枣二枚，生姜一小片。

又右脉渐和，左脉仍弱，午后头胀，左足尚软，其为阴虚湿胜可知。再用四物合茶调法。

大熟地（砂仁炒）五钱，归身二钱，大白芍一钱五分，川芎（酒炒）五分，甘枸杞二钱，黄菊花一钱，牛膝一钱五分，炒薏米五钱，酒炒桑枝三钱。

又照前方加：制半夏一钱五分，陈皮一钱。

丸方遗失。

问：治此症者，多用表散，今独以补剂收功，何其异也？曰：此即内伤外感之辨矣。东垣云：外感头痛无休，内伤头痛时止时发。此人曾经失血，中虚已不待言。且微寒微热，食减脚软，又属脾虚湿盛之象。薛氏补中法，既能益气升阳，又可健脾利湿，服之而效，中病故也。余岂好与时医立异哉！

医案来源：［清］顾金寿《吴门治验录》

编按：本案曾经失血，两太阳缓痛，又食减足软，脉象沉弱，示脾虚湿盛之象，《诊家正眼》："沉弱虚衰。"以补中益气治疗，经治疗右脉渐和，左脉仍弱，右主气，左主血，继用杞菊四物调治，再加半夏、陈皮理气健脾化痰。服之而效。

沉弱无力

邓某，男，成年。初以受寒发病，误服辛凉，病经十几天，头痛如斧劈，势不可忍。午后恶寒身痛，脉沉弱无力，舌苔白滑而不渴饮。辨为寒客少阴，阻碍清阳不升，复因辛凉耗其真阳，正虚阳弱，阴寒遏滞经脉。头为诸阳之会，今为阴邪上攻，阳不足以运行，邪正相争，遂致是症。治以扶正除邪之法，麻黄附子细辛汤加味主之：附片100g，干姜36g，麻黄10g，细辛5g，羌活10g。1剂痛减其半，再剂霍然而愈。

按：如此暴痛如劈之头痛而能治愈，未用一味芎、芷、蝎、蜈之类套方套药，仗的是治病求本，从阴寒内盛着眼，以大剂附子、干姜取效，绝非"头痛医头，脚痛医脚"俗辈所及。郑钦安《医法圆通》对此早有论述："因阳虚日久，不能镇纳浊阴，阴气上腾，有头痛如裂如劈，如泰山压顶，有欲绳索紧捆者，其人定见气喘唇舌青黑，渴饮滚汤，此属阳脱于上，乃属危候，法宜回阳收纳为要，如大剂白通四逆汤之类，缓则不救。"吴氏正本于此。

医案来源：张存悌《吴佩衡医案选（上）》

编按：本案脉沉弱无力。《诊家正眼》："沉弱虚衰。"《医宗必读》："沉弱阳亏。"《医学入门》："沉弱阳虚多惊悸。"沉弱无力，为阳虚不能温运气血。症见午后恶寒身痛，舌苔白滑而不渴饮。阳虚之体感寒，为寒客少阴，常用经典方为麻黄附子细辛汤，如陆渊雷认为"麻黄附子细辛汤当用于正气虚弱，且有外感表证"。麻黄辛温发热，表散风寒，开宣肺气；附子壮元阳，补命火，收逐深陷的寒邪；细辛，走经窜络，入髓透骨，启闭开窍，既可以助麻黄用于表散风寒，又能够开通上焦的清窍，还有助于附子温暖命门，拨动肾中机窍；干姜温中逐寒，回阳通脉；羌活散寒祛风止痛。先生辨证精细，用药稳准，可显中医扶阳之力。

沉数，而肝部涩，左寸微

同谱王丹文之母，夏月染疫症，留连数月。屡易医，病渐去，而苦发热头痛，胸中烦扰。而性情反复，忽而不服药，亲邻力劝之而不肯也。一日头痛甚，丹文专车迎余，因视其病，以同谱故侄呼余，余亦伯母呼之。再三开导，乃许服药。诊脉则沉数，而肝部涩，左寸微。告丹文曰，此血虚肝郁也。专滋阴以润血，热当已，且"乙癸同源"，血润则肝亦舒，头痛亦当止，乃开归芍地黄汤，加薄荷、山栀以清之。二日后，丹文来，问之，则身凉而头痛止矣。又不服药，余以其病无碍听之。

医案来源：［清］王堉《醉花窗医案》

编按：此案疫症后头痛，加之性情不舒，诊脉沉数，肝部涩，左寸微。沉主里，沉数内热，《脉理求真》："沉数热伏。"肝部涩脉，左寸微，示血不足，肝气机不畅。方以滋阴养血为主，兼以薄荷疏肝，山栀清热。顽固头痛二日而愈。

沉微

太仓吴玉孙夫人，年三十余岁，常患头痛之疾，时作时止。初守不服药为中医之训，旋久痛不止，不得不破例而医治之。因误服辛散药，致神昏不语。追予诊视，已目翳遮满，睛不转动矣。切其脉沉微，左部均绝。

予曰此属肝肾亏极之证，因误治而至此也，即用右归丸作汤，大剂与之。服之二剂即神清能言，又服两剂，而头痛亦止，病已若失矣。后因将息失宜，而头痛复作，仍请就近医生治之。医仍用辛散药，又复神昏不语。追再召予，已面色惨变，六脉均绝，不及疗治矣。

或问：手足三阳经皆上走于头，三阳经病，故有头痛。而足少阴肾经之脉，不走于头，何以亦有头痛？曰：肾与督脉相附而行，其督脉上额交巅络脑，又与肝脉会于巅，且肾主骨髓，脑为髓之海，其肝肾督三经交亏，则脑髓空虚，故亦有头痛之症。凡阳经头痛，都属于外邪，故宜辛散。即或误治，亦不致顷刻大变。因阳经头痛，多属实证也。唯阴经头痛，多属内伤，切忌辛散，一经误治，性命立休。盖其阴精已竭而作痛，补之尚恐不及，安可再用辛散之品，以重竭其精血哉！是以一服辛散，顿形危险，一误再误，终被医杀。且据病家云，头痛复发医来诊治之时，曾以前次治愈之方，示彼医者。以医者性愎，竟仍用辛散攻伐之剂，服后即死。吁！今人体弱，虚证多而实证少，乃医者喜以攻伐为能事，补药为不时。揣其意，以为头痛不用辛散不趋时，病人死生非我事。试问医者，然乎否乎！

医案来源：王雨三、林晶《王雨三治病法轨》

编按：此案因误服辛散药，致气血耗散，神昏不语。脉沉微，左部均绝。沉脉主里，微为阳虚，左部绝，为阴阳不能互相维系。《医学入门》："脉沉微、沉细、沉迟、沉伏无力，为无神，为阴盛而阳微，急宜生脉回阳。"急用大剂右归丸作汤，温补肾阳，药到病除。

沉无力，左关脉动

郝某，女，38岁。2001年12月7日初诊。时头痛已3年，心慌气短，无力。脉沉无力，左关脉动。舌可。

证属：肝阴不足兼气虚。

法宜：补肝之体，敛肝之用，合以益气。

桂枝10g，白芍18g，炙甘草8g，生晒参12g，炙黄芪12g，茯苓15g，山茱萸30g，熟地15g，18g，生龙骨18g，生牡蛎18g，乌梅8g。

12月21日二诊：上方连服14剂，头痛止，心慌气短除，尚觉精力不济，脉缓减，关已平，上方继服7剂。

医案来源：李士懋、田淑霄《平脉辨证治专病》

编按：本案脉沉无力，左关脉动。脉沉无力，为气虚，左关脉动，为阴虚不能制阳，阳升浮而为动，即"阴阳相搏名日动"。气虚者当补气，而补气之品多甘温升动，对阴虚阳搏而肝用亢者，可助其肝阳升动；肝阴不足当补肝阴，而补肝阴者，多阴柔敛降，不利气的升发布达，补气和补肝相互掣碍。但依病机而立法组方，可以两相兼顾，故以参、芪、苓、甘益气，桂枝通阳，治其气虚的一面；以芍药、山茱萸、熟地黄、乌梅，补肝体且敛其浮动之阳；加龙骨、牡蛎、龟板潜镇收涩浮动之阳。共奏益气、补肝体、敛肝用之方。半月而效，可见临床纷纭变化，须灵活辨证论治，谨守病机。

沉细涩无力

邸某，女，22岁，学生。2002年10月20日初诊。后头痛，畏寒，肢冷。脉沉细涩无力。舌淡暗，苔薄白润。

证属：血虚阳弱。

法宜：养血通阳。

方宗：当归四逆汤加减。桂枝12g，白芍12g，当归12g，炙甘草7g，细辛6g，通草7g。

11月14日二诊：上方共服21剂，头未痛，畏寒肢冷减，脉尚未起，仍予上方加生晒参12g，继服14剂。脉转弦缓，寒象已除。已近期考，嘱服十全大补丸1个月，每服2丸，日2次。

医案来源：李士懋、田淑霄《平脉辨证治专病》

编按：脉沉细涩为血虚；细而无力为阳虚。阳虚不能温煦而畏寒肢冷；厥气上逆而头痛。肾与膀胱相表里，肾阳虚，阴寒之厥气淫于膀胱，沿经而上，故后头痛。阳虚本当温阳，然辛热伤阴，血弱者不宜，故养血通阳，当归四逆汤恰合本案之病机。二诊厥气上逆止而头痛已，然脉未复，知本尚虚，故予上方加生晒参继服，终以十全大补丸剂缓服，复其正。

沉细小迟无力

贾某，女，48岁。2010年4月23日初诊。后头窜痛懵胀，视物模糊流泪，洒淅恶寒，困倦乏力，手足麻、腰腿痛，经前期。脉沉细小迟无力。舌淡。

证属：阳虚阴凝。

法宜：温阳散寒。

方宗：麻黄附子细辛汤合补中益气汤。麻黄7g，炮附子15g，干姜6g，细辛5g，桂枝12g，白芍12g，黄芪12g，党参12g，白术10g，当归12g，陈皮6g，升麻6g，柴胡8g，炙甘草7g，生姜10g，葱白1茎。3剂，水煎服。加辅汗三法，取汗。

4月26日二诊：药后汗透，恶寒、腰腿痛、手麻除，头痛、流泪减未已，足趾尚麻。脉沉小滑迟无力，舌淡。上方去麻黄、葱白，加吴茱萸7g，川芎7g，羌活7g。7剂，水煎服。

医案来源：李士懋、田淑霄《论汗法》

编按：本案脉沉细小迟无力，为阳虚，症见恶寒、困倦乏力、手足麻、腰腿痛为阳虚表寒，阴寒凝泣之象。在扶阳益气基础上，用麻黄、桂枝，意在通阳解寒凝，振奋阳气。药后汗透，恶寒、腰腿痛、手麻除，头痛减，足趾仍麻。脉沉小滑迟无力，舌淡，表寒已除，阳虚仍有，在继续温阳的基础上去麻黄、葱白，加吴茱萸、川芎、羌活助阳散寒通络。

沉弦

康某，女，50岁，铁路职工。1978年6月12日初诊。3年来头昏头痛，前额和头顶尤甚，痛剧时呕恶频作，痰涎上涌。短气，胃脘胀痛，喜温喜按。查脑电图、脑血流图，无异常发现。内服祛风止痛、养血通络等中药百余剂未效。右眼白珠发红8年，无痛痒。二便正常，舌质红、苔薄白，脉沉弦。

辨证：肝胃虚寒，浊饮上犯。

治法：温肝和脾，降浊止呕。

方药：吴茱萸10g，太子参18g，大枣5枚，生姜10g，黄连4.5g，法半夏10g。

6月21日二诊：3剂后，头顶痛、呕恶均止，胃胀痛减轻。但前额仍昏闷，右肩胛和右肘关节疼痛，倦怠乏力，口淡腻，不思饮食，舌质红、舌苔薄白，二便正常，脉弦缓。此肝胃阴寒减退，太阴脾湿未能正常输转，故湿邪上逆则前额闷重，走窜筋络则关节酸痛。仍用吴茱萸汤加祛湿通络之品治之，更加枳实、白术以开胃消痞，少用黄连反佐，防其格拒呕逆。

方药：太子参24g，吴茱萸10g，法半夏10g，大枣18g，藿香10g，炒枳实12g，白术18g，秦艽18g，黄连3g，钩藤（后下）24g。

服4剂后，各症均减，再拟调胃和中之剂，数服大安。

按：《伤寒论·辨厥阴病脉证并治》曰："干呕，吐涎沫，头痛者，吴茱萸汤主之。"厥阴之脉与督脉会于巅顶，肝寒冲胃，挟胃中浊饮上犯，此头痛呕恶所由作也。吴茱萸汤气辛味厚，降逆止呕、消头痛；合枳术丸则消痞开胃；余药祛湿通络，随宜施用，故胃脘闷胀、关节酸痛亦消。右眼白珠发红8年未退，亦由中焦浊阴上逼肺经而非实火所致，故浊饮下趋，眼白发红亦随愈。

医案来源：宋鹭冰《宋鹭冰60年疑难杂症治验录：附温病六论》

编按：此案初诊脉沉弦。症见头昏头痛，痛剧时呕恶频作，痰涎上涌。胃脘胀痛，喜温喜按。舌质红、苔薄白。《医宗必读》："沉脉主里，为寒为积……沉弦饮痛。"《脉理求真》："沉弦饮痛。"《医学入门》："沉弦，胃寒不能制水，所以停蓄下焦，必为水病。"前额为足阳明经循行部位，头顶为足厥阴肝经循行部位，喜温喜按为虚寒之象，综合舌脉症，为肝胃虚寒，浊阴上逆之证。正合吴茱萸汤所主，加少量黄连反佐，防其格拒呕逆。二诊，头顶痛、呕恶均止，胃胀痛减轻，脉弦缓，水饮得化，症减脉变，继用吴茱萸汤合枳术丸降逆止呕、消痞开胃，方药对症，疗效可显。

沉弦滑

李某，女，54 岁。2006 年 5 月 12 日初诊。左侧偏头痛 20 余日，目下眦及左唇、齿灼热跳痛，偶心慌，汗略多，便可。脉沉弦滑，舌尚可。

证属：风痰上扰。

法宜：涤痰息风。

方宗：青州白丸子加减。半夏 12g，胆南星 10g，橘红 10g，茯苓 15g，白附子 10g，制川乌 12g，白芷 8g，僵蚕 15g，全蝎 10g，蜈蚣 10 条，天麻 15g，水红花子 12g。

5 月 26 日二诊：上方共服 14 剂，痛未再作，但触之尚痛，上方继服 10 剂。

医案来源：李士懋、田淑霄《平脉辨证治专病》

编按：本案脉沉弦滑，沉主气主里，弦主风，滑为痰，故诊为风痰上扰而头痛。痛处虽有灼热感，然脉无热象，故不诊为痰热化风。青州白丸子治风痰，为稳妥起见，药均经炮制。加虫药以息风剔络解痉。风痰偏寒者，用川乌散寒逐风止痛佳。

沉弦滑数搏指

孙某，男，58 岁。2005 年 3 月 29 日初诊。前头痛 3 年，久治未愈，舌本强，言语尚可。右手食拇指麻，记忆力明显减退。行 MRI，诊为脑动脉硬化，脑萎缩。血压 130/90mmHg。脉沉弦滑数搏指。舌偏红，苔薄白。

证属：痰热生风。

法宜：逐痰热，息肝风。

方宗：礞石滚痰丸加减。金礞石 12g，黄芩 12g，大黄 5g，沉香 9g，瓜蒌 30g，枳实 10g，半夏 12g，胆南星 12g，天竺黄 12g，怀牛膝 12g，姜黄 10g，僵蚕 15g，钩藤 15g，天麻 15g，地龙 15g。

4 月 4 日二诊：上方共服 7 剂，便虽解，未见黏痰状物。头痛已轻，舌本尚强，手指尚麻，上方加全蝎 10g，蜈蚣 20 条，石菖蒲 10g。

4 月 14 日三诊：上方又服 10 剂，头未痛，舌已不强，指未麻，记忆差。脉见缓，上方 10 剂，继服。

医案来源：李士懋、田淑霄《平脉辨证治专病》

编按：脉沉弦滑数搏指，脉沉主里，弦滑而数，为痰浊蕴热，症见舌强肢麻，为风痰亢盛之证，恐成中风，故急予礞石滚痰丸，逐痰息风。二诊头痛虽减，舌强肢麻如前，仍当逐痰，加全蝎、蜈蚣以息风剔络。连服 17 剂，未见下痰，诸症见缓，脉见缓。风痰未尽，继续逐痰热，息肝风善后。

沉弦滑躁数

李某，男，26岁。2005年5月7日初诊。头痛月余，阵跳痛，痛剧咧嘴，午痛著，心烦咽痛口干，便干。脉沉弦滑躁数。舌红，苔薄黄。

证属：郁火头痛。

法宜：清透郁火。

方宗：升降散加减。僵蚕12g，蝉蜕7g，姜黄9g，大黄4g，栀子10g，连翘15g，菊花8g，桑叶9g，苦丁茶8g。

5月14日二诊：上方共服7剂，头痛止，脉转缓滑。

医案来源：李士懋、田淑霄《平脉辨证治专病》

编按：沉弦主气滞，躁数为火热内郁。郁火不得外达，必上攻、下迫、内窜。治之，给郁火以出路，或吐之上出，或引之下泄，或透之外达。透邪之法，因郁遏病机不同而异，寒者散之，风者疏之，湿者化之，气郁者理气，血瘀者活血，痰阻者涤痰，热结者下之，正虚者扶之。总的原则是祛除壅塞，展布气机。升降散临床应用非常广泛，此方升清降浊，调畅气机，气机通畅，热自透达而解。服药后脉转缓滑，火郁透达，头痛得止。

沉弦紧

张某，女，47岁。1977年7月23日初诊。巅顶痛已13年，时好时犯，屡治不效。夏日户外乘凉，感受风寒，头剧痛，欲撞墙，巅顶尤甚，面色青，手足冷过腕，恶心吐清水，无臭味。脉沉弦紧。舌质略暗紫，苔白滑。

证属：厥阴头痛。

法宜：暖肝散寒。

方宗：吴茱萸汤加减。吴茱萸12g，生姜15g，党参10g，甘草6g，大枣3枚。2剂痛缓，6剂痛止。后予逍遥散加吴茱萸，共服半月，至今未发。

医案来源：李士懋、田淑霄《平脉辨证治专病》

编按：本案脉沉弦紧，沉脉主里，弦紧为寒邪内犯，因寒主收引凝滞。另肝脉上出额，与督脉会于巅，厥阴寒浊循经上干则巅顶痛，感受风寒则头剧痛，诊断为厥阴头痛。治疗以暖肝散寒法，方药对症，沉年痼疾，数剂而瘳。

沉弦紧数，寸旺

王某，女，30岁。2002年8月28日初诊。头痛2个月余，部位不定，无恶寒身痛，便干。脉沉弦紧数，寸旺。舌红少苔。

证属：寒束热郁。

法宜：散寒，透达郁热。

方宗：升降散。麻黄 5g，僵蚕 12g，蝉蜕 6g，姜黄 9g，大黄 4g，薄荷 5g，栀子 9g，石膏 18g，连翘 15g，麦冬 12g，芥穗 7g。

2002 年 9 月 1 日二诊：上方共服 4 剂，头未再痛。脉沉滑数，寸已平。舌红少苔。寒已解，郁热未透。上方去麻黄、芥穗，继服 3 剂。

医案来源：李士懋、田淑霄《中医临证一得集》

编按：本案脉沉弦紧数，寸旺。沉主气滞主里，数主热伏，故诊为热郁。郁热不得外达，上攻而寸旺、头痛。脉弦紧为寒邪内犯，虽外无恶寒身痛，但有头痛，故诊为寒束火郁头痛。治疗以散寒透达郁热为法，方用升降散为主调畅气机，透达郁热，再用麻黄、荆芥穗、薄荷疏风散寒，栀子、石膏、连翘清热，加麦冬养阴清热。

沉弦紧数

肖某，女，17 岁。2007 年 1 月 12 日初诊。自 12 岁，不明原因忧郁、恐惧、屡想自杀，困倦、嗜睡，逐渐加重，可整天睡不醒，头痛，如有缩胀感，上午重。尚坚持上课，他可。脉沉弦紧数。舌可。

证属：寒邪痹郁，阳气不运。

法宜：发汗散寒。

方宗：五积散。麻黄 6g，苍术 10g，赤芍 12g，白芍 12g，当归 12g，川芎 8g，炒枳壳 8g，桂枝 12g，干姜 6g，茯苓 12g，川朴 8g，陈皮 9g，半夏 12g，白芷 8g，细辛 6g，桔梗 9g，蒲黄 9g，生姜 10g，葱白 1 茎。3 剂，水煎服。加用辅汗三法，取汗。

1 月 15 日二诊：药后汗出，症状略有改善。小便频急，反复发作。大便干，二三日一解，腹胀。脉沉弦紧数略减，舌略淡，苔白。

方宗：桂甘姜枣麻辛附汤。麻黄 5g，桂枝 12g，细辛 5g，炙甘草 7g，炮附子 15g，干姜 6g，黄芪 12g，大枣 5 枚。

4 月 2 日三诊：上方加红参、淫羊藿、肉苁蓉，共服 56 剂，春节期间停诊未服。困倦、嗜睡、头痛如有缩胀感已除，忧郁烦躁亦明显减轻，晚自习时尚烦躁、恐惧。脉弦数减。舌可，苔白。

证属：肝阳馁弱，相火内郁。

法宜：温肝升阳，清其相火。

方宗：乌梅丸。乌梅 8g，炮附子 12g，干姜 6g，桂枝 10g，川椒 6g，细辛 6g，黄连 10g，当归 12g，党参 12g，黄柏 6g，半夏 12g，益智仁 10g，肉苁蓉

18g，巴戟天 12g。

4月23日四诊：上方共服 21 剂，嗜睡、困倦、头痛除，忧郁、烦乱已不著，至晚尚有轻微恐惧感，尿略急，他可。上方 14 剂，水煎服，未再诊。

医案来源：李士懋、田淑霄《论汗法》

编按： 本案初诊脉沉弦紧数，脉沉主气滞主里，脉弦紧为寒邪内犯，数主热郁。治疗用五积散发表散寒，理气活血，化痰消积解郁。药后汗出，症状略有改善。二诊脉沉弦紧数略减，舌略淡，苔白，予桂甘姜枣麻辛附汤，温阳解表。三诊脉弦数减，舌可，苔白。尚烦躁、恐惧。肝阳馁弱，一阳不升，肝虚而恐惧。肝虚，相火不能伴君火以游行周身，则相火郁而为热，内扰而烦，致成寒热错杂证。乌梅丸补肝之虚，调其寒热，令一阳升。

本案前后三变，一用五积散，散寒通阳；二用桂甘姜枣麻辛附汤，转其大气；三用乌梅丸，令一阳升。虽方药有别，然皆遵"阳气者，精则养神"之经旨，始终着眼于阳气的升发与运转，终尔获效。

沉弦紧滞

卢某，女，46 岁。2004 年 11 月 19 日初诊。左侧头痛且胀，已 4 年，痛重时干哕、呕吐、胸闷、心慌，经期尤著，寐差多梦，左耳背多年，左目迎风流泪，左颊及耳后不舒，有异样感觉，咽窒塞有痰，嗳气，身无力，窜痛。曾做心电图，正常。脉沉弦紧滞，舌尚可。

证属：伏寒凝闭。

法宜：温阳散寒。

方宗：麻黄附子细辛汤合吴茱萸汤。麻黄 8g，炮附子 15g，炙川乌 12g，细辛 7g，吴茱萸 7g，党参 15g，炙甘草 8g，生姜 12g。2 剂，水煎服，4 小时服 1 煎，啜粥，温覆，令汗，无汗继服，汗透止后服。

2004 年 11 月 21 日：连服 3 煎，已得透汗，头痛、咽窒、身痛顿减，周身轻松。脉弦，力逊。寒虽解，阳未复，予当归四逆汤合吴茱萸汤。

桂枝 12g，白芍 12g，细辛 5g，炙甘草 7g，通草 7g，当归 12g，川芎 8g，吴茱萸 7g，党参 12g，生姜 7 片。

2004 年 12 月 17 日：上方加减，共服 24 剂，除耳尚背外，已无何不适。脉弦缓，上方加柴胡 8g，生黄芪 12g，继服 10 剂。

医案来源：李士懋、田淑霄《平脉辨证相濡医案》

编按： 本案脉沉弦紧滞，为寒凝之象。寒邪久羁，经脉不通而头痛、身痛；痹于胸则胸闷、寐差、心慌；干于胃则干哕、呕吐；扰于清窍而耳背、流泪。寒邪久羁，缘于阳虚，既不能驱邪外出，又不能从阳化热，致感邪数载，仍为寒凝。阳虚寒凝，法当温阳散寒，宗麻黄附子细辛汤合吴茱萸汤，服之令汗，以祛寒邪。一诊因脉沉弦紧滞有力，乃客寒久伏，有寒实的一面，故以汗法散寒。二诊脉力已逊，知寒去而阳虚显，故去麻黄、川乌，改当归四逆合吴茱萸汤，扶正通阳散寒。

沉弦而涩

郑某，男，成人。

头痛牙痛 8 年多。医诊神经性头痛、三叉神经痛。审头、眼眶、面颊、牙龈均痛，其痛时为钝痛，时为闪电样剧痛，视物昏花，头晕耳鸣，心悸心烦，纳呆食减，口苦咽干，舌苔薄白，指（趾）厥冷，手心热，脉沉弦而涩。查其所用药物，除西药之外，所用中药有龙胆泻肝、丹栀逍遥、川芎茶调、归脾、补心等，然其效果均不显著。因思脉沉弦者，气滞也；弦涩不调者，寒凝气滞也。合之于症，乃肝郁气结，寒痰内郁，郁而化火，上热下寒之证也。治拟舒肝理气，温阳化饮，清上温下。

处方：柴胡 10g，半夏 10g，黄芩 10g，甘草 6g，生姜 3 片，大枣 5 枚，桂枝 15g，酒军 3g，龙骨 15g，牡蛎 15g。

服药 4 剂后，头痛牙痛，头晕耳鸣，心烦心悸均好转。但继服 4 剂之后，诸症不但不减，反有加重之势。细审其脉虚弦而滑。思之脉虚者，气阴两虚也；滑者，痰热也。合之于证，乃气阴两虚，痰热内郁所致也。治拟补气养阴，理气化痰。

处方：黄芪 15g，当归 10g，麦冬 10g，党参 10g，五味子 10g，竹茹 10g，半夏 10g，枳实 10g，陈皮 10g，菖蒲 10g，远志 10g，川芎 10g，知母 10g，甘草 6g，茯苓 10g。

服药 6 剂后，头痛消失，他症亦减，又服 30 剂，愈。

医案来源：朱进忠《中医脉诊大全》

编按： 本案初诊脉沉弦而涩。沉脉主里，弦主郁主痛，涩主气滞血瘀，总之为气火内郁，始用柴胡加龙骨牡蛎汤和解清热，郁火清，症状有所好转，但继服诸症有加重之势，细审其脉虚弦而滑，脉虚弦为气阴两虚，脉滑主痰，其本为虚，其标为痰，治拟补气养阴，理气化痰为法，用生脉饮加温胆汤治疗。方药对症而愈。

沉弦涩数

李某，女，46 岁。2006 年 4 月 24 日初诊。头痛 10 余年，反复发作。全头痛，痛重欲吐，右眼睑肿，经色暗，量少，小腹痛，腰酸。食、眠、便均可，视力可。1998 年曾患脑梗。脉沉弦涩数，舌淡苔白。

证属：血瘀头痛。

法宜：活血通络。

方宗：血府逐瘀汤加减。桔梗 10g，柴胡 9g，干地黄 15g，桃仁 12g，红花 12g，川芎 9g，当归 12g，赤芍 12g，白芍 12g，怀牛膝 9g，炒枳壳 8g，䗪虫 10g，僵蚕 12g，全蝎 10g，蜈蚣 10 条，水红花子 15g，炙甘草 7g。

6 月 6 日二诊。上方加减，共服 42 剂，头痛未作，经量增多，色红。脉弦缓，瘀血渐除，为巩固疗效，上方继服 10 剂。

医案来源：李士懋、田淑霄《平脉辨证治专病》

编按：本案脉沉弦涩数，沉脉主里，弦主痛主郁，涩主血少津伤，数主热。症见经色暗，量少，小腹痛，血瘀证明矣。本案脉兼数，为瘀血不去，新血不生，瘀而化热之故。头痛十载不愈，缘于久病入络，活血化瘀，合以虫类搜剔，祛瘀效果更佳。

沉弦细之一

崔某，女，54 岁。2002 年 12 月 14 日初诊。巅项痛，目晕，目眶痛已 4 年，痛重似裂，不吐，嗜睡，饮食、二便尚可。唇暗。血压 160/110mmHg，药物控制。脉沉弦细，舌嫩红，无苔。

证属：阴虚风动。

法宜：滋阴息风。

方宗：三甲复脉汤加减。生龙骨 18g，生牡蛎 18g，生石决明 18g，炙鳖甲 18g，败龟板 18g，怀牛膝 10g，生白芍 18g，干地黄 15g，五味子 6g，钩藤 12g，全蝎 10g，蜈蚣 10 条，地龙 15g。

2003 年 1 月 13 日二诊：上方加减，共服 21 剂，头痛、目眶痛未作。血压 140/90mmHg，降压西药未变。脉弦兼滑，上方继服 14 剂。

医案来源：李士懋、田淑霄《平脉辨证治专病》

编按：本案脉沉弦细。脉细，阴虚；脉弦，肝失柔而风动。故此头痛诊为阴虚风动，上扰于巅而痛。法当滋阴柔肝息风，主以三甲复脉汤加减。共服 21 剂，头痛止，血压亦随之下降。二诊脉弦兼滑，继续予滋阴柔肝息风法善后。本方对阴虚阳亢化风而头痛者，疗效确切。

沉弦细之二

刘某，男，49 岁。2013 年 5 月 17 日就诊。患者阵发性头顶部憋胀疼痛 10 余日，痛时恶心欲吐。曾查头颅 CT、胃镜、肝功能等均无明显异常。服多种中西药物治疗无效。既往有原发性高血压病史 5 年，平素服用复方利血平片 1 片，每日 3 次，血压控制在 130/80mmHg 左右。

刻诊：阵发性头顶部胀痛，痛时呕吐白色涎沫，血压 140/90mmHg，舌质暗淡，苔白腻，脉沉弦细。中医诊断：头痛。证属肝胃虚寒，浊阴上逆。治宜温肝暖胃，散寒降浊。

方用吴茱萸汤。药物组成：吴茱萸 9g，党参 10g，生姜 3 片，大枣 3 枚。日 1 剂，水煎服。患者服药 4 剂，诸症悉除，血压亦恢复正常。

按：吴茱萸汤在《伤寒论》中，分别论治阳明呕吐、少阴吐利、厥阴头痛诸症。第 378 条曰："干呕吐涎沫，头痛者，吴茱萸汤主之。"本条所述即肝寒犯胃，浊阴上逆所致头痛的证治。肝脉与督脉会于巅顶，肝经寒邪循经脉上冲而见头顶作痛；肝寒犯胃，胃阳不布，浊阴上逆则可见呕吐涎沫。陈老师认为，本例患者症见头顶憋胀疼痛，痛时呕吐涎沫，舌暗淡，苔白腻，脉沉弦细。其病证恰与本条相符，故用吴茱萸汤原方治疗。方中吴茱萸、生姜温肝暖胃，散寒降逆止呕；党参、大枣补益中气。标本兼治，方证相应，药到病除。

医案来源：高雪贞《陈树真应用经方验案 4 则》

编按：本案脉沉弦细，《医宗必读》："沉脉主里，为寒为积……沉弦饮痛。"《医学入门》："沉弦，胃寒不能制水，所以停蓄下焦，必为水病。"《景岳全书》："（细脉）乃血气俱虚之候。"《脉理求真》："细为阳气衰弱之候。"症见头顶部憋胀，痛时恶心欲吐，呕吐物为白色涎沫，舌质黯淡，苔白腻。头顶为足厥阴肝经循行部位。综合舌脉症，为肝寒犯胃，浊阴上逆所致，正合吴茱萸汤所主"干呕吐涎沫，头痛者"之证，方证对应，疗效可期。

沉弦细拘紧无力

宠某，女，45 岁。2002 年 12 月 25 日初诊。右侧头痛 1 周，项背强，他可。脉沉弦细拘紧无力，舌略暗红。

证属：阳虚血弱，风寒外袭。

法宜：温阳养血散寒。

方宗：当归四逆汤加减。桂枝 10g，当归 12g，白芍 12g，熟地黄 15g，川芎 8g，细辛 6g，炙甘草 7g，通草 7g，炙川乌 12g，麻黄 6g，白芥子 8g，葛根 15g。3 剂，水煎服。

12 月 28 日二诊：药后头及项背痛已著减，脉转弦缓，右尺较弱。此寒已散，肾虚未复。继予益精血，温经止痛。

熟地黄 15g，白芍 12g，当归 12g，川芎 7g，山茱萸 12g，肉苁蓉 12g，巴戟天 12g，菟丝子 15g，炮附子 9g，炙川乌 9g。7 剂，水煎服。

医案来源：李士懋、田淑霄《平脉辨证治专病》

编按：本案脉沉弦细拘紧无力，细为阴血不足，无力为阳虚，弦而拘紧为寒凝，故诊为阳虚血弱，风寒外袭。方用当归四逆汤养血通阳；乌头、葛根、麻黄、细辛散风寒；麻黄、白芥子、熟地相伍，取阳和汤之意，温阳养血，解其寒凝。二诊脉转弦缓，右尺较弱，拘紧之象已解，寒凝已散。右尺不足，乃肾气未复，故继予益精血、壮肾温阳之法治之。

沉弦细涩无力

陈某，女，44岁。2014年4月5日初诊。经常左侧头痛，甚则牵及眼，已20余年，因情绪变化及休息差加重。心慌，烦躁，焦急，颈、腰不适，经常情绪波动。纳可，寐一般，大便干，三四日一行，小便可，月经量少。诊为抑郁症，已停西药，即刻血压170/120mmHg。脉沉弦细涩无力，舌稍暗。

证属：阳虚，血虚。

法宜：温阳补血。

方药：当归四逆汤加减。当归12g，桂枝12g，赤芍12g，白芍12g，炙甘草8g，细辛7g，川芎8g，葛根12g，党参12g，肉苁蓉15g，干姜8g，生黄芪12g，桃仁12g，红花12g，白芷8g，全虫10g，蜈蚣10条，炮附子（先煎）15g。7剂，水煎服。

4月14日二诊：头痛未发作，但头胀不适，大便5天未行，腰凉，后背出冷汗，即刻血压160/120mmHg，头晕，寐浅，恶心。脉右阳弦稍劲，尺减，左弦无力。舌可。

证属：肝肾虚，阳亢化风。

法宜：滋肝肾，平肝息风。

方药：三甲复脉汤加减。怀牛膝15g，熟地黄30g，山茱萸18g，白芍18g，生龟板（先煎）30g，五味子7g，地龙15g，蜈蚣10条，全虫10g，生鳖甲（先煎）30g，肉苁蓉18g，生龙骨（先煎）30g，生牡蛎（先煎）30g。7剂，水煎服。

医案来源：李士懋、田淑霄《李士懋田淑霄医学全集》

编按：本案初诊脉沉弦细涩无力，沉脉主里，弦主痛主郁，细为阴血不足，涩主血少津伤，无力为阳虚。治疗以温阳补血为法，用当归四逆汤加减治疗，因病较久，久病入络，加虫类药物活血化瘀。二诊脉右阳弦稍劲，尺减，左弦无力。血压160/120mmHg，头晕，寐浅，恶心，脉变证亦变。阳弦稍劲为肝风内动之脉，尺减为肾虚，左脉候肝，左弦无力为肝虚。处方以三甲复脉汤合滋阴息风之品滋补肝肾，平肝息风。

沉弦细数

史某，女，62 岁，家属。

患三叉神经痛 2 年余，右侧头痛如锥刺，痛不可忍。愈发愈剧愈频。服止痛药、麦角胺、奴夫卡因封闭等，初尚能缓，久之效微。脉沉弦细数，舌红，苔薄黄。此乃肝胆郁火上冲，予升降散加减：僵蚕 7g，蝉蜕 3g，姜黄 6g，大黄 3g，苦丁茶 7g，桑叶 6g，栀子 6g。共服 6 剂痛止，多年未再发作。

医案来源：李士懋、田淑霄《平脉辨证相濡医案》

编按：本案脉沉弦细数。沉脉主里主气滞，弦主痛主郁，细为阴血不足，数主热。因气血不能外达以鼓荡充盈血脉，气机郁闭，火热内郁，不得外达而散解，郁气滞重，热耗阴伤，脉可现沉细小数之象。凡火郁者，必给邪以出路，使郁火透达于外而解。治疗原则为祛其壅塞，展布气机，清透郁火。升降散乃升清降浊、透泄郁热，为治郁火之佳方。本案加减应用，共服 6 剂，多年头痛未再发作。

沉滞

史某，女，43 岁。2002 年 6 月 25 日初诊。头痛频作 5 年，每次发作均须服止痛药方能逐渐缓解，严重影响工作与生活。周身无力，上楼心慌气短，寐差。脉沉滞，不任重按。舌淡暗。

证属：阳虚，寒凝血瘀。

法宜：温阳散寒，活血化瘀。

方宗：血府逐瘀汤加减。炙川乌 12g，炮附子 15g，干姜 6g，吴茱萸 6g，细辛 6g，麻黄 5g，川芎 8g，赤芍 12g，当归 12g，桃仁 12g，红花 12g，羌活 7g，白芷 7g，蔓荆子 10g，延胡索 12g。

7 月 9 日二诊：上方共服 14 剂，仅头痛一次，未服止痛药，4 小时后渐缓解，仍感无力。脉转沉细滑，舌淡暗。阳气见复，络瘀未通，上方去附子、干姜、麻黄温阳之品，加虫类搜剔通络。

炙川乌 10g，吴茱萸 6g，川芎 8g，赤芍 12g，白芍 12g，桃仁 12g，红花 12g，当归 12g，延胡索 12g，白芷 7g，蔓荆子 10g，僵蚕 12g，地龙 12g，全蝎 10g，蜈蚣 6 条。

8 月 20 日三诊：上方加减，共服 42 剂，头痛已近 1 个月未作，尚感无力。上方加炙黄芪 15g、党参 15g。10 剂，继服。

医案来源：李士懋、田淑霄《平脉辨证治专病》

编按：本案首诊脉沉滞，不任重按。脉沉主里，滞为寒凝，不任重按乃阳虚。舌暗为血瘀，故诊为阳虚寒凝血瘀，法予温阳散寒、活血通经。二诊脉转沉细滑，舌淡暗。阳气见复，络瘀未通，原方去附子、干姜、麻黄温阳之品，加虫类搜剔通络。三诊尚感无力，继以黄芪、党参补气善后治疗。

六脉沉细，左关伏而不见

钟表匠某姓患头痛，常以帕缠头，发时气火上冲，痛而欲死。外敷凉药，内服清火顺气之品，可以暂安。旋愈旋发，绵延数年。因与友人修理钟表，病发，托其转求诊治。见其痛楚难堪，头面发红。但六脉沉细，左关伏而不见。乃厥阴肝经真阳不足，虚火上泛。用清热顺气，只可暂救燃眉，不能治其根本，是以时发时愈。遂用吴茱萸汤以补肝阳。两剂而愈。迄今数年，并未再发。假寒假热，实难分辨，但治病必求其本，乃可除根耳。

医案来源：温存厚《温病浅说温氏医案》

编按：本案头痛，发时气火上冲，头面发红，而六脉沉细，独左关伏，症脉不一，既往用清火顺气之品可以暂安。可见左关伏不为郁滞，乃为肝阳亏虚，用吴茱萸汤以补肝阳，根本得治，两剂而愈。

右沉弦拘紧，左弦细按之减

金某，女，40岁。2005年8月23日初诊。偏头痛约20年，左右交替，多于春夏发作，每次发作持续约20天，伴耳肿胀。近几年发作频繁，四季皆可发作，发无定时，他尚可。脉右沉弦拘紧，左弦细按之减。舌尖红苔白。

证属：肝寒血虚，内伏久寒。

法宜：温肝、养血、散寒。

方宗：当归四逆加吴茱萸生姜汤加减。当归12g，白芍12g，桂枝12g，细辛6g，炙甘草7g，通草7g，生姜9片，吴茱萸8g，大枣7枚，川芎8g，麻黄6g，炙川乌12g。

9月2日二诊：上方加减，共服9剂，头不痛，耳不胀。脉沉弦缓滑，按之力逊，舌尖红，苔白少。上方去麻黄、川乌，加生黄芪12g，继服7剂。

医案来源：李士懋、田淑霄《平脉辨证治专病》

编按：本案脉初诊右沉弦拘紧，左弦细按之减。右脉沉弦而拘紧，乃寒邪收引凝泣之脉；左脉弦细而减，为肝之阳虚血弱。总之为肝寒血虚，内伏久寒。予当归四逆加吴茱萸生姜汤养血散寒，温经通脉；加麻黄、炙川乌，散寒止痛。二诊脉沉弦缓滑，按之力逊，弦紧已除，寒邪已散，正气未充，去麻黄、川乌，加黄芪益气。

左沉，寸沉迟而芤

俞子容治一妇人，年逾五旬，病头痛，历岁浸久（虚）。有治以风者，有治以痰者，皆罔效。脉之，左沉，寸沉迟而芤。曰：此气血俱虚也。用当归二两，附子三钱，一饮报效，再饮其病如失。

医案来源：［明］江瓘《名医类案》

编按：此案脉左沉，寸沉迟而芤。左主血，右主气，沉脉主里，迟脉主寒，芤脉主失血脱血，综合为血虚、阳虚，治疗以当归补血，附子温阳，方证对应，一饮报效。

左沉细无力，右沉弦拘紧

徐某，男，22岁，学生。2004年10月5日初诊。昨夜恶寒发热，体温39.4℃。头痛，身痛，呕吐，手足凉。夜间已发汗，恶风寒已解，仍发热，即刻体温38.7℃。脉左沉细无力，右沉弦拘紧。舌可，苔白。

证属：少阴感寒。

法宜：温阳散寒。

方宗：麻黄附子细辛汤。麻黄6g，炮附子12g，细辛5g，吴茱萸6g，生姜6片，炙甘草7g。2剂，水煎服。6小时服1煎。药后得微汗，病除。

医案来源：李士懋、田淑霄《李士懋田淑霄医学全集》

编按：此案脉左沉细无力，右沉弦拘紧。左脉沉细无力为阳虚，以肝阳虚为主，右沉弦拘紧者，为寒束之象。右脉主气，寒袭肌表，故右脉拘紧。头痛、身痛、恶寒、手足凉，乃寒袭肌表，故此证诊为阳虚表寒。治疗以温阳散寒法，麻黄附子细辛汤温阳散寒，加吴茱萸、生姜以温肝散寒。

迟 脉

【脉象】

迟脉运行迟慢，一息三至，至数不足。

《脉经·脉形状指下秘诀第一》："迟脉，呼吸三至，去来极迟。一曰：举之不足，按之尽牢。一曰：按之尽牢，举之无有。"

《察病指南·八里脉》："一息三至，去来极迟，重手乃得，隐隐迟慢，故名曰迟也。"

《医脉真经·八里脉》："迟者阴也，重手按之，隐隐且牢，呼吸三至，犹甚于缓，但有力于缓。"

《濒湖脉学·迟（阴）》："迟脉：一息三至，去来极慢。"

《医宗必读·新著四言脉诀》："迟脉属阴，一息三至。迟脉者，往来迟慢，为不及之象。"

《诊家正眼·迟脉（阴）》："体象：迟脉属阴，象为不及，往来迟慢，三至一息。迟之为义，迟滞而不能中和也。脉以一息四至为和平，若一息三至，则迟而不及矣。"

《脉诀汇辨·迟脉（阴）》："体象：迟脉属阴，象为不及，往来迟慢，三至一息。迟之为义，迟滞而不能中和也。脉以一息四至为和平，迟则一息三至，气不振发，行不如度，故曰属阴。"

《脉理会参·二十八脉详辨》："迟脉属阴，象为不及。往来迟慢，三至一息。"

《四诊抉微·迟》："迟脉一息三至，去来极慢。迟来一息至惟三，阳不胜阴气血寒。但把浮沉分表里，消阴须益火之源。"

《证治合参·脉体捷法》："迟脉，呼吸之间，脉仅三至，随浮沉而见曰迟。"

《脉象统类·迟》："其象呼吸之间，脉仅三至，去来极慢。"

《脉理宗经·迟脉》："迟与数反也。呼吸定息，脉仅三至，往来濡慢，曰迟。"

【鉴别】

迟脉：一息三至。

缓脉：比迟脉稍快，一息四至，应指和缓均匀。

涩脉：迟而细小无力，应指往来不流利。

结脉：缓而时止。

虚脉：迟而浮大按之软。

败脉：一息两至。

损脉：一息一至。

【历代医家对迟脉主病的认识】

《伤寒论》

又阴脉迟涩，故知血亡也。（辨脉法第一）

下利，脉迟而滑者，内实也。利未欲止，当下之，宜大承气汤。（辨可下病脉证并治第二十一）

《金匮要略》

寸口脉迟而缓，迟则为寒，缓则为虚。营缓则为亡血，卫缓则为中风。邪气中经，则身痒而瘾疹，心气不足，邪气入中，则胸满而短气。（中风历节病脉证并治第五）

《脉经》

寸口脉迟，上焦有寒，心痛，咽酸，吐酸水，宜服附子汤、生姜汤、茱萸丸，调和饮食以暖之。

关脉迟，胃中寒，宜服桂枝丸、茱萸汤，针胃管，补之。

尺脉迟，下焦有寒，宜服桂枝丸，针气海、关元，补之。（以上均出自：平三关病候并治宜第三）

寸口脉迟而缓，迟则为寒，缓则为虚。荣缓则为亡血，卫迟则为中风。（平中风历节脉证第五）

寸口脉迟而缓，迟则为寒，缓即为气，气寒相搏，转绞而痛。

寸口脉迟而涩，迟为寒，涩为无血。（以上均出自：平腹满寒病宿食脉证第十一）

寸口迟，上焦有寒。关上迟，胃有寒。尺中迟，下焦有寒，背痛。（手检图三十一部）

《察病指南》

迟为肾虚之脉，主虚，恶寒，气塞满胀。

左手寸口脉迟，主心上寒。

左手关上脉迟，主腹中冷痛。此脐以上痛也。

左手尺内脉迟，主肾虚不安，小便白浊，身寒体颤，夜梦惊悸。

右手寸口脉迟，主上焦有寒。

右手关上脉迟，主中焦有寒，胃冷不欲食，吞酸吐水。迟而涩，胃中寒，有癥结。

右手尺内脉迟，主下焦有寒，腰脚沉重。

关尺迟，名曰阴中之阴，其人苦悲愁不乐，少气力而多汗。（以上均出自：八里脉）

《濒湖脉学》

主病诗：迟司脏病或多痰，沉痼癥瘕仔细看。有力而迟为冷痛，迟而无力定虚寒。寸迟必是上焦寒，关主中寒痛不堪。尺是肾虚腰脚重，溲便不禁疝牵丸。

迟脉主脏，有力冷痛，无力虚寒，浮迟表寒，沉迟里寒。［以上均出自：迟（阴）］

《景岳全书》

（迟脉）乃阴盛阳亏之候。为寒，为虚。浮而迟者内气虚，沉而迟者表气虚。迟在上，则气不化精；迟在下，则精不化气。气寒则不行，血寒则凝滞。若迟兼滑大者，多风痰顽痹之候；迟兼细小者，必真阳亏弱而然。或阴寒留蓄于中，则为泄为痛；或元气不荣于表，则寒慄拘挛。大都脉来迟慢者，总由元气不充，不可妄施攻击。（通一子脉义）

《医宗必读》

迟脉主脏，阴冷相干，有力为痛，无力虚寒。

五脏为阴，迟亦为阴，是以主脏，乃阴冷相干也。迟而有力，则因寒而凝滞，是以为痛。迟而无力，中空显然，故当虚寒。（以上均出自：新著四言脉诀）

《诊家正眼》

主病：迟脉主脏，其病为寒。寸迟上寒，心痛停凝。关迟中寒，癥结挛筋。尺迟火衰，溲便不禁，或病腰足，疝痛牵阴。

兼脉：有力积冷，无力虚寒，浮迟表冷，沉迟里寒，迟涩血少，迟缓湿寒，迟滑胀满，迟微难安。［以上均出自：迟脉（阴）］

《脉诀汇辨》

主病：迟脉主脏，其病为寒。左寸迟者，心痛停凝。迟在左关，癥结挛筋。左尺得迟，肾虚便浊，女子不月。右寸迟者，肺寒痰积。迟在右关，胃伤冷物。右尺得迟，脏寒泄泻，小腹冷痛。

五脏为阴，迟亦为阴，是以主脏。阴性多滞，故阴寒之证，脉必见迟也。正如太阳隶于南陆，则火度而行数；隶于北陆，则水度而行迟。即此可以征阴阳迟速之故矣。《难经·九难》曰："迟者，脏也。"又曰："迟则为寒。"《伤寒论》亦曰：

"迟为在脏。"以阳气伏潜，不能健行，故至数迟耳。其所主病，与沉脉大约相同。但沉脉之病为阴逆而阳郁，迟脉之病为阴盛而阳亏。沉则或须攻散，迟则未有不大行温补者也。

兼脉有力冷痛，无力虚寒。浮迟表冷，沉迟里寒。迟涩血少，迟缓湿寒。

迟而有力，有壅实不通利之意，痛可想见。迟云阳伏而又无力，岂非虚寒？浮则表之候也，沉则里之候也，兼迟而为寒可必。血得热则行，湿得热则散，迟乃寒象，何以养营而燥湿乎？［以上均出自：迟脉（阴）］

《脉诀阐微》

迟而兼涩，郁中以成弱；迟而兼滑，湿内以招虚；迟而兼大，气血皆居干燥；迟而兼小，精神必至伶仃；迟而兼微，虚寒之气；迟而兼细，匮乏之身；迟而兼弦，内伤之风；迟而兼芤，内伤之血；迟而兼长，病不足畏；迟而兼短，症实可愁；迟而兼代，必至损伤脾胃；迟而兼革，定然涣散精华；迟而兼石，气寒将侵于骨；迟而兼软，血衰少养乎心；迟而兼散，寒极而气飞；迟而兼静，阴微而精固。（第二篇）

《脉理会参》

迟脉主脏，其病为寒。为阳虚。寸迟上寒，心痛停凝。关迟中寒，癥结挛筋。尺迟火衰，溲便不禁，或病腿足，疝痛牵阴。

有力冷痛，无力虚寒。迟而在浮，表冷何忧。迟而在沉，里寒阴深。迟而兼涩，血少无惑。迟兼宽缓，寒而多湿。迟滑胀满，迟微衰息。

阴性多滞，故阴寒之症，脉必见迟。（以上均出自：二十八脉详辨）

《证治合参》

（迟脉）为阴盛阳虚之候。为寒，为痛。浮而迟，表有寒。沉而迟，里有寒。居寸为气不足，居尺为血不足。气寒则缩，血寒则凝。（脉体捷法）

《脉理求真》

迟为虚寒不振，阳气不舒，故见迟滞。若迟而见浮，则为表寒；迟而见沉，则为里寒；迟而见涩，则为血病；迟而见滑，则为气病；迟兼滑大，则多风痰头痹；迟兼细小，则为真阳亏弱。或阴寒留蓄而为泄泻，或元气不营于表而寒栗拘挛，总皆元气亏损，不可妄施攻击。然亦有热邪内结，寒气外郁，而见气口脉迟者；又有阳明腑症悉具，而见脉迟有力者；又有太阳脉浮，因误下结胸，而见脉迟者；又有余热未清，而脉多迟滞。总在知脉起止，及察症候以分虚实，讵可一见脉迟，便认为寒，而不究其滑涩虚实之异哉？景岳曰：迟虽为寒，凡伤寒初退，余热未清，脉多迟滑，见迟不可以概言寒。林之翰曰：迟脉须知主热。如热邪壅结，隧道不利，失其常度，脉反变迟。又云：辨脉必须合症审察。如举按无力，是主寒之迟脉；举按有力，症兼胸膈饱满，便闭溺赤，是主热之迟脉。涩滞

正是热邪蕴结于内，致经脉涩滞而行迟也。（迟脉）

迟脉主脏，阴冷相干。有力为痛，无力虚寒。

迟虽属阴，仍当以有力无力分其寒实寒虚。盖寒实则为滞为痛，而寒虚则止见其空虚也。（以上均出自：新增四言脉要）

主虚寒，亦主实热。（新增脉要简易便知）

《脉象统类》

迟为阴盛阳虚之候，阳不胜阴，故脉来不及也。居寸为气不足，气寒则缩也；居尺为血不足，血寒则凝也。

凡脉迟，为寒，为虚。兼浮，表寒。兼沉，里寒。左寸心上寒，精气多惨。左关筋寒急，胁下痛，手足冷。左尺肾虚便溺，女人不月。右寸肺感寒，冷痰，气短。右关中焦寒，脾胃伤冷物，不食，食不化。兼沉为积。右尺脏寒泄泻，小腹冷痛，腰脚重。（以上均出自：迟）

《脉诊便读》

夫人之气血，得热则行数，得寒则行迟，则迟为寒脉矣。仲景又云：数为在腑，迟为在脏。数为阳，迟为阴。迟脉虽无歇止，究竟有元气内弱，脉难接续之象，故凡见迟脉属虚寒者多，实寒者少。假使寒邪在表，脉则不见迟而见紧；里有寒积，则沉实而牢。惟阳气不足，寒邪乘虚内袭者，乃见迟细不足之象。若卫阳不足，肾阳亏馁，老人之气血衰、呼吸徐，脉皆见迟。至《金匮》有云：脉迟而滑者，宿食也，当吐之。此因宿食填塞胃中，以致脉道塞遏不行。然必有见证可据，亦偶遇耳。究竟迟脉虚多实少，而兼滑者，更罕见也。学者细思之。（二十四脉歌诀）

《诊脉三十二辨》

（迟脉）乃阴盛阳亏之候，主脏寒。审其迟之微甚，知寒之浅深，有力冷痛，无力虚寒，浮迟表寒，沉迟里寒，乍迟乍数为虚火。（四辨迟脉所统有五）

【形成机制】

气血运行迟滞，致使脉之来去皆迟慢。寒则气收，凝滞脉道，阳失健运，或阳气虚弱，脉来运行乏力，故脉行迟缓。湿热阻滞血脉，脉流迟慢；邪热聚结，阻滞脉流，亦令脉迟。导致气血运行迟滞的原因，不外正气虚衰，气血不振；或邪气阻遏，气血不得畅达。

虚者，因五脏阳气虚弱，不能推动脉体之气血运行，或营卫虚弱，无力率血而行。

实者，因寒邪凝滞，阳气受阻，或气郁、食郁、痰郁等滞留不行，营卫受阻而成迟脉。

【主病】

1. 正气虚衰，气血不振

(1) 阳虚脉迟：阳虚不能温煦、推荡气血运行；阴寒内盛，又使气血凝泣不行，故脉来去迟慢。此迟，当沉迟而无力。

(2) 气虚脉迟：气虚，无力鼓动血脉，率血而行，致脉来去迟慢。此迟，必迟而无力。

(3) 血虚脉迟：血虚，不能充盈血脉，脉道枯而涩滞不利，故脉来去皆迟慢。

(4) 阴虚脉迟：热邪灼伤津液，致阴血亏虚，血稠浊而行迟，亦可导致脉迟。阴虚脉迟者，舌质红绛少苔，伴阴虚阳亢之热象。

阳虚、气虚、血虚，皆可致脉迟而无力。其鉴别之点：阳虚者，舌体淡胖伴畏寒肢冷；气虚者，气短无力，而寒象不著；血虚者，面色无华、心悸、舌淡、脉迟无力而兼细。

2. 邪气阻遏，气血不畅

(1) 寒邪所客：寒为阴邪，其性收引凝泣，气血不得畅达而脉迟。

(2) 热邪壅遏：热壅于内，一方面可阻遏气机，使气血不得畅达而脉迟，另一方面，热邪耗伤阴液，血液稠浊而行迟，故尔脉迟。

(3) 气机郁滞：七情所伤、痰饮、瘀血、食积阻滞气机，气机郁滞，气血不能畅达，致令脉迟。

脉迟，缘于气血运行迟滞，致使脉之来去皆迟慢，正虚而脉迟者，沉而无力；邪阻而迟者，沉取有力。

【兼脉】

迟滑脉。一息三至，曰迟；往来流利，曰滑，相兼为迟滑脉。古有记载"迟而滑者胀"，迟兼滑大者，主风痰顽痰及顽痹。迟滑而有力者，为阳明腑实，积滞郁热阻碍气机之证；迟滑而缓濡力弱者，为湿邪阻碍气机，三焦气化受阻；迟滑兼弦，为痰湿阻滞，气滞不通之证；迟滑兼弦细，为气分郁结，血虚肝郁之象。

迟弦脉。迟脉，一息三至以下；弦脉端直，如按琴弦，挺然指下，相兼为迟弦脉，一般主寒凝气滞之证。迟弦而紧，为寒邪凝滞血脉，营卫气血不得畅行之证；迟弦沉取滑实有力者，为胃肠食滞互阻，阳明腑气不通，脉反见迟；迟弦而沉取细滑者，为血虚络脉失养之象；迟弦而沉取小弱者，为血少气衰之象；弦迟而牢，为痼冷积滞之证。

迟紧脉。一息三至以下，曰迟；往来有力，左右弹手，如切绳状为紧，相兼为迟紧脉。迟紧为寒，浮而迟紧为表寒，沉而迟紧为里寒。

迟细脉。一息三至以下，曰迟；如丝线之应指，曰细，相兼为迟细脉。一般主血虚气弱，气血运行不畅之象。迟细而弦者，为肝郁血虚之象；迟细而滑濡者，为寒湿阻滞之象；迟细而弱，为阳虚不足、气血皆虚之证。

迟涩脉。涩脉脉象，已具备细、迟、短、滞四象。迟脉为寒，涩则血瘀，一般主血少营寒之证。迟涩脉要分有力无力，有力属实，无力属虚。

迟弱脉。一息三至以下，曰迟；沉而细小为弱，相兼为迟弱脉。迟则为寒，弱为阳衰，一般主阳虚内寒之证。迟弱带有弦细者，为阳虚内寒，兼血虚阴分不足之证。

【医案】

脉迟，阴脉弱，阳脉拘紧

安某，女，50岁。2002年6月1日初诊。头痛头昏，约四五年，胸闷，气短，无力，身窜痛，足跟痛，阵躁热汗出，汗后身冷，经事已乱，素便秘。曾诊为心肌缺血、糖尿病、高血压。即刻血压180/110mmHg。脉迟，阴脉弱，阳脉拘紧。舌淡暗。

证属：阳虚阴盛。

法宜：温阳，解寒凝。

方宗：真武汤加减。炮附子15g，茯苓15g，白术12g，白芍12g，桂枝12g，麻黄5g，细辛6g，半夏12g，炙川乌12g，当归15g，肉苁蓉18g，干姜6g，山茱萸12g。

8月10日二诊。上方加减，断续服药31剂。头未昏痛，足跟痛、身窜痛、阵热汗出均除，胸闷减未已，便已畅。脉沉小紧无力，关脉如豆，舌淡。血压140/90mmHg。阳未复，寒未尽，继予温阳散寒。

炮附子12g，桂枝10g，麻黄4g，细辛4g，干姜6g，茯苓15g，白术10g，生晒参12g，炙黄芪12g，当归12g，白芍12g，川芎8g，巴戟天12g，肉苁蓉12g，山茱萸12g。10剂，水煎服。

医案来源：李士懋、田淑霄《平脉辨证治专病》

编按：脉迟，阴脉弱，阳脉拘紧，舌淡暗，为阳虚寒邪蔽阻于上所致。躁热汗出，虚阳浮动于外，法当温阳使浮游之火下归宅窟，此即引火归元。本案之方，姜、附回阳，麻黄、桂枝、细辛、吴茱萸、川乌散寒解寒凝，犹白通汤之用葱。因虑其浮阳暴脱，故加山茱萸、白芍反佐以收之，犹白通汤之用人尿、猪胆汁。二诊脉沉小紧无力，关脉如豆，舌淡。血压 140/90mmHg。脉沉小无力为仍有阳虚，紧为寒邪未尽解除，关脉短小而坚搏如豆，为脏气亏虚，邪气仍盛，继予温阳散寒治疗。

六脉迟弱

进贤饶联芳先生室人，年三十有二，经信忽停，将近一载，诸疾丛生。未几，周身发疹，如斑如曲，痒痒不安；未几，左侧头痛，高块肿起；又未几，左边齿痛，噬嗑维艰，医治数月无效。因先生肆业书院，诣省就医，访治于余，诊得六脉迟弱，余曰："尊阃之病，初由热入血室，血海停瘀，肝无所养，血虚生风，上攻脾肺，发为斑疹，头齿俱痛，若早用通经养血，清热解表，数剂可愈。失此不治，延至太阴脾虚生痰，咳嗽气喘，面黄舌白，少阴肢冷，午后恶寒，食少困倦，形骸骨立，厥阴地气加天，头痛如劈，痛甚伤气，肿处成坑，神魂失守，妄有见闻，此时宜舍斑疹为末，务遂投附子理中合吴茱萸汤，驱阴回阳，建立中气。"三服而头痛减，手足温，寒痰出而胸膈宽，顿思饮食。先生喜曰："如此沉疴，服药三剂，病已十去其六，成功在指日间耳。"余曰："未也。此证病久气弱，元神损极，今用温补，虽免于脱，而阴斑内陷，必极力排托，使气血充盈，方能掘其病根，须待冬尽春回，庶几如愿相偿。"先生深信勿疑，授以阴阳平补之药，奉为灵丹，不时啜服，间或迎候脉息，总不易方。调治半载，斑消陷起、发落重生，先生每过从，辄称谢不置，又复逢人说项云。

医案来源：［清］方略《尚友堂医案》

编按：本案六脉迟弱，脉迟为阴盛阳亏之候，弱脉多为气、血、阴、阳俱虚。《濒湖脉学》："迟脉主脏，有力冷痛，无力虚寒。"《脉理宗经》："（迟脉）为阴盛阳亏之候，主寒。"《脉如》："弱为阳气衰微之候。"《诊家正眼》："弱为阳陷，真气衰弱。"脉迟弱为气血不足，为寒为虚，用附子理中合吴茱萸汤，驱阴回阳，三服而头痛减，手足温，寒痰出而胸膈宽，由于病久气弱，元神损极，继用阴阳平补之药善后。

数　脉

【脉象】

数脉一息六至，去来急促，速率稍快于平脉。

《脉经·脉形状指下秘诀第一》："数脉，去来促急。一曰一息六七至。一曰数者进之名。"

《察病指南·九道脉》："指下寻之，去来急速，一息六至曰数。"

《脉诀指掌·辨脉形名状》："数者，去来促急，一息数至。"

《濒湖脉学·数（阳）》："数脉：一息六至，《脉经》脉流薄疾。"

《脉理集要·脉理详解辨》："数脉来急，呼吸六至。一息六至。数者急也，加于平脉一至。"

《医宗必读·新著四言脉诀》："数脉属阳，一息六至……数脉者，往来急数，为太过之象。"

《诊家正眼·数脉（阳）》："数脉属阳，象为太过，一息六至，往来越度。"

《脉诀汇辨·数脉（阳）》："体象：数脉属阳，象为太过；一息六至，往来越度。"

《脉理会参·二十八脉详辨》："数脉属阳。象为太过。一息六至，往来越度。"

《证治合参·脉体捷法》："数脉，一息六至，过平脉两至曰数。为烦满。"

《脉理求真·数脉》："数则呼吸定息每见五至六至，应指甚速。凡滑、动、紧、促四脉，皆属数类。不似滑脉之往来流利，动脉之厥厥动摇，疾脉之过于急疾也。"

《脉象统类·数》："其象一息六至，数数然来。"

《诊脉三十二辨·五辨数脉所统有二》："数，阳火也。一呼一吸，脉逾五至曰数。"

【鉴别】

数脉：一息六至，来势急促。

促脉：脉数急促有歇止。

动脉：脉数急促独显于关部。

疾脉：一息七至八至，脉流薄疾。

【历代医家对数脉主病的认识】

《伤寒论》

病人脉数，数为热，当消谷引食，而反吐者，此以发汗，令阳气微，膈气虚，脉乃数也。数为客热，不能消谷，以胃中虚冷，故吐也。（辨太阳病脉证并治中第六）

《金匮要略》

问曰：病人脉数，数为热，当消谷引食，而反吐者，何也？师曰：以发其汗，令阳微膈气虚，脉乃数。数为客热，不能消谷，胃中虚冷故也。（呕吐哕下利病脉证治第十七）

《脉经》

寸口脉数，即为吐，以有热在胃管，熏胸中。宜服药吐之，及针胃管，服除热汤。若是伤寒，七八日至十日，热在中，烦满渴者，宜服知母汤。

关脉数，胃中有客热。宜服知母丸、除热汤，针巨阙、上管，泻之。（以上均出自：平三关病候并治宜第三）

问曰：病人脉数，数为热，当消谷引食，而反吐者何也？师曰：以发其汗，令阳微，膈气虚，脉乃数，数为客热，不能消谷，胃中虚冷故吐也。（平呕吐哕下利脉证第十四）

问曰：寸口脉数，其人欬，口中反有浊唾涎沫者，何也？师曰：此为肺痿之病。若口中辟辟燥，欬则胸中隐隐痛，脉反滑数，此为肺痈。欬唾脓血，脉数虚者，为肺痿；脉数实者，为肺痈。

师曰：假令脓在胸中者，为肺痈。其人脉数，欬唾有脓血。设脓未成，其脉自紧数。紧去但数，脓为已成也。（以上均出自：平肺痿肺痈咳逆上气淡饮脉证第十五）

《察病指南》

主热，数为虚，为烦渴，为烦满。寸口脉数主头痛；关上脉数脾热，口臭生疮，胃热呕吐；尺内脉数，不恶寒，小便黄赤。（九道脉）

《濒湖脉学》

数脉为阳热可知，只将君相火来医。实宜凉泻虚温补，肺病秋深却畏之。寸数咽喉口舌疮，吐红咳嗽肺生疡。当关胃火并肝火，尺属滋阴降火汤。

数脉主腑，有力实火，无力虚火。浮数表热，沉数里热。气口数实肺痈，数

虚肺痿。[以上均出自：数（阳）]

《医宗必读》

数脉主腑，主吐主狂，有力实热，无力虚疮。

六腑为阳，数亦为阳，是以主腑。吐者，阳气亢逆。狂者，热邪传里也。数而有力，实热可知；数而无力，虚疮可断。（以上均出自：新著四言脉诀）

《诊家正眼》

数脉主腑，其病为热。寸数喘咳，口疮肺痈。关数胃热，邪火上攻。尺数相火，遗浊淋癃。

兼脉：有力实火，无力虚火。浮数表热，沉数里热；阳数君火，阴数相火；右数火亢，左数阴戕。[以上均出自：数脉（阳）]

《脉诀汇辨》

数脉主腑，其病为热。左寸数者，头痛上热，舌疮烦渴。数在左关，目泪耳鸣，左颧发赤。左尺得数，消渴不止，小便黄赤。右寸数者，咳嗽吐血，喉腥嗌痛。数在右关，脾热口臭，胃反呕逆。右尺得数，大便秘涩，遗浊淋癃。

有力实火，无力虚火。浮数表热，沉数里热。

数而有力，聚热所致；数而无力，热中兼虚。浮脉主表，沉脉主里，兼数则热可知。[以上均出自：数脉（阳）]

《脉诀阐微》

数而兼滑，亢炎之痰；数而兼大，沸腾之火；数而兼实，气壅于热，数而兼弦，火助乎风；数而兼洪，热有燎原之盛；数而兼紧，邪有烽火之传；数而兼芤，吐血何狂；数而兼代，丧躯必速；数而兼革，走阳可许；数而兼促，消正堪忧；数而兼动，恐有发狂之变，数而兼毛，定多消渴之成；数而兼搏，火刑金而喉舌无津；数而兼躁，火烧心而脾胃生焰。（第二篇）

《脉理会参》

数脉主腑，热病所宗。无论虚实，热脉必数。寸数喘咳，口疮肺痈。关数胃热，邪火上攻。尺数相火，遗浊淋癃。数而坚如银钗之股曰蛊毒。

有力实火，无力虚火。阴虚发热，浮数表热，沉数里热。阳数君焚，阴数相腾。相火上腾。右数阳亢，左数阴丧。阴血丧失。

数之为义，躁急而不能中和也。火性急速，故阳盛之症，脉来必数。肺部见之，为金家贼脉。秋月逢之，为克令凶征。（以上均出自：二十八脉详辨）

《四诊抉微》

数脉为阳热可知，只将君相火来医。温宜凉泻虚温补，肺病秋深却畏之。

数脉主腑，其病为热。有力实火，无力虚火。浮数表热，沉数里热，细数阴虚，兼涩阴竭。

寸口：数实肺痈，数虚肺痿。

分部诗：寸数咽喉口舌疮，吐红咳嗽肺生疡。当关胃火并肝火，尺属滋阴降火汤。

左寸数咽干口舌疮，关中目赤泪汪汪。耳鸣口苦皆肝热，左尺阴虚溺赤黄。

右寸吐红咳嗽肺痈疡，关部吞酸胃火伤。右尺数来大便涩，肠风热病见红殃（从《脉鉴》补）。[以上均出自：数（阳）]

《证治合参》

上为头痛上热；中为脾热口臭，胃翻呕逆。左关为肝热目赤；右尺为小便赤黄，大便闭涩。浮数表有热，沉数里有热。（脉体捷法）

《脉学类编》

数为阴不胜阳，故脉来太过。

数脉息间常六至，阴微阳盛必狂烦。浮沉表里分虚实，惟有儿童作吉看。

主病诗：数脉为阳热可知，只将君病火来医。实宜凉泻虚温补，肺病秋深却畏之。

寸数咽喉口舌疮，吐红咳嗽肺生疡。当关胃火并肝火，尺属滋阴降火汤。[以上均出自：数脉（阳）]

数脉主腑，主吐主狂，有力为热，无力为痛。

数为阴不胜阳，故主腑，数而有力者，为阳盛为实热，故主狂妄吐血等证；数而无力者，为口舌咽喉，风火牙痛之候也。（以上均出自：切脉论证）

《脉理存真》

（数脉）为烦满。上为头疼，上为热。中为脾热，口臭，胃烦，呕逆。左为肝热目赤。右下为小便黄赤，大便秘涩。浮数表有热，沉数里有热也。

热极之脉也，在阳犹可，在阴为逆。（以上均出自：脉阴阳类成）

《脉诊便读》

盖由气血为热所迫，故其行疾，则诊得数脉，固皆知为热矣！然又在于浮、沉、虚、实辨其标本、新久。如浮数有力，表有风热也，新病居多；浮数无力，表虽有热，则营阴必伤，用药宜于疏解风热之中兼护营阴，为两顾之法。又如沉数有力，里有实热也，可清之；沉数无力，盛则且短且细，此属阴虚内热，则当用壮水制阳之法。尚有阴盛格阳之症，内有真寒，外现假热，此则其人阳气素亏，为寒邪直中于里，稀微之阳为寒所逼，不安于里，或飞越于上，或走散于外。斯时也，外见身热，上见戴阳，脉亦浮大而数，但按之空虚，且有病源见症，以及舌苔、二便与夫口之渴与不渴，可以细辨，不能专恃乎脉也。（二十四脉歌诀）

《诊脉三十二辨》

（数）是阳热太过之脉。有力实火，无力虚火。浮数表热，沉数里热。寸口数实肺痈，数虚肺痿，数而坚如银钗之股，曰蛊毒。（五辨数脉所统有二）

【形成机制】

数脉是指脉搏的频率快于正常的状态，一息（一呼一吸）六至，去来急促，反映血液在脉管中流动急迫的现象。数脉除脉率加速之外，还有脉势的急速躁疾，与心气功能有密切关系。心气分为心阴与心阳，心阴具有宁静、凉润的功能，心阳具有温煦、推动的功能，心阴与心阳协调平衡，则心气冲和畅达，心脏搏动规律有力，血液通畅，脉来和缓有力。凡邪并于阳，阳偏盛，正邪相争比较剧烈，引起气血的动荡和疾急，形成数脉。或阴虚阳旺阴不胜阳，脉来急数，形成数脉。

【主病】

1. 主热盛　阳热亢盛而脉数者，搏击气血，气血行速而脉来疾迫致脉数。可见于六气化火、五志化火，以及痰饮、湿浊、瘀血、食积等蕴而化火之证。

由于引起阳热亢盛的原因不同，数的兼脉也不同。气郁化火者，脉多沉数，或沉弦而躁数。外感六淫化热者，脉多浮数，或沉实而数。痰、食蕴久化热，脉多滑数。湿邪蕴而化热，脉多濡数。

2. 主正气与寒、湿之邪相争

(1) 阳与寒争：表寒证是指恶寒无汗，寒邪闭表导致头身紧痛、脉数、高热。阴与寒争，人体的卫阳起而与闭于表的表寒相争而发热，此处的脉数，揭示的病机是正邪相搏，是卫阳与寒邪相搏。

(2) 阳与湿争：湿邪阻滞于内，阳气不得畅达宣通，人体阳气与湿邪相争较剧，可引起气血动荡数急，脉象见数，尤其是在正胜邪却，出现"战汗"的前夕，脉搏往往会跳动得非常快。

3. 主正虚

(1) 阴虚脉数：阴虚不能制阳，则阳相对亢盛，鼓荡气血，脉流薄疾而脉数。一般多见细数；若阴虚不能内守而阳气浮越者，脉可浮数而大，但重按无力。

(2) 阳虚、气虚、血虚者，脉皆可数：因正气虚衰，气血奋力鼓搏以自救，致脉来急迫，且愈虚愈数，愈数愈虚。此数也，必按之无力。

【兼脉】

数洪脉。一息六至，曰数；来盛去衰，来大去长，滔滔满指，状若洪水，曰洪，相兼为数洪脉。数洪是阳明气分热炽之脉。数洪而按之滑实者，为阳明气分热盛，同时痰食积滞之证；数洪而按之弦细者，为气分热盛，阴液损伤之证；数洪而按之虚濡力弱者，为气分热盛，兼有阳气不足之证。

数濡脉。一息六至，曰数；脉来柔软少力，应指软弱为濡脉，相兼为数濡脉。数属热而濡主湿，主气虚不能运化水湿，湿郁化热。数濡而按之虚弱无力者，为阳虚气衰不能运化水湿之象；数濡按之弦细而滑者，为湿热内蕴，兼有阴伤之象；数濡而按之弦滑稍有力者，为痰湿内蕴化热之象。

数虚脉。一息六至，曰数；大而松软，起搏无力为虚，相兼为数虚脉。数虚一般属阳不足而内有蕴热。数虚而按之弱微无力者，是阳虚气弱较重之象。数虚按之弦细力弱者，为阴不足阳有余，虚热化火的表现。

数细脉。一息六至，曰数；脉形细小，细如丝线为细，相兼为数细脉，多为阴虚有热之象。数细而按之细弦如丝，沉取力弱者，为阴伤血少，虚热灼阴，兼有阳气亏虚之象；数细按之虚弱无力者，为阴阳两不足之象；数细而兼弦滑力弱者，为血虚内有痰热，兼有气分不足之象。数细按之弦滑有力者，为湿热之邪，深伏阴分之象。

数弦脉。一息六至，曰数；端直而长，如按弓弦为弦，相兼为数弦脉。数弦脉一般为肝气郁结化火之证。数弦而细，按之搏指有力者，为血虚肝郁，郁久化热之象；数弦而滑，沉取有力者，为痰热之证。

数滑脉。一息六至，曰数；脉来流利圆滑，如珠滚盘为滑，相兼为数滑脉。数滑脉多为痰、食、湿、实、热之象。数滑弦而有力者，为郁、痰、火互阻不化之象；数滑而浮者，为风热邪气犯卫之象；数滑而濡弱者，为湿邪阻遏，内郁化热，兼有气虚之象。

数实脉。一息六至，曰数；去来充盛，指下满盈，大长坚实为实脉，相兼为数实脉。数实而滑者，为实火热郁，痰热内蕴之象；数实而弦硬者，为实火灼阴，阴液受损之象。

【医案】

脉数

李某，男，47岁，医生。1978年8月23日初诊。

头痛一周，如电击样痛，疼痛时间短暂，瞬间即过，如击如割，痛时龇牙咧嘴，每日不断阵作。服止痛药、麦角胺等不能控制。头部起红疱，质硬，摸之成串，大如蚕豆或黄豆，抚之热。西医诊为结节性动脉炎。脉数，舌质红。此乃火毒上攻，聚而成结。

予黄连解毒汤泻火解毒。黄芩 12g，黄连 12g，栀子 15g，龙胆草 6g，大黄 6g，生甘草 7g。3 剂，水煎服。

8 月 26 日二诊：药后得泻，痛去大半，肿结已消大半，小的肿结已无，又服上方 3 剂，结消痛止而愈。

医案来源：李士懋、田淑霄《平脉辨证相濡医案》

编按：本案脉数。数脉主火热。《濒湖脉学》："数脉主腑，有力实火，无力虚火。"《诊家正眼》："数脉主腑，其病为热。"《诊宗三昧》："数为阳盛阴亏，热邪流薄于经络之象，所以脉道数盛。"患者舌质红，症见头部红疱成串，抚之热，具有红肿热痛的特点。诊断为火毒为患，用黄连解毒汤清三焦火毒，火热去，则痛止结消而愈。

数而弦

辛卯春，济南有王妪患头痛甚剧，人用荆芥、防风、藁本，是头痛治头之见也，痛势愈酷，且夕呻吟。余切其脉，数而弦，知是阴不胜阳，阳亢无制，上凑至巅，迫而为痛，前用风药，犹火焚而复扇之耳。风助火势，火借风威，痛故不可忽。治当滋水息木，以清下法折之。冬地三黄汤加玄参、羚羊角一剂，大便润，痛即平，又合生料六味丸意，加减治之而愈。

医案来源：［清］陈廷儒《诊余举隅录》

编按：本案脉数而弦。数脉主火热，弦脉主郁主痛。数而弦为阴虚阳亢之证，前用风药，火借风威，越用火越大。治用滋水息木清下法，火衰痛平而愈。

脉数右寸大

朱某，女，42 岁。2001 年 3 月 17 日初诊。春节前即头痛，日渐加重，阵跳痛发热，心烦意乱，夜不成寐，口苦咽干，溲赤便干。脉数右寸大，舌红苔黄干。

证属：火热上攻头痛。

法宜：泻火解毒。

方宗：黄连解毒汤加减。黄连 12g，黄芩 12g，栀子 15g，大黄 5g，生石膏 30g，竹叶 8g。

3 月 20 日二诊：上方共服 3 剂，便下热退，头痛已止。晨起头昏沉，午后低热，五心烦热，周身酸困，食可，大便不爽，白带多，小便频。脉濡滑数，右寸已平，舌红苔黄腻。

证属：湿热蕴阻。

法宜：清化湿热。

方宗：甘露消毒饮加减。茵陈 30g，滑石 18g，连翘 15g，佩兰 12g，藿香 12g，白蔻仁 8g，薏苡仁 18g，半夏 10g，黄芩 10g，石菖蒲 9g，通草 7g。共服 10 剂，症除向安。

医案来源：李士懋、田淑霄《平脉辨证治专病》

编按：本案初诊脉数右寸大。脉数实有力为火热亢盛；右寸属肺部，脉大为肺火更甚，所以本案之头痛，诊为火热上攻。火热盛者，法当清热泻火，方取黄连解毒汤加生石膏、淡竹叶，清热养阴，方证吻合，3 剂痛止。

二诊脉濡滑数，右寸已平。脉濡而滑数，且苔黄腻，故诊为湿热。午后低热、周身酸困、大便不爽、溲频数、带多，皆为湿热之证，法当清热化湿，方选甘露消毒丹，方证切合，10 剂症除向安。

急数而有力

戴人治一妇，头偏痛五七年，大便燥结，双目赤肿，眩晕。凡疗头风之药，靡所不试，且头受针灸无数。戴人诊之，急数而有力，风热之甚也。此头角痛是三焦相火之经，乃阳明燥金胜也。燥金胜乘肝则肝气郁，肝气郁则气血壅，气血壅则上下不通，故燥结于中，寻至失明。以大承气汤倍加芒硝，下泄二十余行，次服七宣丸、神功丸以润之，目豁首轻，燥泽结释而愈。

医案来源：［清］俞震《古今医案按》

编按：此案脉急数而有力，症见大便燥结，双目赤肿，眩晕。脉急数有力为火热内聚，症见大便燥结，先用大承气汤倍加芒硝，以急下泻火，再用七宣丸、神功丸润燥消滞，结释而愈。

六脉数而无力，右大于左，且散乱，独右尺浮大而虚，离出本经部位

方汲素二令爱年二十余岁，五月间，患发热头疼。且恶寒肌粟，纯似感寒之证，大便结燥。汲素初用解表，次用通利，俱罔效。因其有白门之行，更医，见身热不退，头痛未除，复用九味羌活汤表之，而痛益甚，烦乱不安。及邀予视之，六脉数而无力，右大于左，且散乱，独右尺浮大而虚，离出本经部位。面色萎黄而带青，口不作渴，予曰："此大虚证也。法当补中。"乃用参、芪、归、术补养之剂。热稍退，或时恶寒，独头痛不止，六脉中惟右尺独大，而虚浮如菽。予悟之曰："此命门火衰，真阳不足之故，必兼有带下之疾益虚基阳。"询之果然，

乃以补中药内加大附子五分、黑干姜五分，数剂之间，头痛顿除。三十剂后，方得痊愈。

医案来源：［明］程从周《程茂先医案》

编按：本案六脉数而无力，右大于左，且散乱，独右尺浮大而虚。《濒湖脉学》："数脉主腑，有力实火，无力虚火。"六脉散乱无力，右尺浮大而虚，为根本脱离，命门火衰。先用解表之剂，犯"虚虚实实"之戒，故致病加重，烦乱不安。之后仅用补气血之剂，真阳得不到恢复，所以病稍退。最后补气血之剂加附子、干姜，先后天并补，真阳恢复，气血自旺，故病痊愈。

虚 脉

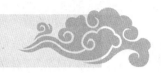

【脉象】

脉体较大，往来迟慢，按之松软乏力，内中不足，重按指下豁然空虚。

《脉经·脉形状指下秘诀第一》："虚脉，迟大而软，按之不足，隐指豁豁然空。"

《察病指南·九道脉》："按之不足，迟大而软曰虚。"

《医脉真经·九道脉》："虚者阴也，状如柳絮，散慢而迟，举按不足。"

《脉诀指掌·辨脉形名状》："虚者，迟大而软，按之豁然。"

《濒湖脉学·虚（阴）》："虚脉：迟大而软，按之无力，隐指豁豁然空。"

《脉理集要·脉理详解辨》："虚乃空虚，举按无力，浮中沉三候俱无力。"

《医宗必读·新著四言脉诀》："虚脉者，浮而无力，且大且迟也。"

《诊家正眼·虚脉（阴）》："体象：虚合四形，浮大迟软，及乎寻按，几不可见。虚之为义，中空不足之象也，专以软而无力得名也。叔和云：虚脉，迟大而耎，按之豁豁然空。此言最为合义。虽不言浮字，而曰按之豁豁然空，则浮字之义已包含具足矣。崔紫虚以为形大力薄，其虚可知。但欠迟字之义耳！"

《脉诀汇辨·虚脉（阴）》："体象：虚合四形，浮大迟软；及乎寻按，几不可见。虚之为义，中空不足之象，专以软而无力得名者也。"

《脉理会参·二十八脉详辨》："虚合四形，浮而无力为虚。浮大迟软。及乎寻按，几不可见。"

《四诊抉微·虚》："虚合四形，浮大迟软，及乎寻按几不可见。崔紫虚曰：形大力薄，其虚可知。举之迟大按之松，脉状无涯类谷空。莫把芤虚为一例，芤来迟大如慈葱。"

《证治合参·脉体捷法》："虚脉，按之不足，迟大而软，轻举指下豁然而空曰虚。"

《脉理求真·虚脉》："虚则豁然浮大而软，按之不振，如寻鸡羽，久按根底不乏不散。凡芤濡迟涩，皆属虚类。不似芤脉之豁然中空，按之渐出；涩脉之软弱无力，举指即来；散脉之散漫无根，重按久按，绝不可得也。（语出张璐。又濒湖"体状相类诗"曰：举之迟大按之松，脉状无涯类谷空。莫把芤虚为一例，芤来迟大如慈葱。")

《脉象统类·浮》："浮而迟大为虚，其象迟软散大，举按少力，豁豁然空，不能自固。"《脉学类编·虚脉（阴）》："无力虚大，迟而且柔。"

《脉理宗经·虚脉》："叔和云：虚脉迟大而软，按之无力，隐指豁豁然空。《说约》曰：虚，中下皆空，浮大而软，举按无力，豁然不能自固，为营卫俱虚之候。诀曰：浮而无力为虚。崔紫虚曰：形大力薄，其虚可知。"

《诊脉三十二辨·二辨浮脉所统有十》："若形大力薄，举按豁豁然不能自固曰虚，阴也。"

【鉴别】

虚脉：脉体较大，往来迟慢，重按松软无力。

芤脉：浮大稍重按中空如捻葱管，边实中空。

革脉：形如按鼓皮，浮取时浮大有力，有如鼓皮绷紧之感，但按之豁然。

微脉：浮细无力，其细与无力程度，皆甚于虚脉。

弱脉：沉弱无力，不见于浮位，其细与无力程度，亦皆甚于虚脉。

濡脉：软细而无力。

散脉：脉形浮大无伦，搏动不整齐，轻取虚大，稍重按散漫无根，重按久按绝不可得。

【历代医家对虚脉主病的认识】

《伤寒论》

伤寒五六日，不结胸，腹濡，脉虚复厥者，不可下，此为亡血，下之死。（辨厥阴病脉证并治第十二）

《金匮要略》

男子平人，脉虚弱细微者，喜盗汗也。（血痹虚劳病脉证并治第六）

《脉经》

尺脉虚小者，足胫寒，痿痹脚疼。（辨三部九候脉证第一）

其脉虚者为微劳，荣卫气不周故也，久久自瘥（一云：冬自瘥）。（平肺痿肺痈咳逆上气淡饮脉证第十五）

《察病指南》

（虚脉）主气血虚，生烦热，少力多惊，心中恍惚，健忘。宜补益三焦即安。虚为脚弱，为食不化，为伤暑，小儿主惊风。（九道脉）

小儿脉虚涩，主惊风。又浮则主风，促急主虚惊。（诊小儿杂病脉法）

《医脉真经》

虚软而迟散漫耶，肉皮之上袭杨花。血虚主热心惊悸，多汗癃羸补病家。

阳衰阴盛，力乏汗多，恍惚易惊，血虚主热，血气俱弱，小儿虚风。经云：暑伤气而不伤形，脉亦虚也。（九道脉）

《脉诀指掌》

（虚脉）与人迎相应，则经络伤暑；与气口相应，则营卫失本。（辨脉形名状）

虚为虚为寒、劳热骨蒸、脚弱、筋骨痿，为身热伤暑、自汗、怔忡、惊悸，为阴虚发热、阳虚畏寒，为痿痹。寸虚血不荣心，神怯失眠，健忘失志；关虚脾不统血，血不归肝，脾困食不消化，腹胀不舒；尺虚骨蒸痹痿，伤肾精血耗亡。（辨九道脉症）

《濒湖脉学》

主病诗：脉虚身热为伤暑，自汗怔忡惊悸多。发热阴虚须早治，养营益气莫蹉跎。血不荣心寸口虚，关中腹胀食难舒。骨蒸痿痹伤精血，却在神门两部居。
［虚（阴）］

《景岳全书》

（虚脉）正气虚也，无力也，无神也。有阴有阳。浮而无力为血虚，沉而无力为气虚，数而无力为阴虚，迟而无力为阳虚。虽曰微濡迟涩之属皆为虚类，然而无论诸脉，但见指下无神者，总是虚脉。《内经》曰：按之不鼓，诸阳皆然。即此谓也。故凡洪大无神者，即阴虚也；细小无神者，即阳虚也。阴虚则金水亏残，龙雷易炽，而五液神魂之病生焉，或盗汗遗精，或上下失血，或惊忡不宁，或咳喘劳热；阳虚则火土受伤，真气日损，而君相化源之病生焉，或头目昏眩，或膈塞胀满，或呕恶亡阳，或泻痢疼痛。救阴者，壮水之主；救阳者，益火之源。渐长则生，渐消则死。虚而不补，元气将何以复？此实死生之关也。医不识此，尚何望其他焉？（通一子脉义）

《诊家正眼》

主病：虚主血虚，又主伤暑。左寸心亏，惊悸怔忡；右寸肺亏，自汗气怯。左关肝伤，血不营筋；右关脾寒，食不消化。左尺水衰，腰膝痿痹；右尺火衰，寒证蜂起。［虚脉（阴）］

《脉诀汇辨》

主病：虚主血虚，又主伤暑。左寸虚者，心亏惊悸。虚在左关，血不营筋。左尺得虚，腰膝痿痹。右寸虚者，自汗喘促。虚在右关，脾寒食滞。右尺得虚，寒证蜂起。［虚脉（阴）］

《脉理会参》

虚主正虚，谓正气夺则虚。又主暑伤。左寸心亏，惊悸怔忘。怔忡健忘。右寸肺亏，气怯汗洋。左关肝损，血不营筋。右关脾寒，食必滞凝。左尺水衰，腰膝痿痹。右尺火衰，寒证蜂起。虚则兼迟，迟寒无疑。虚极挟寒，理势所宜。尺虚且涩，艰嗣可知。（二十八脉详辨）

《四诊抉微》

主病诗：脉虚身热为伤暑，自汗怔忡惊悸多。发热阴虚须早治，养营益气莫蹉跎。

分部诗：血不荣心寸口虚，关中腹胀食难舒，骨蒸痿痹伤精血，却在神门（尺部也）两部居。

经曰：血虚脉虚。曰：气来虚微为不及，病在内。曰：久病脉虚者死。

分部主病：左寸虚者，心亏惊悸。虚在左关，血不营筋；左尺得虚，腰膝痿痹。右寸虚者，自汗喘促；虚在右关，脾寒食滞；右尺得虚，寒证蜂起。汪子良曰：尺虚寸搏，血崩可决。肝肾并虚，则不可治。虚候宜补，右气左血，浮阳沉阴，寸尺仿例。[以上均出自：虚（阴）]

《证治合参》

（虚脉）为气血两虚之候。为暑，为烦满多汗，为心热多惊，为小儿惊风。（脉体捷法）

《脉理求真》

虚为气血空虚之候。故浮而虚者为气衰，沉而虚者为火微，虚而迟者为虚寒，虚而数者为水涸，虚而涩者为血亏，虚而弦者为土衰木盛，虚而尺中微细小为亡血失精，虚而大者为气虚不敛。要皆分别施治，无有差错，斯为之善。然总不可用吐用下，以致益见其虚矣。仲景云：脉虚者不可吐，腹满脉虚复厥者不可下，脉阴阳俱虚，热不止者死。（虚脉）

（虚脉）主气血空虚。（新增脉要简易便知）

《脉象统类》

虚为气血俱虚之候，气血虚则脉虚，主多在内不足之症，久病脉虚，多不治。

凡脉虚，为伤暑，为虚烦，为自汗，为小儿惊风。

寸　血不荣心、怔忡、恍惚、惊悸。

关　腹胀、食不易化。

尺　骨蒸、痿痹、精血亏损。（以上均出自：浮）

《脉学类编》

主病诗：脉虚身热为伤暑，自汗怔忡惊悸多。发热阴虚须早治，养营益血莫蹉跎。血不营心寸口虚，关中腹胀食难舒。骨蒸痿痹伤精血，却在肾门两尺居。

［虚脉（阴）］

血虚脉虚。经曰：血虚脉虚。血来虚微为不及，病在内也。

暑伤于气，脉虚身热。暑病则伤气，而不伤形也。若微凉外感，则热伤心胞，必致恶寒发热，其脉则虚。（以上均出自：切脉论证）

《脉理存真》

（虚脉）气血俱虚之诊也，为暑，为虚烦多汗，为恍惚多惊，为小儿惊风。（脉阴阳类成）

《脉诊便读》

大凡诊病，宜先辨其虚实。无论病之表里寒热、脉之浮沉迟数，皆有虚实两端，所谓邪气盛则实，正气夺则虚。故虚脉无论见于何脉之中，皆无力、无神。诸症中一见虚脉，皆当顾虚。然虚实有真假，如大实大热症反见身冷脉伏、大虚大寒症反见身热脉洪之类，学者尤宜细心详辨，试其口渴之欲冷欲热、两目之或张或闭、小便之或赤或白，以及舌苔之黄白润燥与病情之新久、声色之异同参之，自有一种能辨之处，断不仅恃切脉定症也。古人之言虚脉，皆以浮、大、迟、软四象兼之。若此而论，岂沉脉、数脉无虚者乎？况里虚有热者症候尤多，诸脉皆有形象至数，独此虚、实二脉无形象可拘，无至数可凭，不过于众脉中定其有神无神、有力无力，而后知所虚者何脉、所患者何病，如是则虚实之义自解矣。（二十四脉歌诀）

《诊脉三十二辨》

经曰：久病脉虚者死。（二辨浮脉所统有十）

【形成机制】

1. 气血两虚，气虚不足以运行血液，搏击力弱，则脉来力减；血虚不足以充养脉气，脉体松软而大，见虚脉之形。若气虚不敛脉道，脉道弛缓，气失统运，血行怠慢，则可见兼迟象。

2. 久病阴血亏损，精气内夺，气不充脉，孤阳无依而浮越外张，外有余，内不足，故脉来形大松软，鼓搏力减而见虚象，或兼迟象。

3. 感受暑热邪毒，损伤气津，气散于外，脉道弛缓豁大，浮显体表之位，故脉来虚并兼浮大之象。

【主病】

1. **主正气虚** 凡阴阳气血亏虚，皆可形成虚脉。阳气虚，血脉搏击无力，则脉虚。

2.主血虚　阴血虚者，不能内守而阳气浮，阴血不能充盈血脉而脉不任重按，致成虚脉。

临床凡见到虚脉，正气虚衰无疑，至于究竟为阳虚、气虚，抑或阴虚、血虚，则要结合兼脉以及神、色、舌、症等综合判断。

【兼脉】

虚缓脉。脉体较大，往来迟慢，重按松软无力为虚脉，一息四至，散慢不收敛曰缓，相兼为虚缓脉。虚缓脉沉取弱微无力，为阳虚气分极弱之证；虚缓脉沉取濡滑有神者，阳虚气衰，兼有湿阻气机之象。

虚濡脉。脉体较大，往来迟慢，重按松软无力为虚脉，软细无力为濡脉，相兼为虚濡脉。按之微弱无力者，为阳虚气弱，湿郁气机阻滞之象；沉取细弦者，为气虚湿阻，兼有阴伤血少之象；沉取细弦小急者，为气虚湿阻，阴虚化热之象。

虚微脉。脉体较大，往来迟慢，重按松软无力为虚脉，浮细无力，为微脉，相兼为虚微脉。按之弦细如丝者，为阴伤已极，阳气将脱之象；短缩不足，尺部若无者，为阳虚气将脱，命门根蒂不固之象。

【医案】

六脉皆虚细无力

邑东官庄梅姓妇，产后出房太早，患头疼，半年治不瘳。迎余往治，诊得六脉皆虚细无力，此因新产，气血双亏，风寒乘虚侵入脑户，正气不能托送。宜用十全大补汤。气血充足，风寒不能停留，自然解散，有何头疼不愈也。共服十二帖而愈，永不再发。

医案来源：翟竹亭、张茂珍《湖岳村叟医案》

编按：此案六脉虚细无力，为气血双亏之证。《脉镜》："（虚脉）气血俱虚之证也。"《景岳全书》："（虚脉）正气虚也，无力也，无神也。""（细脉）乃血气俱虚之候。"《脉诀汇辨》："虚主血虚，又主伤暑。""细主气衰，诸虚劳损。"此因新产，气血双亏，风寒乘虚侵入脑户，正气不能托送祛邪外出，用十全大补汤补益气血，气血充足，风寒自然解散，头痛痊愈。

虚而数，舌赤苔无

王少华（江苏省兴化市中医院主任医师）医案

头痛起自三载前仲春，迭经治疗，效果不显。刻下痛甚于前额额角，春三月则胀痛眩晕，夏三月痛势转甚。刻下痛起于辰巳之交，剧于午前，止于酉中。夜寐欠安，多梦，口干能饮，目涩，耳鸣，胃纳不香，脉虚而数，舌赤苔无。审得先天不亏，惜乎早婚溺于房室，以致阴虚于下而阳亢于上。法当滋阴潜阳，方宗建瓴汤意。

药用：生地黄12g，杭白芍9g，甘枸杞9g，稽豆衣9g，左牡蛎20g，石决明20g，青龙齿9g，杭菊花9g，嫩钩藤9g，柏子仁9g，生甘草2g。

二诊：前议阴虚阳亢，用上病下取法，取药2剂果然未治痛而痛势已缓。2日来痛起于巳后，止于申前，药既应手，未便更章。前方加煅磁石20g，打碎先煎。

三诊：服药3剂，头痛已减十之八九，作于午时，过午即止。眩晕已定，夜寐已安，胃纳迭增，口不渴，目不涩，耳鸣大减，舌赤转淡，苔薄，惟脉仍虚数，阴未复。

续用：生地黄9g，熟地黄9g，杭白芍9g，甘枸杞9g，稽豆衣9g，山药9g，龙齿9g，嫩钩藤9g，左牡蛎20g，石决明20g，灵磁石（打碎先煎）20g。

四诊：上方服3剂，头痛2日未作，余恙已瘥，自觉无不适感。前方去灵磁石，加云茯苓9g。

本例先后服药11剂，服至第6剂后，头痛即止。至6月下旬完全恢复，按以前发病日程提前3个月告愈，后未发作。

医案来源：单书健、陈子华《古今名医临证金鉴·头痛眩晕卷（第二版）》

编按：此案脉虚而数，舌赤苔无。虚主血虚正虚，数主阳盛或阴亏，本案脉虚而数，舌赤苔无，为阴血亏虚，阳亢扰上，用建瓴汤滋阴潜阳。二诊痛势已缓，方药对证，药既应手，加煅磁石加强平肝潜阳；三诊头痛症已减十之八九，脉仍虚数，继用滋阴潜阳法；四诊脉平痛止，加云茯苓健运脾胃善后。

虚弦而数

沈右。巅顶头痛，左目失明，痛甚则厥，经事频冲，证患五六载，发而皆中节，而春季更甚焉。迩发正在春分，其势尤剧。脉象虚弦而数，胃纳不思，左胁下痞癖攻逆，下半身畏冷异常。脏阴大伤，虚阳无制，倘厥逆再勤必致脱也。拟以柔肝法并参补纳意。

上肉桂五分，乌梅肉（炒）三分，大熟地一两，炙鳖甲七钱，龙胆草三分，煅磁石四钱，青铅一枚。

复诊：症情俱减，胃纳稍加，脉尚虚弦，癖犹攻逆。厥脱之险虽缓，补纳之法尚急。

肉桂五分，乌梅肉（炒）三分，煅磁石四钱，大熟地一两，淡萸肉三分，炙鳖甲七钱，青铅一枚。

医案来源：凤实夫《凤氏医案》

编按：本案头痛春季加重，脉象虚弦而数，为阴虚不能制阳，阳亢上逆。《脉镜》："（虚脉）气血俱虚之证也。"《脉诀指掌》："弦数肝热。"《濒湖脉学》："弦数多热。"阴虚阳亢，用柔肝潜肝法，大熟地、乌梅肉、淡萸肉滋补肝阴，炙鳖甲、煅磁石、青铅镇逆潜阳，龙胆草清肝热，肉桂引火归元。二诊症情俱减，胃纳稍加，脉尚虚弦，继予柔肝潜肝法治疗。

滑　脉

【脉象】

滑脉往来流利，圆活自如，如珠走盘。

《脉经·脉形状指下秘诀第一》："滑脉，往来前却流利，辗转替替然，与数相似。一曰浮中如有力，一曰辘辘如欲脱。"

《察病指南·七表脉》："指下寻之，三关如珠动，按之即伏，不进不退，或云往来流利，按如动珠子而有力，替替然，与数相似，故名曰滑也。"

《医脉真经·七表脉》："滑者阳也，往来流利，如盘中珠，重手则伏，不进不退。"

《脉诀指掌·辨脉形名状》："滑者，往来流利，形如转珠。"

《濒湖脉学·滑（阳中阴）》："滑脉，往来前却，流利辗转，替替然如珠之应指（《脉经》）。辘辘如欲脱。"

《医宗必读·新著四言脉诀》："往来流利，滑脉可识。滑脉者，滑而不滞，如珠走盘也。"

《诊家正眼·滑脉（阳中之阴）》："体象：滑脉替替，往来流利，盘珠之形，荷露之义。滑之为义，往来流利而不涩滞也。"

《脉诀汇辨·滑脉（阳中之阴）》："体象：滑脉替替，往来流利；盘珠之形，荷露之义。滑者，往来流利而不涩滞也。故如盘中之走珠，荷叶之承露，形容其旋转轻脱之状。"

《脉理会参·二十八脉详辨》："滑脉流利，数而流利为滑，往来替替。不滞貌。盘珠之形，荷露之义。阳中之阴。滑必兼数。滑之为言，往来流利而不滞涩也。"

《四诊抉微·滑》："滑为阴气有余，故脉来流利如水。脉者血之府也，血盛则脉滑，故肾脉宜之；气盛则脉涩，故肺脉宜之。《汇辨体象》云：以盘珠荷露为喻，曲尽其流利旋转之状。"

《证治合参·脉体捷法》："滑脉，往来流利，应指圆滑如珠曰滑。"

《脉理求真·滑脉》："滑则往来流利，举之浮紧，按之滑石。凡洪大芤实，皆属滑类。不似实脉之逼逼应指，紧脉之往来劲急，动脉之见于一部，疾脉之过于急疾也（语出张璐）。又濒湖"体状诗"曰：滑脉如珠替替然，往来流利却还前。莫将滑数为同类，数脉惟看至数间。"

《脉象统类·滑》："其象往来流利，如珠走盘，不进不退。"

《脉学类编·滑脉（阳中阴）》："滑脉往来流利，辗转替替然，如珠之应指。《脉经》辘辘如欲脱。"

《诊脉三十二辨·六辨滑脉所统有一》："形则往来流利，如珠走盘，而中有力。"

【鉴别】

滑脉：脉往来流利辗转，如珠走盘。

数脉：一息六至，应指急数，不似滑脉之往来流利。

动脉：无头尾如豆大，厥厥动摇，与滑脉圆滑流利不同。

【历代医家对滑脉主病的认识】

《伤寒论》

伤寒脉滑而厥者，里有热，白虎汤主之。（辨厥阴病脉证并治第十二）

《金匮要略》

少阴脉滑而数者，阴中即生疮，阴中蚀疮烂者，狼牙汤洗之。（妇人杂病脉证并治第二十二）

《脉经》

尺脉滑而浮大者，名曰阴中之阳，病苦小腹痛满，不能溺，溺即阴中痛，大便亦然。（辨脉阴阳大法第九）

脉来滑者，为病食也。

脉来滑躁者，病有热也。（以上均出自：迟疾短长杂脉法第十三）

寸口脉滑，阳实，胸中壅满，吐逆。宜服前胡汤，针太阳、巨阙，泻之。（平三关病候并治宜第三）

关脉滑，胃中有热。滑为热实，以气满故不欲食，食即吐逆。宜服紫菀汤下之，大平胃丸，针胃管泻之。（《千金》云：宜服朴硝麻黄汤、平胃丸）

尺脉滑，血气实，妇人经脉不利，男子尿血。宜服朴硝煎、大黄汤，下去经血，针关元，泻之。（以上均出自：平三关病候并治宜第三）

寸口脉滑而迟，不沉不浮，不长不短，为无病。左右同法。

关上脉滑而大小不匀（《千金》云：必吐逆）。是为病方欲进，不出一二日复欲发动。其人欲多饮，饮即注利。如利止者，生；不止者，死。

尺脉滑而疾，为血虚。

尺脉偏滑疾，面赤如醉，外热则病。（以上均出自：辨三部九候脉证第一）

滑而浮散者，摊缓风。滑者，鬼疰。

滑数，心下结热盛。滑疾，胃中有热。（以上均出自：平杂病脉第二）

滑而数者，有宿食，当下之，属大柴胡承气汤证。

阳明病，谵语，发潮热，其脉滑疾，如此者，属承气汤。因与承气汤一升，腹中转失气者，复与一升；如不转失气者，勿更与之。明日又不大便，脉反微涩者，此为里虚，为难治，不可更与承气汤。（以上均出自：病可下证第七）

头痛脉滑者，中风，风脉虚弱也。（平中风历节脉证第五）

脉滑而数者，实也。有宿食，当下之。（平腹满寒疝宿食脉证第十一）

脉滑，按之虚绝者，其人必下利。

下利，脉迟而滑者，实也。利未欲止，当下之。下利脉反滑者，当有所去，下乃愈。（以上均出自：平呕吐哕下利脉证第十四）

问曰：振寒发热，寸口脉滑而数，其人饮食起居如故，此为痈肿病。医反不知，而以伤寒治之，应不愈也。何以知有脓？脓之所在，何以别知其处？（平肺痿肺痈咳逆上气淡饮脉证第十五）

脉滑而数，数则为热，滑则为实，滑则主荣，数则主卫，荣卫相逢，则结为痈。热之所过，则为脓也。（平痈肿肠痈金疮侵淫脉证第十六）

少阴脉滑而数者，阴中则生疮。（平阴中寒转胞阴吹阴生疮脱下证第七）

寸口滑，胸满逆。关上滑，中实逆。尺中滑，下利，少气。（手检图三十一部）

《察病指南》

（滑脉）主吐逆。左手寸口脉滑，心脏热。滑而实大，心惊舌强。左手关上脉滑，肝脏热，上连头目为患。滑散为瘫，缓滑而浮散者有风。左手尺内脉滑，肾与膀胱俱热，主小便结涩淋沥，茎中痛，尿色赤。又滑为风，多血少气，少气则四肢困疲酸疼，多血则疼痛小便赤。滑而弦，主腰脚痛。滑而弱，主阴中痛。（《脉赋解义》云：男子尺部见滑，主膀胱冷气缠聚，小腹急胀，便溲利数，两胁胀满，直以滑脉主冷亦未可，当如弦脉说）

右手寸口脉滑，阳气盛实，主呕逆，滑而实，肺脏大热，主毛发干焦，胸膈壅滞，聚气为痰，头目昏重，涕唾稠黏，咽中干燥疼痛，或时咳嗽。

右手关上脉滑，脾脏热，主口臭恶气，喘息粗大，胃脘先受寒气，变为热实，饮食不下，下则吐逆，病脾风疝。滑实为胃热。滑而大小不匀，必吐，为病进，为泄利。

右手尺内脉滑，下焦有实热，渴而引饮，饮冷过度，脐似冰冷，腹鸣时痛或下痢，妇人主血气实，经月不通。然而尺脉滑者，亦本形也（《脉赋解义》云：尺脉滑，主胞络极冷，女经不调，则以滑为阴脉也）。和缓为妊娠，滑而浮大，小腹痛，滑而弱，大便痛，滑为鬼疰。滑数为结热，滑为痰逆。趺阳脉滑者，胃气实。（以上均出自：七表脉）

《脉诀指掌》

（滑脉）与人迎相应，则风痰潮溢；与气口相应，则涎饮滞留。（辨脉形名状）

滑为阳气旺，为痰。滑溢为吐，为喘满；滑数为热，咳嗽；沉滑为伏痰、留饮；上滑为吐，下滑为蓄血；尺滑为血盛，女脉调则为胎，不调则经闭；滑数为经热先期，月行二次，又为渴、痢、癫、淋；关滑肝脾热痰、血热；滑短宿食；沉滑食痰；浮滑风痰；滑数痰火；弦滑痰饮胁痛；滑散湿痿痹；软滑实胃热，数则热结；滑而浮大小腹痛；滑弱阴中小便痛；滑而大小不均必吐，为病进，为泄痢；寸滑痰在膈，吐呕、吞酸、舌强、咳嗽；右寸滑过部则溏泄、滑精、白浊、漏下；三部皆滑为鬼疰，为湿痰流注、内疽。（辨七表脉病证）

《濒湖脉学》

主病诗：滑脉为阳元气衰，痰生百病食生灾。上为吐逆下蓄血，女脉调时定有胎。寸滑膈痰生呕吐，吞酸舌强或咳嗽。当关宿食肝脾热，渴痢癫淋看尺部。

滑主痰饮，浮滑风痰，沉滑食痰，滑数痰火，滑短宿食。《脉诀》言：关滑胃寒，尺滑脐似冰。与《脉经》言关滑胃热、尺滑血蓄、妇人经病之旨相反，其谬如此。［以上均出自：滑（阳中阴）］

《景岳全书》

（滑脉）乃气实血壅之候。为痰逆，为食滞，为呕吐，为满闷。滑大、滑数为内热，上为心肺、头目、咽喉之热，下为小肠、膀胱、二便之热。妇人脉滑数而经断者为有孕。若平人脉滑而和缓，此自营卫充实之佳兆；若过于滑大，则为邪热之病。又凡病虚损者，多有弦滑之脉，此阴虚然也，泻痢者，亦多弦滑之脉，此脾肾受伤也，不得通以火论。（通一子脉义）

《医宗必读》

滑司痰饮，右关主食，尺为蓄血，寸必吐逆。滑为痰脉，右关沉滑，知有食停。两尺见之，蓄血可察。两寸见之，吐逆难免矣。（新著四言脉诀）

《诊家正眼》

主病：滑脉为阳，多主痰液。寸滑咳嗽，胸满吐逆。关滑胃热，壅气伤食。尺滑病淋，或为痢积，男子溺血，妇人经郁。

兼脉：浮滑风痰，沉滑痰食，滑数痰火，滑短气塞。滑而浮大，尿则阴痛；滑而浮散，中风瘫缓；滑而冲和，娠孕可决。［以上均出自：滑脉（阳中之阴）］

《脉诀汇辨》

主病：左寸滑者，心经痰热。滑在左关，头目为患。左尺得滑，茎痛尿赤。右寸滑者，痰饮呕逆。滑在右关，宿食不化。右尺得滑，溺血经郁。

滑脉势不安定，鼓荡流利，似近于阳，故曰阳中之阴。不腐不化之物，象亦如之，故主痰液有物之类为多。心主高拱，百邪莫犯，如使痰入包络，未免震邻。东风生于春，病在肝，目者肝之窍，肝风内鼓则热生，邪害空窍。肾气通于前阴，膀胱火迫，故茎痛尿赤。肺有客邪，积为痰饮，则气不宣扬而成呕逆。食滞于胃，脉必紧盛；滑则相近于紧，故脾胃见之，知其宿食。右尺火部，滑为太过，血受火迫而随溺出；经郁者，非停痰则气滞血壅相与为病耳。

兼脉：浮滑风痰，沉滑痰食。滑数痰火，滑短气塞。滑而浮大，尿则阴痛。滑而浮散，中风瘫缓。滑而冲和，娠孕可决。

鼓动浮越，风之象也，故滑而浮者兼风。沉下结滞，食之征也，故滑而沉者兼食。热则生痰，故流利之间而至数加以急疾。郁则气滞，故圆转之际还呈短缩。浮大者膀胱火炽，尿乃作疼。浮散者风淫气虚，行坐不遂。滑伯仁曰："三部脉浮沉正等，无他病而不月者，为有妊也。"故滑而冲和，此血来养胎之兆。夫脉者，血之府也，血盛则脉滑，故妊孕宜之。

凡痰饮、呕逆、伤食等证，皆上中二焦之病，以滑为水物兼有之象也。设所吐之物非痰与食，是为呕逆，脉必见涩也。溺血、经闭或主淋痢者，咸内有所蓄，血积类液，瘀凝类痰，须以意求耳。[以上均出自：滑脉（阳中之阴）]

《脉诀阐微》

滑而兼大，痰借血以为灾；滑而兼小，痰借气而作祟；滑而兼实，气塞于痰中；滑而兼微，痰冷于胸次；滑而兼细，痰旺而血枯；滑而兼弦，水盛而风急；滑而兼洪，湿热成党；滑而兼芤，痰血为疴；滑而兼紧，邪得湿以助威；滑而兼急，邪乘湿而增痛；滑而兼濡，湿盛恐邪气之添胀；滑而兼革，水多防正气之难收；滑而兼动，水蓄致肠腹之鸣，滑而兼毛，火沸召痰涎之吐；滑而兼软，湿痰积而不消；滑而兼坚，湿邪留而不散；滑而兼搏，痰有倾盆之呕；滑而兼散，水如走石之崩。（第二篇）

《脉理会参》

滑脉为阳，多主痰溢。寸滑咳嗽，胸满吐逆。关滑胃热，壅气伤食。尺滑病淋，或为痢积。男子溺血，妇人经郁。尺滑为下焦蓄血。两寸滑曰痰火。一手独滑曰半身不遂。

浮滑风痰，沉滑痰食。右关沉滑为食停。滑数痰火，滑短气塞。滑而浮大，阴痛尿涩。滑而浮散，中风瘫痪。

滑脉为阳中之阴，以其形兼数也，故为阳；以其形如水也，故为阳中之阴。

大概兼浮者毗于阳，兼沉者毗于阴。是以或热或寒，古无定称也。惟辨之以浮沉尺寸，乃无误耳。（以上均出自：二十八脉详辨）

《四诊抉微》

主病诗：滑脉为阳元气衰，痰生百病食生灾。上为吐逆下蓄血，女脉调时定有胎。

分部诗：寸滑膈痰生呕吐，吞酸舌强或咳嗽。当关宿食肝脾热，渴痢癫淋部尺看。

兼脉主病：浮滑风痰，沉滑痰食，滑数痰火，滑短气塞。滑而浮大，尿则阴痛；滑而浮散，中风瘫缓。

分部主病：左寸滑者，心经痰热。滑在左关，头目为患；左尺得滑，茎中尿赤；右寸滑者，痰饮呕逆。滑在右关，宿食不化；右尺得滑，溺血经郁。[以上均出自：滑（阳中之阴）]

《证治合参》

（滑脉）为血实气壅之候。盖不胜于气也，为呕吐，为痰逆，为宿食，为经闭。滑而不断绝者经不闭，其有断绝者经闭也。上为吐逆，下为气结。滑数为热结。（脉体捷法）

《脉理求真》

滑为痰逆食滞，呕吐上逆，痞满壅肿满闷之象。然亦以有力无力分辨。如系滑大兼数，其脉当作有余；若止轻浮和缓不甚有力，当不仅作有余治也。或以气虚不能统摄阴火，脉见滑利者有之；或以痰湿内积，而见脉滑者有之。至于平人脉滑而和，则为无病。妇人经断而见滑数，则为有孕；临产而见滑疾，则为离经。泻痢而见弦滑，则为脾肾受伤；久病而弦滑，则为阴虚，岂可概作实治乎？李时珍曰：滑为阴气有余，故脉来流利如水，脉者，血之府也。血盛则脉滑，故肾脉宜之；气盛则脉涩，故肺脉宜之。（滑脉）

滑司痰饮，右关主食。尺为蓄血，寸必吐逆。滑司痰饮，而亦有主食、主血、主吐之分。（新增四言脉要）

主痰饮，亦主气虚不统。（新增脉要简易便知）

《脉象统类》

滑为血实气壅之候，血不胜于气也，主痰饮诸病。脉为血府，血盛则脉滑，惟肾宜之。女人脉滑断绝不匀，经闭之验。诸脉调，尺独滑，必有胎。上为吐逆，下为气结，滑数为热结。

左寸心独热。兼实大，心惊舌强。

左关肝热，头目为患。

左尺尿赤、茎中痛、小便淋沥。

右寸痰饮、呕逆。兼实，肺热、毛发焦、膈壅、咽干、痰嗽、头目昏、涕涶稠黏。

右关脾热，口臭、吐逆、宿食不化。兼实，胃热。

右尺因相火炎而引饮多，脐冷、腹鸣或时下利。女人主血热气壅、月事不通，若和滑，为有孕。（以上均出自：滑）

《脉学类编》

主病诗：滑脉为阳元气衰，痰生百病食生灾，上为吐逆下蓄血，女脉不调定有胎。寸滑膈痰生呕吐，吞酸舌强或咳嗽，当关宿食肝脾热，浊痫癫淋看尺部。
［滑脉（阳中阴）］

滑脉主痰，或伤于食，下为蓄血，上为吐逆。数而流利谓之滑，但滑而数大者内热也。上则为心肺，头目咽喉之热，故主吐逆等证，下则为小肠膀胱二便之热，故主蓄血等证。若弦滑则脾肾受伤，多主阴虚痰火等证。（切脉论证）

《脉理宗经》

经曰：脉滑者，尺肤亦滑。又曰：滑者，阳气盛，微有热。又曰：滑者，阴气有余，为多汗，身寒。所论各异，大抵浮滑主阳，沉滑主阴也。滑伯仁曰：滑为血实气壅之候，血不胜于气也。此论阴阳胜伏合讲。仲景云：翕奄沉为滑，沉为纯阴，为脏气，翕为正阳，为腑气，阴阳和合，故令脉滑。《准绳》云：翕，合也；奄，忽也。合聚奄忽之间，即已沉去，故为滑也。夫滑为阳，多主痰液，故在胃则主痰食，在肝胆则主风痰，在上焦则主吐逆，在下焦则主脓血。《脉法》曰：关上滑而大小不均，必吐逆。岐伯曰：癫疾脉搏大滑，久自已；脉上坚急，死不治。又曰：滑数心中结热，滑疾胃中有寒。《内经》脉盛滑坚者，病在外，滑浮而疾，谓之新病。脉滑曰风，缓而滑曰热中，尺涩脉滑，谓之多汗。女子二尺滑而和者，主有子；滑而断绝者，主经闭；尺脉偏滑疾，面赤如醉，外热者，主经闭为病。人身涩而脉往来滑者死，来滑而盛者病日进。

左寸滑，心悸，痰滞心包；右寸滑，咳嗽痰喘，胸满。左关滑，寒热口苦胁痛；右关滑，胃热宿食呕吐。尺滑，蓄血，积痫，小便淋，相火妄动，肾浊，男子溺血，妇人经郁。经云：少阴脉滑为阴实，其人必股内汗出，阴下湿也。（滑脉）

《脉理存真》

（滑脉）为血实气壅之候，盖气不胜于血也。为呕吐，为痰逆，为宿食，为经闭。滑而不断绝经不闭，有断绝者经闭。上为吐逆，下为气结。滑数为结热。左寸滑，心热，滑而实大，心惊舌强。关滑，肝热，头目为患。尺滑，小便淋涩，尿赤茎中痛。右寸滑，痰饮呕逆。滑而实，肺热，毛发焦、膈壅、咽干、痰晕、目昏、涕涶黏。关滑，脾热口臭，及宿食不化，吐逆。滑实，胃热。尺滑因相火

炎，而引饮多作冷，腹鸣，或时下利，妇人主血实气壅，月事不通。若和滑，为孕。（脉阴阳类成）

《脉诊便读》

滑为有余之象，故滑脉不与虚脉、迟脉兼见。当知血有余则脉来流利，血不足则脉亦枯涩耳。是以无病女子诊得滑脉，则知其血盛有胎之兆。至于或痰或饮，皆属有形黏滑之物，固脉亦应其象而见滑形。然痰之为病，有湿与燥之分，火与寒之别，新久虚实种种不同，脉亦随之而变易。假如火痰，每兼洪大；实痰兼见弦牢。至若虚痰、燥痰，则不但见滑，而反见涩矣。即饮之一病，所患者水，所属者阴，其有形泛溢之象，固皆可见滑脉。而《金匮》之论饮脉皆弦。《内经》有云：脉滑曰风。又云：缓而滑为热中。仲景：脉滑者，实也，当有宿食，用大承气汤。然则滑脉岂专主夫痰饮也哉？总之，凡见滑脉，有实无虚，有数无迟，即寒痰亦见数滑而断无迟滑也。如脉之虚弱无力，或迟滞不前，又岂能如此充满流利乎？且滑脉只可见乎浮、沉以候其表里，不能于寸、关、尺一部独见。若寸、关、尺一部独见，则不为之滑脉而为之动脉矣。（二十四脉歌诀）

《诊脉三十二辨》

大抵血盛则脉滑，故肾脉宜于滑而收敛。脉形清者为血有余，三五不调、脉形浊者为血滞、为痰。浮滑风痰，沉滑食痰兼气，滑数痰火，滑短宿食。寸滑阳实，胸中塞满吐逆，关滑气满食即吐，尺滑蓄血，妇人尺滑有断绝，为经闭，和滑为孕。（六辨滑脉所统有一）

【形成机制】

1. 邪气壅塞实于内，气盛血涌，冲击脉道，辗转旋动，故脉应指流利如珠而见滑象。

2. 痰食内滞，体内阴质增多，邪气实而正气盛，邪正交搏，气充血涌，气充则脉来畅行，血涌则旋转，畅利圆滑如珠，故脉见滑而有力之象。《素问》："滑者，阴气有余也。"《脉诊》："痰食中结，则邪盛正亦盛，气行畅利，加之痰湿为阴液有质之物，今痰湿聚于体内，足使脉内阴液增加，血流如粒、如珠，反应于脉必见滑象。"

3. 正气虚衰较重，不能内固而外泄；或精血亏虚，阳气偏旺，阴阳不相配，阳偏胜故脉来辗转旋动，冲击脉道。

4. 妇女妊娠，血气内聚，阴血下注胞宫以养胎元，因而出现阴血偏虚，气相对有余。血虚气盛，气机升降发生冲动旋转，故脉应指滑溜，流利似珠。

5. 平人健康无疾，脉显滑象，总由气盛血足，气盛实则脉流畅，血足而盛则脉道充盈，脉在指下圆滑如珠。《景岳全书》："若平人脉滑而和缓，此是荣卫充实之佳兆。"

【主病】

1. 主邪阻　滑为邪盛有余之脉。邪气阻遏，气血欲行而与邪搏击，则激扬气血可致脉滑。犹如河中有石，水流经时，则与石搏击，激起波澜。故《金匮要略》曰："滑则为实。"导致滑脉的邪气很广，如热盛、水蓄、血结、气壅、痰饮、食积等。如《伤寒论》曰："伤寒脉滑而厥者，里有热，白虎汤主之。"此言热盛致滑。《伤寒论》又曰："脉滑而数者，有宿食也。"此言宿食致滑。《金匮要略》曰："沉滑相搏，血结胞中。"此言血结致滑。《金匮要略》又曰："滑则为气。"此言气壅而滑。《伤寒论》曰："小结胸，正在心下，按之则痛，脉浮滑者，小陷胸汤主之。"此言痰热致滑。以上皆为邪实而致脉滑。

2. 主正虚　正虚者，脉本不当滑，但是当正气虚衰较重，不能内固而外泄时；或正虚贼火内炽时，脉亦可滑。如《脉学辑要》云："然虚家有反见滑脉者，乃元气外泄之候。"《脉理求真》亦曰："或以气虚不能统摄阴火，脉见滑利者有之。"此滑当按之无力。临床因正虚而脉滑者，常见脾虚生痰，滑而无力，或缓滑不任重按。

若脉滑实坚搏弹指，乏和缓之象，乃胃气败。如真心脉，"坚而搏，如循薏苡子，累累然"。此为真脏脉，乃大虚之象，不得误认为实脉。

【兼脉】

滑数脉。往来流利，如盘中之走珠为滑脉；一息六至，曰数脉，相兼为滑数脉。滑主痰，数主内热，一般为痰热证。滑数脉沉取有力者，为痰热内蕴之象；滑数脉兼濡，为气虚湿阻，兼有痰热之象；滑数脉按之细弦，为阴虚兼有痰热之象。

滑迟脉。往来流利，如盘中之走珠为滑脉；一息三至以下，曰迟，相兼为滑迟脉。滑迟脉按之弦滑有力者，为痰食积滞互阻之象；滑迟脉沉取无力者，为阳衰中气又虚之象。滑迟脉按之弦细而有力者，为痰食积滞兼有气郁之象。

滑实脉。往来流利，如盘中之走珠为滑脉；既大且长而有力为实脉，相兼为滑实脉，一般主胃肠积热。滑实脉按之濡数，为湿热内阻之象；滑实脉沉取弦细略数者，为阴伤痰食积滞之象。

滑濡脉。往来流利，如盘中之走珠为滑脉；柔而细软无力为濡脉，相兼为滑濡脉。滑濡脉一般主痰浊中阻证。濡滑按之缓迟，沉取无力者，为正气不足，内有痰湿之证；濡滑按之弦细数者，为阴伤郁热，兼有痰湿之象。

滑弦脉。往来流利，如盘中之走珠为滑脉；脉形端直，如按琴弦，挺然指下为弦脉，相兼为滑弦脉。滑弦脉沉取急数者，为热郁痰火互阻之象；滑弦脉按之细数有力者，为肝郁痰湿之象；滑弦按之细小急数者，为血虚阴伤，兼有痰热内阻之象；滑弦按之虚软无力者，为中气不足，内有湿邪阻滞之象。

滑细脉。往来流利，如盘中之走珠为滑脉；如丝线之应指，曰细，相兼为滑细脉。滑细而弦，沉取急数有力者，为肝经有热，内有痰湿之象；滑细而濡，为湿邪阻滞，兼有血少阴伤之象；滑细沉取无力者，阳虚正气大伤，兼有湿阻之象。

滑洪脉。往来流利，如盘中之走珠为滑脉；既大且数，来盛去衰，滔滔满指，为洪脉，相兼为滑洪脉。滑洪脉按之濡，沉取力弱者，为邪热盛，正气虚之象；滑洪脉沉取有力者，为邪热亢盛之象；滑洪脉，按之虚大，沉取若无者，为邪热亢盛，阴液阳气亏虚之象。

滑缓脉。往来流利，如盘中之走珠为滑脉；宽舒和柔，不疾不徐，从容不紧为缓，相兼为滑缓脉。滑缓按之弦实有力者，为痰热内郁之象；滑缓按之濡者，为痰湿内郁之象；滑缓按之弦细而数者，为阴虚肝热，兼有湿邪阻遏之象；滑缓按之沉弱者，为正虚气弱，内有痰湿之象。

滑紧脉。往来流利，如盘中之走珠为滑脉；往来有力，左右弹手，如切绳状为紧，相兼为滑紧脉。滑紧脉，浮取明显，沉取搏指有力者，是风寒外束，内有郁热之象；滑紧按之细弦，为寒凝气机阻滞之证；滑紧沉取虚弱无力者，为里虚正气不足，兼有寒邪外束之象。

【医案】

滑大

吉田兵左卫门，年已望五。素耽曲蘖，初秋病醒，不能进食；头痛，自迎香穴及两太阳、囟门、巅顶酸痛不可名状；左耳鸣如捣杵声，右耳胀塞，鼻多衄血；脉滑大。此酒酷烈之气充斥于上，经络受伤故也。服药罔效。两月奄奄不食，消瘦，竟为不起。夫酒入胃，即通过胆，胆遗热于脑，脑络诸阳，酒气灌渗于诸经，郁而不散，清阳之气为其所乱，是以其痛万状也。湿热伤胃，所以不食，熏蒸于肺，扰动经血，所以鼻衄。治之概用苦寒，徒伤中气无益也。必以甘凉纯粹之品，为脾胃所悦者入胃，以和中气，以行少阳阳明之经，解郁清火，自然相宜。方以葛根为君，入阳明，解肌散火且消酒毒；麦冬、白芍药为臣，入太阴，清金补土，即以泻火；柴胡、甘菊、藁本为佐使，入脑，祛风息火以定痛。湿热之蒸郁已久，金气乍动，降令难行，必得主秋冬之封蛰者行乎其中，以转气机，其效自捷。故以黄柏酒炒，柏假酒以上行，火得柏而下降也。连进三剂，头疼大减，胃开食进，身亦爽快，但鼻衄不止，用犀角地黄汤四服即止。乃易六味地黄汤调理愈。

医案来源：［清］周南《其慎集》

编按：本案患者平素嗜酒，湿热伤胃，致使脾胃损伤，而见形体消瘦，诊脉滑大，为内热为患。《景岳全书》："滑大、滑数为内热，上为心肺、头目、咽喉之热，下为小肠、膀胱、二便之热。"《脉诀会纂》："若过于滑大，则为邪热之病。"治以葛根解肌散火，以黄柏清热燥湿，以麦冬、白芍，益胃补土，以柴胡、甘菊、藁本祛风息火定痛，因鼻衄不止，以犀角地黄汤凉血止血，再用六味地黄汤调理善后。

滑而数

一人，头痛。脉滑而数，乃痰火上攻也。二陈、荆芥、羌活、酒芩，不应。加石膏，二剂稍可，终未尽除。前方加熟大黄三钱，食远煎服，病去如脱。（阳明痰火）

医案来源：［清］魏之琇《续名医类案》

编按：此案脉滑而数，滑主痰，数主热，滑数为痰火。《察病指南》："滑数为结热，滑为痰逆。"《脉诀指掌》："滑数痰火。"《濒湖脉学》："滑数痰火，滑短宿食。"《四诊抉微》："滑数痰火，滑短气塞。"初用二陈、酒芩化痰清热，荆芥、羌活为风药，火热证用风药，会助火热，故无效，继加石膏清热之力仍不足，后加用熟大黄泻实热，下痰火，病去如脱。

滑有力

靖邑程革，头痛如劈，风府、太阳等处筋脉涌起，形粗如指，满脑声鸣，需人重按，诊得脉滑有力。用皂角、生半夏、生白矾各五分碾为细末，姜汁调服。以鸭翎扫喉中，大吐胶痰数碗，遂不复发。此痰厥头痛，病在上焦，可用吐法治愈者。

编按：本案脉诊滑而有力，滑主痰浊内阻。《濒湖脉学》："滑主痰饮，浮滑风痰，沉滑食痰，滑数痰火，滑短宿食。"《景岳全书》："（滑脉）乃气实血壅之候。"《诊家正眼》："滑脉为阳，多主痰液。"因病在上焦，用吐法治疗，痰除症减。《石室秘录》："上焦痰气甚盛，而下焦又虚者，不可下之，乃令其饱食后，以药服之即吐，吐至饮食即止。在下无碍，而上焦之痰火，一吐而愈。此治法之巧者。"

医案来源：[清]方略《尚友堂医案》

六部滑大有力

孙东宿治蔡乐门令眷，头痛如破，发根稍动，则痛延满头，晕倒不省人事，逾半时乃苏，遍身亦作疼，胸膈饱闷，饮汤水停膈间不下，先一日吐清水数次，蛔虫三条，原为怒起，今或恶风，或恶热，口或渴或不渴，大便秘，脉则六部皆滑大有力。孙曰：此痰厥头痛证也。先以藿香正气散止其吐，继以牛黄丸、黑虎丹清其人事。头仍疼甚，又以天麻、藁本各三钱，半夏二钱，麻黄、薄荷、白芷、陈皮、生姜、葱白煎服，得少汗而头痛少止。至晚再服之，五更痛止大半，而人事未全清。孙谓此中焦痰盛，非下不可。乃用半夏五钱，巴霜一分，面糊丸，每服三十丸，生姜汤送下。午后大便行三次，皆稠黏痰积也。由此饮食少进，余证瘥可。惟遍身仍略疼，改用二陈汤加前胡、藁本、薄荷、黄芩、石膏、枳壳、石菖蒲，调理而安。

医案来源：[明]孙一奎《孙文垣医案》，[清]俞震《古今医案按》

编按：此案六脉滑大有力，滑主痰食积滞，大而有力主病进。《景岳全书》："若过于滑大，则为邪热之病。"《脉理求真》："滑为痰逆食滞，呕吐上逆，痞满壅肿满闷之象。然亦以有力无力分辨。如系滑大兼数，其脉当作有余；若止轻浮和缓不甚有力，当不仅作有余治也。"《脉原》："滑大滑数，为内热。"本案头痛，遍身作疼，胸膈饱闷，大便秘，为痰厥头痛。先止吐醒神对症治疗，再行祛风止痛，所谓"急则治其标，缓则治其本"，再用半夏、巴霜泻积祛痰，继用二陈汤燥湿化痰，前胡降气化痰，石菖蒲开窍豁痰，黄芩、石膏清热，薄荷、藁本祛风止痛，善后调理。

右滑大，左浮弦而数

孙文垣医案：庞太夫人病头痛恶寒，胸膈潓且痛，时发寒热。投四物汤加延胡索、丹皮、香附，治五日不瘥。孙诊之，脉右滑大，左浮弦而数。曰：头痛恶寒，外感症也；浮弦而数，胸膈潓痛，少阳脉症俱在；右脉滑，饮食滞而为痰也。四物汤皆滞痰闭气之药，内伤何以得消，外感何由得出？投以柴胡汤合平胃散，一服而愈。

医案来源：[清]魏之琇《续名医类案》

编按：此案脉右滑大，左浮弦而数。症见头痛恶寒，胸膈潓且痛，时发寒热。显有表证，脉右滑大为痰食积滞，左浮弦而数，浮脉主表，又主风阳上扰，弦脉主疏泄失常，数脉主热，《察病指南》："左手寸口脉浮，主伤风发热，头痛目眩及风痰。""右手寸口脉滑，阳气盛实，主呕逆，滑而实，肺脏大热，主毛发干焦，胸膈壅滞，聚气为痰，头目昏重，涕唾稠黏，咽中干燥疼痛，或时咳嗽。"《脉理求真》："滑为痰逆食滞，呕吐上逆，痞满壅肿满闷之象。然亦以有力无力分辨。如系滑大兼数，其脉当作有余；若止轻浮和缓不甚有力，当不仅作有余治也。"总之外有表邪，内有少阳郁热挟痰食为病，用柴胡汤和解少阳，平胃散燥湿运脾，行气化痰。药证相符，一服而愈。

右甚滑大

王士雄医案：一妇产后，头痛甚剧，脉右甚滑大。予清阳明法，得大解而瘥。血去肝阳贼胃，热壅阳明。镑犀角（先煎）四钱，生石膏（先煎）一两二钱，石斛（先煎）一两，酒炒知母五钱，济银花一两五钱，鲜芦根二两，姜桃叶（刷包）三钱，鲜竹叶二钱，旋覆（包先煎）三钱，淡海蛇（先煎）二两，生蛤壳（杵先煎）一两。

医案来源：［清］王士雄、石念祖《王氏医案绎注》

编按：此案右脉滑大，滑主痰食积滞，大而有力主病进。《察病指南》："右手寸口脉滑，阳气盛实，主呕逆，滑而实，肺脏大热，主毛发干焦，胸膈壅滞，聚气为痰，头目昏重，涕唾稠黏，咽中干燥疼痛，或时咳嗽。"妇人产后，亡血伤津，肠胃失濡，燥热内结，而成痰食内盛之阳明证，用清泄阳明法治疗。方用石膏辛甘大寒，以除阳明气分之热，犀角清热凉血，清血分热，金银花清热解毒，知母苦寒质润，助石膏清阳明热，又滋阴润燥，石斛、鲜芦根、鲜竹叶益胃生津，滋阴清热，旋覆花、淡海蛇、生蛤壳降气清热化痰，使内热从大便而解。

肝滑而数

又有杨姓名清礼者，鞋贾也，家颇居积，性好符咒逢人辄谈丁甲，并以法水治病，时有小效，而其实胸中龌龊，块然痴物也。与其弟每同居，弟性好挥霍，然善理财，以故日用应酬诸费能源源接济无缺，兄则不能沾手。辛酉冬，其弟应武童子试赴府，礼忽大病，头痛如裂，身热如火。急请余治。灯下诊之，肝滑而数。告曰，此必有大不遂事，以致肝郁头痛，平肝痛自止。然何忽至此，暗询之乃知狎邪（妓院）之费，内外交迫也。乃处以左金丸，三更后颇可，适其弟入武庠。报马络绎。礼不顾严寒，单衣而出，又召外感，次日病益甚。又请余治，余不耐与此辈交，峻绝之。杨日日易医，且医者日数人，而病转甚，将近狂。其弟问余，余曰，此系心病。非药石可疗。置而不问，过年当自已也。其弟笑颔之。除夕果减，元旦后日愈矣。知者见余无不服，余言观此二病，知此等症候，虽华扁亦无可如何也。不失人情之论，不益信哉。

医案来源：［清］王堉《醉花窗医案》

编按： 此案肝脉（左关）滑而数，滑而数为痰火之象。《察病指南》："滑数为结热，滑为痰逆。"《濒湖脉学》："滑数痰火。"患者为突然发病，暗询发病有因，为肝胆痰火上扰脑窍，治疗用左金丸泻肝火，开痞结，头痛症减。其后再次发病，病因已明，心病还需心药医。

左脉滑大，右脉沉滑，而皆急疾

西川传兵卫，四十五岁。患头疼，两肩重，腰冷，小便淋涩。诊之左脉滑大，右脉沉滑，而皆急疾。此非外感之头疼、腰冷者，此头疼者，肝胆气逆也；肩重者，脾胃有痰也；腰冷淋沥者，肾与膀胱虚也。上、中、下三焦俱病，治之当分先后之不同。头痛为急，治先平头。方以温胆汤加柴胡、薄荷，治头痛即兼以消痰，三剂而痛顿止。次以二陈汤加苍术、杜仲，治脾胃即以利腰脊，亦三剂而肩背轻。复诊其脉，滑疾之状皆除，惟淋未愈，宜利小便。以五淋散加菟丝子、杜仲，略用官桂以鼓膀胱之气，重用茯苓、泽泻以伐肾邪之有余。又三剂而痊愈。可见此证之腰冷淋沥非虚寒，亦非实火，脉滑而疾则非寒矣，淋而不痛则非火矣，惟肝木风动，脾湿生痰。故以疏木者治上，燥土者治中，利水者治下。经曰：在上者因而越之，在下者因而竭之。又曰：标本不得，不能服邪，此之谓也。

医案来源：［清］周南《其慎集》

编按： 本案左脉滑大，右脉沉滑，而皆急疾。滑脉主痰饮，脉大为邪气有余，沉脉主里，沉滑为痰饮。《景岳全书》："滑大、滑数为内热，上为心肺、头目、咽喉之热，下为小肠、膀胱、二便之热。"《脉诀会纂》："若过于滑大，则为邪热之病。"《濒湖脉学》："沉滑痰食。"《景岳全书》："沉滑为宿食，为伏痰。"《脉诀汇辨》："沉滑痰饮。"先以温胆汤加柴胡、薄荷，理气化痰，和胃利胆，治头痛即兼以消痰；次以二陈汤加苍术、杜仲，燥湿化痰，以利腰脊，复诊滑疾之脉皆除；再以五淋散加菟丝子、杜仲，利水渗湿，温阳化气。根据脉象，灵活应用治上、治中、治下方法。

两寸关滑大，两尺弱

森田权左卫门，年四十五岁。十年以来患舌本胀硬，以及肩髃、肩胛并前胸胀痛，有时上行头角，搬重、牵引而痛。头角痛久，虽不伤身，痛楚甚，无可奈。诊其脉，两寸关滑大，两尺弱，此上盛下虚之脉。痰火上逆于经络为患。治宜遵《内经》火郁发之之义，而兼消痰之药，使在经之郁火有所开泄，在络之痰气无所阻滞，庶胀痛可消。方以柴胡、钩藤、甘菊、薄荷以散少阳之风火；以桔梗、桑皮以清太阴之金气；以广皮、半夏、芥子以消痰；山栀引诸经之火屈曲下行；更加竹茹以引药入胆。大其剂作汤而频频热服。三剂霍然，又二剂而脉亦和平。意停药四五十日其病不复作矣。十年之郁火而息于五剂之间，不亦快哉。

医案来源：[清]周南《其慎集》

编按：本案十年之患，两寸关滑大，两尺弱，示上盛下虚，火热上炎，痰火上逆于经络。《景岳全书》："滑大、滑数为内热，上为心肺、头目、咽喉之热，下为小肠、膀胱、二便之热。"《脉诀会纂》："若过于滑大，则为邪热之病。"治以柴胡、钩藤、甘菊、薄荷散少阳之风火，以桔梗、桑皮清金气，以广皮、半夏、芥子、竹茹清热化痰，山栀引诸经之火下行。大剂作汤频服，十年之郁火，五剂得平。

大　脉

【脉象】

大脉指下往来阔大满溢，既大且长。

《察病指南·九道脉》："指下往来满大。"

《诊宗三昧·师传三十二则》："大脉者，应指满溢，倍于寻常。"

《脉理求真·大脉》："大则应指满溢，既大且长，按似少力。凡浮芤洪长，皆属大类。不似长脉但长不大，洪脉既大且数也。"

《脉理求真·新增脉要简易便知》："应指满溢（长而无力）。"

《脉理宗经·大脉》："大，较平脉稍大也，浮中沉皆然。"

《脉说·大》："大脉形加于常脉一倍，故曰大。""大脉者，应指满大，倍于寻常也。不似长脉之但长不大，洪脉之既阔大且数也。"

《诊脉三十二辨·二辨浮脉所统有十》："若脉形加于常脉一倍曰大，阳也。"

【鉴别】

大脉：指下往来阔大满溢，既大且长，无来盛去衰，来大去长之象。

洪脉：浮取有力，来盛去衰，拍拍而浮。

芤脉：浮大中空，如按葱管。

虚脉：浮大迟软无力。

实脉：去来充盛，浮沉皆得，大长坚实。

【历代医家对大脉主病的认识】

《黄帝内经·素问》

肺者脏之盖也，肺气盛则脉大，脉大则不得偃卧。（病能论篇第四十六）

帝曰：有病庞然如有水状，切其脉大紧，身无痛者，形不瘦，不能食，食少，名为何病？岐伯曰：病生在肾，名为肾风。肾风而不能食，善惊，惊已心气痿者死。（奇病论篇第四十七）

《黄帝内经·灵枢》

其脉大坚以涩者，胀也。（胀论第三十五）

《伤寒论》

湿家病，身上疼痛，发热，面黄而喘，头痛，鼻塞而烦，其脉大，自能饮食，腹中和无病，病在头中寒湿，故鼻塞，内药鼻中，则愈。（辨痉湿暍脉证第四）

伤寒三日，阳明脉大。（辨阳明病脉证并治第八）

《金匮要略》

湿家病，身疼发热，面黄而喘，头痛鼻塞而烦，其脉大，自能饮食，腹中和无病，病在头中寒湿。（痉湿暍病脉证治第二）

人年五六十，其病脉大者，痹夹背行，苦肠鸣，马刀侠瘿者，皆为劳得之。（血痹虚劳病脉证并治第六）

病人胸满，唇痿舌青，口燥，但欲漱水不欲咽，无寒热，脉微大来迟，腹不满，其人言我满，为有瘀血。病者如热状，烦满，口干燥而渴，其脉反无热。此为阴伏，是瘀血也，当下之。（惊悸吐衄下血胸满瘀血病脉证治第十六）

《脉经》

寸口脉壮大，尺中无有，此为阳干阴。其人苦腰背痛，阴中伤，足胫寒。（辨脉阴阳大法第九）

大坚疾者，癫病。

辟大而滑，中有短气。（以上均出自：平杂病脉第二）

病人喘，头痛，鼻塞而烦，其脉大，自能饮食，腹中和，无病。病在头中，寒湿，故鼻塞，内药鼻中即愈（论云：湿家病，身疼痛，发热，面黄而喘，头痛鼻塞而烦）。（平痉湿暍脉证第二）

人年五十、六十，其病脉大者，痹侠背行。苦肠鸣，马刀侠瘿者，皆为劳得之。（平血痹虚劳脉证第六）

病人胸满，唇痿，舌青，口燥，其人但欲漱水不欲咽，无寒热，脉微大来迟，腹不满，其人言我满，为有瘀血。当汗出不出，内结亦为瘀血。病者如热状，烦满，口干燥而渴，其脉反无热，此为阴伏，是瘀血也，当下之。（平惊悸衄吐下血胸满瘀血脉证第十三）

《察病指南》

（大脉）主热，大为病进。寸口脉壮大，尺中无，此为阳干阴，若腰背痛，阴中伤，足胫寒。大而坚疾，主癫病。大脉即洪脉，此阳盛之脉，如何主癫？经云：重阳者狂，重阴者癫。谓主狂病。（九道脉）

《四诊抉微》

附论大脉：丹溪曰：大，洪之别名。病内伤者，阴虚为阳所乘，故脉大，当作虚治；外伤者，邪客于经脉亦大，当以邪胜治之，皆病方长之势也。

《素问》云：粗大者阴不足，阳有余，为热中也。［以上均出自：洪（阳）］

《脉理求真》

大有虚实阴阳之异，不可一律。如见大而有力，则为阳气有余，其病则进；大而无力，则为正气不足。大偏于左，则为邪盛于经；大偏于右，则为热盛于阴。大而兼涩兼芤，则为血不内营；大而兼实兼沉，则为实热内炽。大而浮紧，则为病甚于外；大而沉短，则为痞塞于内。大实而缓，虽剧且生；大实而迫，虽静即死。故凡脉大，必得症与脉应，方云无碍。若使久虚而见脉大，利后而见脉大，喘止而见脉大，产后而见脉大，皆为不治之症矣。张璐曰：诸脉皆小，中有一部独大者，诸脉皆大，中有一部独小者，便以其部断其病之虚实。（大脉）

大则病进。

大而满溢应指有力，是为病势方张。（以上均出自：新增四言脉要）

主邪盛，亦主正虚。（新增脉要简易便知）

《脉学类编》

大则病进。经云：形瘦脉大，多气者死，以其气方张也，或虽未病，而其脉大于诊者，所以逆知，病之必进也。

劳倦内伤，脾脉大弱。人之经营烦扰，则肢体转旋，而过于劳者，无不伤脾也。《太阴阳明论》曰：太阴为之行气于三阴，气口为太阴之脏脉。凡诊于气口，脉虚大者为气虚，弦细或涩者为血虚，若躁疾坚搏大汗出，发热不止者死，以里虚不宜复见表开泄也。（以上均出自：切脉论证）

《脉理宗经》

（大脉）为阳有余，阴不足之候。大虽阳有余，而仍不足，大而微为虚，惟大之极，为洪为实，则主热主实。经云：大者多气少血。又云：寸口脉大坚以涩者胀。脉大，寒热在中，经曰：尺炬然热，人迎大，当夺血。曰脉大者，亦急而起。曰大坚疾者，癫病。曰大则病进，邪盛也。又曰：肺气盛脉大，大则不能偃卧。曰粗大者，阴不足阳有余，为热中。蒋士吉云：数有力，主外感风寒，邪气有余；豁大无力，主内伤元气，正气不足。经九候脉，独大者病，形瘦脉大，胸中多气者死。

左寸大，舌干消渴善惊；右寸大，咳嗽喘急。左关大，口苦善怒；右关大，痞胀不食。尺大男子为逆，女子为顺。尺独大搏手，主有孕。

经云：肠澼下脓血，脉悬绝则死，滑大则生。盖赤白相兼，气血俱伤，滑为阴血未伤，大为阳气犹存，故生。（以上均出自：大脉）

《脉理存真》

（大脉）气血皆有余也。为阳毒内蕴，三焦烦郁，为壮热。

为血虚气不能相入也。经曰：大为病进。（以上均出自：脉阴阳类成）

《诊脉三十二辨》

经云：大则病进。然平人三部皆大，往来上下自如，为禀质之厚，一部独大，斯可占病。（二辨浮脉所统有十）

【形成机制】

1. 阳热亢盛，内热充斥，或邪毒蕴郁化热，而致热甚气实，营血燔灼，使脉道舒张，以至脉来阔大满溢，而为大脉。

2. 久病虚劳，营阴虚乏，孤阳上泛，气不归元所致，致脉管虽大而充盈不足，脉象大而无力。为阳气脱于外，亦为病进，愈浮大愈虚。

3. 若脉弦长实大搏指，已失柔和之象者，此非实证，为胃气衰败，真气脱越，阴阳离决之候。

【主病】

1. 主实热　脉大沉取有力者邪实。《伤寒论》曰："伤寒三日，阳明脉大。"

2. 主虚证　脉大而浮起，沉取无力者正虚，愈浮大愈虚。《金匮要略》曰："夫男子平人，脉大为劳，极虚亦为劳。"若脉实大搏指，失柔和之象，为胃气败，真气脱越，阴阳离决之象。

3. 主病进　若得病脉始大，或久病而脉暴大，此为邪盛病进，《察病指南》曰："（大脉）主热，大为病进。"

【兼脉】

洪大脉。来盛去衰，滔滔满指为洪脉；指下往来阔大满溢，既大且长为大脉，相兼为洪大脉。洪大脉沉取有力者，为邪热亢盛；洪大脉沉取力弱者，为气津两伤。

浮大脉。脉浮取粗大而满指，重按无力。浮在阳位，大乃病进，如应指有力，多由阳热、邪盛使血盛气充所致，如大而无力，说明阴精虚损，阳气不秘，浮越于外，故脉来浮大而按之无力，是虚劳已极之候。《黄帝内经·素问》："大则病进。"《金匮要略》："夫男子平人，脉大为劳，极虚亦为劳。"

【医案】

豁大无伦次

林观子治一人，头痛身热体痛，伤寒证也，然舌干燥，好沉睡。诊之，脉豁大无伦次，知其劳于房欲，复感邪也。与补中益气汤入人参一钱五分服之，得汗热减，三日内进八剂，渐起食粥而安。初服彼甚疑之，见药入口，必小汗漐漐，周身和畅，始信而服之。(《伤寒折衷》)

医案来源：[清]魏之琇《续名医类案》

编按：此案脉豁大无伦次，为正虚邪气太盛。《察病指南》："(大脉)主热，大为病进。"《医灯续焰》："大为邪有余，故病进也。"《脉理求真》："大有虚实阴阳之异，不可一律。如见大而有力，则为阳气有余，其病则进；大而无力，则为正气不足。"用补中益气汤入人参补益中气，正气充足，表证自解。

大而虚

张绍甫治一人，暑热患头痛，身热昏睡，大渴引饮。众以感冒治，不效。诊之，脉大而虚，曰：此暑疾也。即令撤幔开窗，前后左右各置凉水，顿觉清爽。仍令二童食以西瓜，取其便，连饮四五钟，即愈。(治法精妙)

医案来源：[清]魏之琇《续名医类案》

编按：此案脉大而虚，脉大主热，主病进，脉虚主血虚，主暑热。《察病指南》："(大脉)主热，大为病进。"《医灯续焰》："大为邪有余，故病进也。"《脉理求真》："大有虚实阴阳之异，不可一律。如见大而有力，则为阳气有余，其病则进；大而无力，则为正气不足。"患者发病为暑季，脉大而虚为伤暑。西瓜具有清热解暑、生津止渴、利尿除烦的功效，童便具有滋阴降火、止血散瘀的功效。李时珍曰："小便性温不寒，饮之入胃，随脾之气上归于肺，下通水道而入膀胱，乃其旧路也。故能治肺病，引火下行，凡人精气，清者为血，浊者为气，浊之清者为津液，清之浊者为小便。小便与血同类也，故其味咸而走血，治诸血病也。"刘渡舟亦云："童便属'血肉有情之品'，易被吸收而直接为人所用，是草木滋阴之品所不能比拟的。其既不损阴，也不碍阳，实乃平和有效之药。"《重庆堂随笔》记载："童子小便，最是滋阴降火妙品，故为血证要药。必用童子者，尤须淡泊滋味，不食荤膻，去其头尾，但以中间一段清澈如水者，始有功效。"此法值得我们继续研究。

右手寸口脉大四倍于左，两尺洪盛

一人，苦头痛。众作外感治。诊得右手寸口脉大四倍于左，两尺洪盛，乃内伤

气血头痛也，外兼自汗倦怠。以补中益气汤加炒黄柏，一剂知，二剂已。（气虚）

医案来源：［清］魏之琇《续名医类案》

编按：此案右手寸口脉大四倍于左，两尺洪盛。左主血，右主气，右手寸口脉大于左，症见自汗倦怠，为气虚不能固涩。《脉理求真》："大有虚实阴阳之异，不可一律。如见大而有力，则为阳气有余，其病则进；大而无力，则为正气不足。"《脉学类编》："凡诊于气口，脉虚大者为气虚，弦细或涩者为血虚，若躁疾坚搏大汗出，发热不止者死，以里虚不宜复见表开泄也。"此脉大，两尺洪盛，为气虚不能固涩，兼下焦有热，以补中益气汤补气，加炒黄柏清泄下焦热。

阳脉大，阴脉涩

马元仪医案

张树滋妹，患头痛累月。诊之，阳脉大，阴脉涩，曰：此阴衰于下，阳亢于上，上盛下虚之候也。法宜六味地黄丸加青铅五钱，俾清浊定位，斯不治痛而痛自止矣。所以然者，以阳气居上，体本虚也，而浊气干之则实，阴气居下，体本实也，而气反上逆则虚。头为清阳之位，而受浊阴之邪，阴阳混乱，天地否塞而成病矣。治之者不察其脉，概以头痛为风火，专行透解之剂，有不益虚其虚者乎？

医案来源：［清］魏之琇《续名医类案》

编按：此案阳脉大，阴脉涩，为寸脉大，尺脉涩。脉大为病进，脉涩主血少津伤，为上焦阳气亢盛，下焦阴液亏竭，上盛下虚之候，用六味地黄丸滋下，青铅镇逆，使清气升，浊气降，清浊定位，不治痛而痛自止矣。

脉盛

黄锦盛，头左大痛，医以为偏头风，凡疏风清火之药，服之其疼愈甚。观其脉盛筋强，纵欲必多，以致水因下竭，而火愈上炽，宜养肝以息风，滋阴以潜阳。仿仲景济阴复脉之例，参入嘉言蓄鱼置介之法，与何首乌、阿胶、胡麻、麦冬、白芍、菊花、桑叶、牡蛎、龟板，药下其痛立止。惟其房劳不节，加以服药不坚，宜其愈而复发也。凡阴虚头痛之症，法当准此。

医案来源：［清］谢星焕《得心集医案》

编按：此案为阴虚头痛，初用疏风清火之药，药不对症，且风药有耗伤阴液之弊，致其痛更甚。再诊脉盛强劲（与大相近），为火盛于上，阴亏于下。《察病指南》："寸口脉壮大，尺中无，此为阳干阴。"《四诊抉微》："大，洪之别名。病内伤者，阴虚为阳所乘，故脉大，当作虚治。"《脉理宗经》："（大脉）为阳有余，阴不足之候。"治疗以济阴复脉，重镇潜阳之法。

洪　脉

【脉象】

洪脉，脉来浮大稍数，滑利带长，来盛去衰，状如洪水之波涛汹涌，举按来势充盈有力，去势衰减。

《脉经·脉形状指下秘诀第一》："洪脉，极大在指下。一曰浮而大。"

《察病指南·七表脉》："极大在指下，举按满指，或云来大去长，故名曰洪也。"

《脉诀指掌·辨脉形名状》："洪者，来之至大，去之且长。"

《濒湖脉学·洪（阳）》："洪脉，指下极大（《脉经》）。来盛去衰（《素问》）。来大去长（《通真子》）。"

《脉理集要·脉理详解辨》："洪者倍常，大而满部，幅幅应指，肥于平脉一倍。"

《医宗必读·新著四言脉诀》："洪脉者，如洪水之洪，有波涛汹涌之象，浮而有力，来盛去衰，即大脉也，即钩脉也。"

《诊家正眼·洪脉（阳）》："体象：洪脉极大，状如洪水，来盛去衰，滔滔满指。"

《诊家正眼·洪脉（阳）》："洪脉，即大脉也。如尧时洪水之洪，喻其盛满之象。在卦为离，在时为夏，在人为心。时当朱夏，天地之气酣满畅遂，脉者气之先声，故应之以洪。洪者，大也，以水喻也。又曰钩者，以木喻也。夏木繁滋，枝叶敷布，重而下垂，故如钩也。钩即是洪，名异实同。《素问》以洪脉为来盛去衰，颇有微旨。大抵洪脉，只是根脚阔大，却非坚硬。若使大而坚硬，则为实脉而非洪脉矣。"

《脉诀汇辨·洪脉（阳）》："体象：洪脉极大，状如洪水，来盛去衰，滔滔满指。""洪脉，即大脉也。如洪水之洪，喻其盛满之象也。"

《诊宗三昧·师传三十二则》："洪脉者，既大且数，指下累累如连珠。如循琅玕，而按之稍缓。"

《脉理会参·二十八脉详辨》："洪脉极大。浮而盛大为洪。状如洪水，来盛去衰，滔滔满指。脉来大而鼓，若不鼓，犹不足以言洪。"

《四诊抉微·洪》："体状诗：洪脉极大，状如洪水，来盛去衰，滔滔满指。

经曰：大则病进，以其血气方张也。""脉来洪盛去还衰，满指滔滔应夏时。若在春秋冬月分，升阳散火莫狐疑。"

《证治合参·脉体捷法》："洪脉，极大在指下，来大去长而满指，曰洪。"

《脉理求真·洪脉》："洪则既大且数，累累珠联，如循琅玕。来则极盛，去则稍衰（《素问》）。凡浮芤实大，皆属洪类。不似实脉之举按愊愊，滑脉之软滑流利，大脉之大而且长也（语出张璐）。又"濒湖体状诗"曰：脉来洪盛去还衰，满指滔滔应夏时。若在春秋冬月分，升阳散火莫狐疑。"相类诗"曰：洪脉来时拍拍然，去衰来盛似波澜。欲知实脉参差处，举按弦长愊愊坚。《诊家正眼》云：洪脉只是根脚阔大，却非硬坚。若使大而坚硬，则为实脉，而非洪脉矣。"

《脉理求真·新增四言脉要》："洪脉来极盛大，按之有力，去则稍衰，正如波涛汹涌，来盛而去则悠耳。"

《脉理求真·新增脉要简易便知》："来盛去悠（既大且数）。"

《脉象统类·浮》："浮而有力为洪，即大脉，又名钩脉。其象极大而数，按之满指，如群波之涌，来盛去衰，来大去长也。"

《脉学类编·洪脉（阳）》："有力洪大，来盛去悠。"

《脉学类编·洪脉（阳）》："洪脉指下极大（《脉经》）。来盛去衰（《素问》）。来大去长（《通真子》）。"

《脉理宗经·洪脉》："洪，较大更盛也。浮大有力，腾上满指，来至大而去且长，曰洪。有类乎实，惟重按稍衰为异，为气血燔灼之候。李曰：状如洪水。《金鉴》云：上来应指而盛，下去减力而衰为洪。"

《诊脉三十二辨·二辨浮脉所统有十》："若满指腾上，来盛去长，如江河之大，波涛涌起曰洪。洪即实脉之无力者也。"

【鉴别】

洪脉：脉来浮大稍数，来势充盈有力，去势衰减，状如洪水之波涛汹涌。

实脉：去来充盛，浮沉皆得，大长坚实。

大脉：指下往来阔大满溢，既大且长，无来盛去衰，来大去长之象。

虚脉：浮大迟软无力。

【历代医家对洪脉主病的认识】

《脉经》

寸口脉洪大，胸胁满。宜服生姜汤、白薇丸，亦可紫菀汤下之，针上脘、期

门、章门。（平三关病候并治宜第三）

关脉洪，胃中热，必烦满。宜服平胃丸，针胃管，先泻后补之。（平三关病候并治宜第三）

浮洪大长者，风眩癫疾。

洪大者，伤寒热病。

脉来洪大嫋嫋者，社祟。（以上均出自：平杂病脉第二）

服桂枝汤，大汗出，若脉但洪大，与桂枝汤。若其形如疟，一日再三发，汗出便解，属桂枝二麻黄一汤。

服桂枝汤，大汗出，大烦渴不解，若脉洪大，属白虎汤。（以上均出自：病发汗以后证第三）

《察病指南》

（洪脉）主热。

左手寸口脉洪，主头痛，胸膈胀满烦热。

左手关上脉洪，肝脏热，及四肢浮热，遍身疼痛。手足本属脾部，今四肢浮热，乃见肝部，则知关脉主中焦病，故肝脾俱可候也。

左手尺内脉洪，膀胱热，主小便赤涩，而脚酸疼。

右手寸口脉洪，主毛发干焦，涕唾稠黏，咽喉干燥。洪而紧，为喘急。

右手关上脉洪，胃中积热，主翻胃大吐逆，口干。洪而紧为胀。

右手尺内脉洪，主大肠不通，燥粪结涩。

洪大为伤寒热病，洪实为癫，洪紧为痈疽，洪浮为阳邪来见为祟。洪大紧急，病在外，苦头痛发痈肿（别本云：三部俱洪，三焦俱热）。（以上均出自：七表脉）

《脉诀指掌》

（洪脉）与人迎相应，则寒壅诸阳；与气口相应，则气攻百脉。（辨脉形名状）

洪为阳脉，为热，为烦，为气壅胀满、喘急烦渴。洪紧为痈疽；洪实为癫；洪大为祟；洪浮为阳邪来见。洪为阳盛阴虚，泄痢、失血久病者，大忌血亏火旺、胀满胃翻；寸洪心火灼金，喘咳气壅痰凑；关洪肝火胃热，痰涎涌出；尺洪肾水虚相火盛。洪即大脉满指，经：形瘦脉大多气死。又曰：脉大则病进。（辨七表脉病证）

《濒湖脉学》

主病诗：脉洪阳盛血应虚，相火炎炎热病居。胀满胃翻须早治，阴虚泄痢可踌躇。寸洪心火上焦炎，肺脉洪时金不堪。肝火胃虚关内察，肾虚阴火尺中看。洪主阳盛阴虚之病，泄痢、失血、久嗽者忌之。经曰：形瘦脉大，多气者死。曰：脉大则病进。（洪阳）

《景岳全书》

（洪脉）为血气燔灼，大热之候。浮洪为表热，沉洪为里热。为胀满，为烦渴，为狂躁，为斑疹，为头疼面热，为咽干喉痛，为口疮痈肿，为大小便不通，为动血，此阳实阴虚，气实血虚之候。若洪大至极，甚至四倍以上者，是即阴阳离决，关格之脉也，不可治。（通一子脉义）

《诊家正眼》

主病：洪为盛满，气壅火亢。左寸洪大，心烦舌破；右寸洪大，胸满气逆。左关见洪，肝木太过；右关见洪，脾土胀热。左尺洪大，水枯便难；右尺洪大，龙火燔灼。[洪脉（阳）]

《脉诀汇辨》

主病：洪为盛满，气壅火亢。左寸洪者，心烦舌破。洪在左关，肝脉太过。左尺得洪，水枯便难。右寸洪者，胸满气逆。洪在右关，脾土胀热。右尺得洪，龙火燔灼。[洪脉（阳）]

《脉理会参》

洪为盛满，气壅火极，亢也。左寸洪大，心烦舌敝。右寸洪大，胸满气逆。左肝木甚，右脾火实。左尺若洪，木枯难溺。右尺得洪，龙火燔炙。

有力实火，无力虚燔。洪急胀满，洪滑热痰，洪数暴吐，中毒可拟。诸失（失血、遗精、白浊、盗汗）。脉洪，病为难已。伤寒汗后，脉洪者死（凡下利、失血、久病、久嗽之人，俱忌脉洪）。（以上均出自：二十八脉详辨）

《四诊抉微》

主病诗：脉洪阳盛血应虚，相火炎炎热病居。胀满胃翻须早治，阴虚泄痢可愁如。

分部诗：寸洪心火上焦炎，肺脉洪时金不堪。肝火胃虚关内察，肾虚阴火尺中看。

分部主病：汪子良曰：洪转细兮，病退气弱。暮洪朝细，老人六脉。浮洪两寸，洪盛俱逆。

抉微：盛启东曰：服凉药而脉反洪大无力，法宜温补。或曰：危症从阳散而绝，脉必先见洪大滑盛，乃真气尽脱于外也，凡久嗽久病之人，及失血下痢者，俱忌洪脉。经云：形瘦脉大，多气者死，可见形证不与脉合，均非吉兆。[以上均出自：洪（阳）]

《证治合参》

（洪脉）为荣卫大热，血气燔灼之候。为表里皆热，为烦为满，为咽干，为大小便不通。洪实为癫，洪紧为痈疽喘急，亦为胀满不食。（脉体捷法）

《脉理求真》

洪为火气燔灼。凡烦渴、狂躁、斑疹、腹胀、头疼、面热、咽干、口疮、痈肿等症，靡不由此曲形。如见脉洪而浮，则为表热；脉洪而沉，则为里热；脉洪而滑，则为兼痰。至于阳亢之极而足冷尺弱，屡下而热势不除，洪数不减，与脉浮而洪，身汗如油，泄泻虚脱，脉见洪盛者，皆为难治，不可强也。经曰：形瘦脉多气者死。景岳曰：若洪大至极，甚至四倍以上者，是即阴阳离决关格之脉也。林之翰曰：凡久嗽久病之人，及失血下痢者，俱忌洪脉。（洪脉）

洪为热极，其伤在阴，但须分其表里。（新增四言脉要）

主热极，亦主内虚。（新增脉要简易便知）

《脉象统类》

洪为经络大热，血气燔灼之候，夏为正，心脉宜。

血久嗽忌。形瘦多气者死。凡脉洪则病进。

为表里皆热，为大小便秘，为烦，为口燥咽干。

左寸心经热，目赤、口疮、头疼痛、心内烦。

左关肝热，身痛、四肢浮热。

左尺膀胱热，小便赤涩。

右寸肺热，毛焦、唾黏、咽干。

右关胃热，反胃、呕吐、口干。兼紧，脚中胀满。

右尺腹满、大便难或下血。（以上均出自：浮）

《三指禅》

洪脉胀兼呕，阴虚火上浮。应时惟夏月，来盛去悠悠。经曰：诸腹胀大，皆属于热。呕，初起为寒，郁则为热。经曰：诸逆上冲，皆属于火。阴虚阳盛，脉多洪，惟夏日应时。（洪）

《脉学类编》

主病诗：脉洪阳盛血应虚，相火炎炎热病居。胀满胃翻须早治，阴虚泄痢可愁虞。寸洪心火上焦炎，肺脉洪时金不堪，肝火胃虚关内察，肾虚阴火尺中看。[洪脉（阳）]

洪脉为热，其阴则虚。洪脉为热，屡下不解，谓之坏病，不可救治，洪为阳气满溢，阴气垂绝之脉也。（切脉论证）

《脉理宗经》

士材云：洪为盛满，气壅火亢，在时为夏，在人为心，故赤色洪脉，主烦，主咽干，表里皆热，或赤肿，主二便涩，主伤寒阳明经病。经云：寸口上盛则气高，尺中下盛则气胀。

左寸洪，烦热，舌干裂；右寸洪，干咳唾黏，胸满气逆，上消。左关洪，眼赤善怒燥热；右关洪，嘈杂易饥，胀满。左尺洪，水枯，小便赤涩；右尺洪，大便难，火旺遗精。

凡失血下利，久嗽久病之人，俱忌洪与数大。《脉经》云：形瘦脉大而多气者死，安卧脉盛谓之脱血。可见形证与脉不合者不宜。

《素问》云：夏脉洪如钩，心火也，离阳也，万物之所盛长也。其气来盛去衰，反此者病。来盛去亦盛，此谓太过，病在外；来不盛去反盛，此谓不足，病在中。太过则令人身热而肤痛，为浸淫；不足则令人烦心，上见咳唾，下为气泄。（洪脉）

《脉理存真》

（洪脉）为荣络大热，血气燔灼之候。为表里皆热，眼赤，口疮，头痛，内烦。关洪，肝热，及身痛，四肢浮热。尺洪，膀胱热，小便赤涩。右寸洪，肺热，毛焦唾黏，咽干。洪而紧，为胀。尺洪腹满，大便难，或下血。（脉阴阳类成）

《脉诊便读》

洪为邪火充满散漫经络之象，故其脉兼浮兼大兼数。前人所云：来盛去衰，但觉满指滔滔上泛，有出无入之势。即知其举之有余，按之不足，为阳盛阴衰之疾。《内经》有：夏脉在肤，泛泛乎万物有余。夫人身一小天地，故脉亦应四时而更代，是以有春弦、夏洪、秋毛、冬石之说。夏月六阳齐浮，炎蒸之气充满宇宙，当此之时，万物畅茂，故脉亦应其象而为洪。然万物皆有盛衰倚伏，有余而往，不足随之；不足而往，有余从之。如洪脉之阳盛于外，即知其中有阴不足之机。况洪脉所主之病，尚是无形之热，宜清之沃之，以救其焚燎之势，犹白虎汤之用石膏、知母，五汁饮之芦根、梨、蔗之类，均有退热存阴之义，非可与内有实热坚结，或痰食、或燥屎，腹痛拒按，可用承气、抵当苦寒下夺之法同日语也。不过有形结实之热，脉来实大，沉分亦有力。惟热邪炽盛散漫而未成实者，乃见洪脉耳。至若劳役而脉洪，失血而脉洪，一则阳气外张，一则真元上脱，又当问其病情、病证，勿以一洪脉而直断为火也。（二十四脉歌诀）

《诊脉三十二辨》

（洪脉）为气血大热之候，属火。寸洪胸满烦热，关洪胃热口干，尺洪二便秘塞下血。（二辨浮脉所统有十）

【形成机制】

1. 邪热亢极，阳盛有余，气血沸腾，充斥于脉，脉道弛张，其形阔大，来势峻猛，而见洪脉之象。

2. 热邪伤津，阴亏于内，阳无所依，偏亢外越，脉气充盛，津血不足，虽应洪形，必见无力无神之象。或兼躁、疾脉；若阴竭亡阳，真气将脱，虚阳外越，脉必洪大无根而致散。

【主病】

1. 主热盛　外邪入里化热，或五志化火，或痰、湿、食积、瘀血蕴而化热。热盛蒸迫气血，脉流迫疾，鼓击血脉而脉洪。症见壮热、烦渴、大汗，或出血、疮疡等。《伤寒论》曰："服桂枝汤，大汗出后，大烦渴不解，脉洪大者，白虎加人参汤主之。"《金匮要略》曰："脉洪数者，脓已成，不可下也，大黄牡丹汤主之。"

2. 主气虚　饮食劳倦伤脾，脾胃气弱，正气虚衰，阴火内炽，激荡气血而脉洪。《脾胃论》曰："脾证始得，则气高而喘，身热而烦，其脉洪大而头痛。"此洪，乃因虚所致，故当沉取无力，治以甘温除大热法。

3. 主阴虚　阴虚不能内守，阳气浮于外而脉洪。或阴竭于下，阳越于上，阳脉洪大，阴脉沉细。阴虚阳浮者，舌当光绛无苔。

【兼脉】

洪滑脉。滔滔满指，来盛去衰，曰洪；往来流利，如盘走珠，曰滑，相兼为洪滑脉。洪滑脉按之弦细略数者，为痰热内蕴兼有阴伤肝郁之象；按之濡软而略有力者，为湿郁痰火之象；按之虚弱无力者，为正气不足，内有虚火。

洪浮脉。滔滔满指，来盛去衰，曰洪；举之有余，按之不足，曰浮，相兼为洪浮脉。洪浮脉按之弦细而有力者，为阴虚血少，兼有热邪；按之濡软而力弱者，为热邪伤气，中阳不足之象；按之滑实有力者，为痰火郁热之象。

洪数脉。滔滔满指，来盛去衰，曰洪；一息六至，曰数，相兼为洪数脉。洪数脉是阳明气分热炽之脉。洪数脉按之弦滑而有力者，为痰热蕴郁之象；按之弦细而有力者，为热郁于内兼有阴分损伤；按之濡软无力者，为气分热盛，兼有阳气不足。

洪濡脉。滔滔满指，来盛去衰，曰洪；柔而细软无力为濡脉，相兼为洪濡脉。洪濡脉按之无力者，为湿阻正气不足，虚热上扰；按之弦细者，为湿热郁于气分，兼阴血损伤；按之弦滑有力者，为湿热内阻之象。

洪缓脉。滔滔满指，来盛去衰，曰洪；宽舒和柔，不疾不徐，从容不紧为缓，相兼为洪缓脉。洪缓脉一般主气分不足，虚热未去。洪缓脉按之濡滑者，为湿郁兼元气损伤；按之弦滑有力者，为痰热内阻兼气分不足；按之虚弱无力者，为中气不足兼有阳亢之象。

洪弦脉。滔滔满指，来盛去衰，曰洪；端直而长，如按弓弦曰弦，相兼为洪弦脉。洪弦脉按之细滑有力者，阴虚阳亢之象；按之濡滑而有力者，为湿阻蕴热，又阴分不足；按之濡弱者，为湿阻气机，正气不足之象。

【医案】

心肝二脉洪数且实

余友栗守道患头疼，脑如破，项如拔，头肿似斗，他医作脑发炎治之，一日连射三针，殊少效。中医作风寒治之，大概川羌活、藁本、细辛、荆、防之类，服二剂其疼转剧，日夜无宁刻，二日又起云翳，对面失明，目疼如抉。迎余往，诊得心肝二脉洪数且实，经曰"肝开窍于目"，木为火之母，火盛者肿，是木火通明之象，作风寒治之，正是风助火势，火借风威，助纣为疟，无怪乎病之加重也。宜凉开泻心更兼走空窍之药，服一帖头疼愈，二目已轻，二、三帖后，改治眼退云翳之药，渐渐见功，服药十余帖，二目复明如旧。方开于后。

当归 15g，生地 30g，白芍 30g，丹皮 24g，玄参 60g，菊花 60g，龙胆草 10g，胡黄连 6g，黄连 6g，黄芩 15g，木通 10g，连翘 30g，芥穗 10g，金银花 30g，桔梗 15g，薄荷叶 15g，甘草 10g，水煎服。

按：《内经》论头疼，以六经作为分类依据，但在临证时必须结合气血的盈亏，邪气的盛衰进行辨证，处方才能中肯。若一见头疼，不辨风、寒、痰、火及表里虚实，即以祛风药治之，非但无效，甚或有害。

医案来源：翟竹亭《湖岳村叟医案》

编按：此案心肝二脉（左寸关）洪数且实，洪脉主气分热盛，数脉主热。《脉理会参》："洪为盛满，气壅火极，亢也……有力实火，无力虚燔。"《脉理求真》："洪为火气燔灼。凡烦渴、狂躁、斑疹、腹胀、头疼、面热、咽干、口疮、痈肿等症，靡不由此曲形。"《濒湖脉学》："数脉为阳热可知，只将君相火来医。"左寸关洪数且实为心肝火盛，前作风寒治疗，风助火势，火借风威，病势加重。用凉开泻心，并兼利窍，方用龙胆泻肝汤为主加减，一帖头痛愈，十余帖二目复明如旧。

阳脉洪大，阴脉细数

张某，女，60岁。2004年7月2日初诊。左头痛已5年，牵及牙痛，舌热辣，口干，寐差，耳鸣，从咽至脘支结，若物阻塞，便干。脉阳脉洪大，阴脉细数。舌干绛无苔。

证属：阴虚阳亢，上焦气分热盛。

方宗：玉女煎加减。生石膏 30g，知母 6g，甘草 7g，生地 15g，玄参 15g，怀牛膝 9g，丹皮 10g，山茱萸 15g。

9 月 17 日二诊：上方加三甲、阿胶等断续，共服 54 剂，头未痛，他症除。寸已不旺，尺脉尚略细，阴液未充。嘱服六味地黄丸 1 个月，以善其后。

医案来源：李士懋、田淑霄《平脉辨证治专病》

编按： 本案阳脉洪大，阴脉细数，舌干绛无苔。阴脉细数，乃下焦阴液亏竭；阳脉（两寸）洪大，为上焦阳热亢盛，肺胃气分之热盛于上。《察病指南》："（洪脉）主热。"《景岳全书》："（洪脉）为血气燔灼，大热之候。"予玉女煎加减治疗。断续服药 50 余剂，加三甲以潜之，终得寸平热消。但尺仍细，乃阴未复，故予六味地黄丸善后。

左手寸关俱不应指，两尺独洪盛

一人，头痛而面色青黑，身体羸瘦。左手寸关俱不应指，两尺独洪盛，因作阴虚治。用滋阴四物加黄柏、知母、玄参，二服减半，十日痊。（血虚）

医案来源：［清］魏之琇《续名医类案》

编按： 此案左手寸关俱不应指，两尺独洪盛。左主血，左寸关不应指为血虚，两尺洪盛，为下焦热盛。《察病指南》："左手尺内脉洪，膀胱热，主小便赤涩，而脚酸疼。""右手尺内脉洪，主大肠不通，燥粪结涩。"方用滋阴四物加玄参以滋阴养血，黄柏、知母清泄下焦热。

细　脉

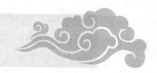

【脉象】

细脉是指脉来细而直，去来分明，举按应指，状如丝线。

《脉经·脉形状指下秘诀第一》："细脉，小大于微，常有，但细耳。"

《察病指南·九道脉》："指下寻之，细如丝线，来往极微小曰细。"

《医脉真经·九道脉》："细者阴也，指下如丝如线，乍往乍来，常有之，特细耳。"

《脉诀指掌·辨脉形名状》："细者，指下寻之，往来如线。"

《濒湖脉学·细（阴）》："细脉，小于微而常有，细直而软，若丝线之应指。"

《濒湖脉学·细（阴）》："体状诗：细来累累细如丝，应指沉沉无绝期。春夏少年俱不利，秋冬老弱却相宜。"

《脉理集要·脉理详解辨》："细者减常，一线之比，应指如线，瘦于平脉一倍。"

《医宗必读·新著四言脉诀》："细直而软，如蛛丝然。"

《医宗必读·新著四言脉诀》："细脉者，沉细而直且软也。"

《诊家正眼·细脉（阴）》："体象：细直而软，累累萦萦，状如丝线，较显于微。"

《脉诀汇辨·细脉（阴）》："体象：细直而软，累累萦萦，状如丝线，较显于微。"

《诊宗三昧·师传三十二则》："细脉者，往来如发，而指下显然。"

《脉理会参·二十八脉详辨》："细直而软，沉直而软为细。萦萦累累，状若丝线，较显于微。"

《四诊抉微·细》："细来累累细如丝，应指沉沉无绝期。春夏少年俱不利，秋冬老弱却相宜。"

《证治合参·脉体捷法》："细脉，按之则萦萦如蛛丝，如欲绝，举之如无而似有且微，曰细。"

《脉理求真·细脉》："细则往来如发，而指下显然。凡弱小微濡，皆属细类。

不似微脉之微弱模糊也（语出张璐）。又"濒湖体状诗"曰：细来累累细如丝，应指沉沉无绝期。春夏少年俱不利，秋冬老弱却相宜。"

《脉象统类·沉》："沉而微软为细，其象小于微而常有，细直而软，指下寻之，往来如蚕丝状。"

《脉学类编·细脉（阴）》："弱甚则细，如蛛丝然。"

《脉学类编·细脉（阴）》："细脉小于微而常有，细直而软，若丝线之应指（《脉经》）。《素问》谓之小。"

《脉学类编·细脉（阴）》："体状诗：细来累累细如丝，应指沉沉无绝期。"

《脉理宗经·细脉》："细，较小如丝也。往来指下极其小渺，仅有一线，如蛛丝相似，为细。"

《诊脉三十二辨·三辨沉脉所统有五》："若应指沉沉，不绝如丝曰细，阴也。"

【鉴别】

细脉：脉来细而直，状如丝线。

弦脉：端直且长，如张开的弓弦一样，挺然有力。

濡脉：软细而无力。

微脉：浮细无力，指下微弱模糊似有似无。

弱脉：沉弱无力，不见于浮位，其细与无力程度，皆甚于虚脉。

【历代医家对细脉主病的认识】

《伤寒论》

太阳病，当恶寒发热，今自汗出，反不恶寒发热，关上脉细数者，以医吐之过也。（辨太阳病脉证并治中第六）

少阴病，脉细沉数，病为在里，不可发汗。（辨少阴病脉证并治第十一）

手足厥寒，脉细欲绝者，当归四逆汤主之。（辨厥阴病脉证并治第十二）

《金匮要略》

诸积大法，脉来细而附骨者，乃积也。（五脏风寒积聚病脉证并治第十一）

《脉经》

寸口脉细，发热呕吐，宜服黄芩龙胆汤。吐不止，宜服橘皮桔梗汤，灸中府。

关脉细，脾胃虚腹满，宜服生姜茱萸蜀椒汤、白薇丸，针灸三管。（以上均出自：平三关病候并治宜第三）

尺脉细微，溏泄，下冷利。

尺脉细而急者，筋挛，痹不能行。（以上均出自：辨三部九候脉证第一）

脉来细而滑，按之能虚，因急持直者，僵仆，从高堕下，病在内。（平杂病脉第二）

太阳病，当恶寒而发热，今自汗出，反不恶寒发热，关上脉细而数，此医吐之过也。若得病一日二日吐之，腹中饥，口不能食；三日四日吐之，不喜糜粥，欲食冷食，朝食暮吐，此医吐之所致也，此为小逆。（病不可吐证第四）

寸口脉细而数，数则为热，细则为寒。数为强吐。（平消渴小便利淋脉证第七）

诸积，大法，脉来细而附骨者，乃积也。细，一作结。寸口，积在胸中；微出寸口，积在喉中。关下，积在脐旁上；关上，积在心下；微下关，积在少腹。尺，积在气街。脉出在左，积在左；脉出在右，积在右；脉两出，积在中央。各以其部处之。

脉来细而沉时直者，身有痛肿，若腹中有伏梁。（以上均出自：平五脏积聚脉证第十二）

师曰：肥人脉细，胞有寒，故令少子。其色黄者，胸上有寒。（平带下绝产无子亡血居经证第四）

《察病指南》

主胫酸髓冷，乏力损精，囊下湿痒，小便遗沥。细为气血俱虚，为病在内，为积，为伤湿，为后泄，为寒，为神劳，为忧伤过度，为腹满。细而紧，为寒疝，为癥瘕积聚，为刺痛。细而滑，为僵仆，为发热，为呕吐。（九道脉）

《脉诀指掌》

（细）与人迎相应，则诸经中湿，与气口相应，则五脏凝涩。（辨脉形名状）

细为气血两亏之脉，又为湿气阴邪伤里，主病在内。为诸虚劳损、七情所伤、忧劳过度神怯，为腹满、伤精、汗泄，为虚寒泄痢，为积。细紧癥瘕、积聚刺痛；细滑为僵仆，为痰热，为呕吐；细数为虚热；细迟虚寒；细而止隧道空虚、痰结走痛；细涩血枯精竭。寸细呕吐反胃、吐衄咯血、肺气虚喘、心虚怔忡；关虚细胃虚腹胀，脾虚中湿，血不荣筋，骨蒸劳热；尺细丹田虚冷、脱阴、遗精、泄痢，为久病必虚。有虚证脉细为顺，无虚证之象脉细则为逆。外感暴病皆不宜细，若细者气血已为邪伤也，邪盛正虚亦为逆，温热脉细为阴伤，亦为逆。（辨九道脉症）

《濒湖脉学》

主病诗：细脉萦萦血气衰，诸虚劳损七情乖。若非湿气侵腰肾，即是伤精汗泄来。寸细应知呕吐频，入关腹胀胃虚形。尺逢定是丹田冷，泄痢遗精号脱阴。

《脉经》曰：细为血少气衰。有此证则顺，否则逆。故吐衄得沉细者生。忧劳过度者，脉亦细。[细（阴）]

《景岳全书》

（细脉）乃血气俱虚之候。为畏寒，为恐惧，为怯弱，为少气，为中寒，为胀满，为呕哕，为泄泻，为虚汗，为食不化，为腰腹疼痛，为伤精失血，为眩运厥逆。此虽气血俱虚，而尤为元阳亏损，最是阴寒之候。（通一子脉义）

《诊家正眼》

主病　细主气衰，诸虚劳损。细居左寸，怔忡不寐；细在右寸，呕吐气怯。细入左关，肝阴枯竭；细入右关，胃虚胀满。左尺若细，泄痢遗精；右尺若细，下元冷惫。[细脉（阴）]

《脉诀汇辨》

主病　细主气衰，诸虚劳损。左寸细者，怔忡不寐。细在左关，肝血枯竭。左尺得细，泄痢遗精。右寸细者，呕吐气怯。细在右关，胃虚胀满。右尺得细，下元冷惫。

细脉、微脉俱为阳气衰残之候。夫气主煦之，非行温补，何以复其散失之元乎？常见虚损之人，脉已细而身常热，医者不究其元，而以凉剂投之，何异于恶醉而强酒？遂使真阳散败，饮食不进，上呕下泄，是速之使毙耳。《素问·阴阳别论》云：壮火食气，少火生气。人非少火，无以营运三焦，熟腐五谷。未彻乎此者，安足以操司命之权哉！然虚劳之脉，细数不可并见，并见者必死。细则气衰，数则血败，气血交穷，短期将至。叔和云：细为血少，亦主气衰。有此证则顺，无此证则逆。故吐利失血，得沉细者生。忧劳过度之人，脉亦多细，为自戕其气血也。春夏之令，少壮之人，俱忌细脉。谓其不与时合，不与形合也。秋冬之际，老弱之人，不在禁忌之例。[以上均出自：细脉（阴）]

《脉理会参》

细主气衰，诸虚劳损。细居左寸，怔卧不稳。怔忡不寐。细居右寸，呕吐气短。肝细阴枯，胃细胀满。左尺若细，遗利遗精、泄利不断。右尺若细，下元惫冷。

微脉模糊而难见，细脉则显而易见，故细比于微，稍稍较大也。《脉经》云：细为血少气衰。有此症则顺，无此症则逆。故吐利失血，得沉细者生。忧劳过度之人，脉亦多细，为自戕其血气也。春夏之令，少壮之人，俱忌细脉，谓时与形俱不合也。秋冬老弱，不在禁例。大抵细脉、微脉，俱为阳气衰残之候，非行温补之剂，何以复其散失之元乎？常见虚损之人，脉已细而身常热，医者不究其原，而仍以凉剂投之，无异恶醉强酒，遂使真阳衰败，饮食不进，上吐下泻，是速之毙耳。《素问》云：壮火食气，少火生气。人非此火，无以运行三焦，熟腐五谷。奈何火已衰而犹清之润之，如水益深，真可悯也。虚劳之脉，细数并见者

死。细则气衰，数则血败故也。（以上均出自：二十八脉详辨）

《四诊抉微》

主病诗：细脉萦萦血气衰，诸虚劳损七情乖。若非湿气侵腰肾，即是伤精汗泄来。

分部诗：寸细应知呕吐频，入关腹胀胃虚形。尺逢定是丹田冷，泄痢遗精号脱阴。[以上均出自：细（阴）]

《脉理求真》

细为阳气衰弱之候。然细亦有分别，如细而兼浮，则为阳气衰弱；细而兼沉，则为寒气内中，或热传三阴；细而兼缓，则为湿中于内。皆当求其所因，不可混同施治。但脉既细如发，便属气虚，纵有内热，亦当兼固中气，不可纯用解热，以致其细益甚耳。况有内热全无，真元素亏，神气不持，而致脉见细象者乎！李士材曰：尝见虚损之人脉细身热，医不究原，而以凉剂投之，使真阳散败，饮食不进，上呕下泄，是速其毙耳。经曰：少火生气。人非此火，无以运行三焦，熟腐水谷。未彻乎此者，乌可以言医哉？然虚劳之脉，细数不可并见，并见者必死。细则气衰，数则血败，气血交穷，短期将至。（细脉）

细则气衰。

脉以和平为贵。凡脉细如蛛丝之状，其气自属衰弱。（以上均出自：新增四言脉要）

主气虚，亦主内实。

主气虚，亦主热结里虚。（以上均出自：新增脉要简易便知）

《脉理宗经》

（细脉）乃气冷血虚，不足以充之候。经曰：细则气少。

左寸细，惊悸怔忡，不寐，心无血养；右寸细，气少颓倦。左关细，目暗筋痿；右关细，少食虚满。左尺细，精冷下虚，泄泻；右尺细，下元冷惫。

春夏之令，少壮之人，忌见细脉，谓其脉不合时与形也。秋冬之际，老弱之人，脉细犹可。（以上均出自：细脉）

《脉理存真》

在阳为阳不足，在阴为阴不足。前大后小，则头疼目眩。前小后大，则胸满气短。

盖血令气虚，不足以充故也。为元气不足，乏力无精。内外俱冷，痿弱洞泄。为忧劳过度，为伤湿，为积，为痛在内及下。（以上均出自：脉阴阳类成）

《脉诊便读》

脉萦萦如蛛丝者，阴气衰也。细虽主乎阴虚，而却有阴中之水虚、阴中之火虚不同，在于沉细之中或兼迟或兼数以为分别。（二十四脉歌诀）

《诊脉三十二辨》

为吐衄，为忧劳过度，为湿。凡血衰气少则顺，否则逆。（三辨沉脉所统有五）

【形成机制】

细脉的形成，是由于气血不能充盈鼓搏血脉所致。血气不能充盈鼓搏血脉的原因，一是气血虚衰，无力充盈鼓搏；二是气机郁滞，气血不能充盈鼓搏于脉。二者皆可致细，然虚实不同，以细而有力、无力别之。

因虚而致细者，包括阴、阳、气、血的虚衰，当细而无力。

因实而致细者，包括七情所伤、六淫所客、气血痰食壅塞，皆可阻滞气机，束缚气血，气血不能充盈鼓搏于脉，而致脉细。邪阻气滞而细者，有沉按愈觉有力之感。

【主病】

1. 主脏腑虚损内伤　气血不足，气虚无力鼓搏血行，血少则脉道不充失养，收缩狭窄，故脉体细小力软，状如一线。《脉诊》："细脉多因气虚无力运血，血少不能满注脉道，以致脉管收缩变细，其充实度减少，致使脉来形细如线。"

2. 主寒湿内盛　寒湿内盛，遏伤阳气，阻滞脉道而不畅，脉气不充，血行受压，故寒凝脉缩变细小兼迟缓之象。周学海曰："元阳不足，阴寒盛于内外也，寒湿在内，风冷乘外……必见此脉。"林沛湘曰："脾虚湿阻，脉气不充，脉道受阻，脉细而兼缓。"

【兼脉】

细数脉。脉形细小，细如丝线为细；一息六至，曰数，相兼为细数脉。细为血少，数主热，细数结合，多是阴伤。细数脉沉取弦滑有力者，为痰浊郁热之象，是阴虚血亏，内有郁热；细数脉沉取无力者，为阴虚血少之象；细数脉按之滑濡者，为脾虚内有湿热之象。

细促脉。脉形细小，细如丝线为细；一息六至以上，时而一止，止而能复，曰促脉，相兼为细促脉。细促脉沉取有力弦滑者，为痰热有余，挟有郁结之象；细促脉按之濡滑而力弱者，为阳虚气分不足，而有湿痰阻结；细促脉中取沉取若无者，为气津大伤之象。

细迟脉。脉形细小，细如丝线为细，一息三至以下，曰迟，相兼为细迟脉。

细迟脉一般主血虚气弱，气血运行不畅。迟细而弦者，为肝郁血虚之象；迟细而滑濡者，为寒湿阻滞之象；迟细而弱，为阳虚不足、气血皆虚之象。

细紧脉。脉形细小，细如丝线为细；如切紧绳，崩急坚紧如转索，是谓紧脉，相兼为细紧脉。细紧脉按之弦滑有力者，为寒邪束表，里有热象；细紧脉沉取力弱者，为寒邪束表，正气不足；细紧脉按之濡滑力弱者，为寒邪束表，兼湿邪阻中。

细弦脉。脉形细小，细如丝线为细；弦脉端直，如按琴弦，挺然指下，相兼为细弦脉。细弦脉沉取滑数有力者，为肝郁血虚兼有痰热内蕴之象；细弦脉，中取略滑，沉取细弱无力者，为正气不足，肝郁阴虚内热之象。

细长脉。脉形细小，细如丝线为细；首尾俱端，直上直下，超出尺寸，为长脉，相兼为细长脉。细长脉按之弦实有力者，为肝郁内热之象；细长脉按之濡弱者，为湿阻阴伤之象；细长脉中取沉取无力者，为气虚阴伤兼有肝郁之象。

细弱脉。脉形细小，细如丝线为细；沉而细小为弱，相兼为细弱脉。细为血少，弱乃阳伤，一般主气血双亏。细弱脉沉取濡软无力者，为阳虚气弱；细弱脉沉取小弦有力者，为邪气内郁。

细滑脉。脉形细小，细如丝线为细；往来流利，如盘中之走珠为滑脉，相兼为细滑脉。细滑而弦，沉取弦滑略数者，为肝经有热，内有痰湿之象；细滑而濡，为湿邪阻滞，兼有血少阴伤之象；细滑沉取无力者，为阳虚正气大伤，兼有湿阻之象。

【医案】

细

周炳文（江西吉安地区医院主任医师）医案

何某，女，13岁。巅顶痛3年，发则剧痛不休，喜温重压，手足清冷，面色㿠白，脉细舌淡，阳虚风乘。温阳定风汤去蔓荆子。1剂痛减，4剂其痛若失，再服4剂，至今10年未发。

医案来源：单书健、陈子华《古今名医临证金鉴·头痛眩晕卷（第二版）》

编按：此案脉细，细主血少气衰，《濒湖脉学》："细脉萦萦血气衰，诸虚劳损七情乖。"《景岳全书》："（细脉）乃血气俱虚之候。"《脉理求真》："细为阳气衰弱之候。"舌淡，面色㿠白，手足清冷，为阳虚不足之象。结合症、舌、脉为气血俱虚，而以元阳亏虚为重。用温阳定风汤（党参、附片、全蝎、熟地黄、白芍、川芎）温阳益气，养血通脉。

细无力之一

刘某，男，10岁。2002年9月24日初诊。

脑膜炎愈后，一直头痛已3个多月。曾经西医、中医治疗无效，前来就医。胃痛时作，近日口腔又溃疡而影响进食，大便溏，日2次。舌胖色淡，苔薄白，脉细无力。证为脾虚，肝风未靖，以致头痛。

治以健脾息风，缓急止痛，方用四君子汤合芍药甘草汤加减。白芍15g，甘草10g，僵蚕10g，桂枝8g，鸡内金10g，丹皮10g，山药10g，党参8g，钩藤10g，炒白术8g，茯苓8g，蜈蚣3条，焦三仙各10g，全蝎5g，青皮6g，陈皮6g。3剂。

9月27日二诊：药后口腔溃疡愈，头痛减，但感头热，今日胃脘痛，大便溏，纳增，舌正常，苔薄白，脉细数。

白芍15g，甘草10g，僵蚕12g，蝉蜕6g，鸡内金15g，川芎10g，丹皮10g，山药10g，白芷10g，菊花10g，桂枝10g，蜈蚣3条，焦三仙各10g，全蝎5g，蔓荆子10g。7剂。

10月4日三诊：头已不痛，但有时头晕不适，纳差，大便稀，日3次，舌红，苔薄白，脉无力。用9月24日方，加栀子8g，连服14剂而愈。

医案来源：李士懋、田淑霄《平脉辨证相濡医案》

编按：本案脉细无力，舌胖色淡，苔薄白。脉细主血少气衰，舌胖色淡，为脾虚不能化生气血之象。《察病指南》："细为气血俱虚，为病在内。"《濒湖脉学》："细脉萦萦血气衰，诸虚劳损七情乖。"《景岳全书》："（细脉）乃血气俱虚之候。"《脉理求真》："细为阳气衰弱之候。"初诊用四君子汤合芍药甘草汤健脾息风，缓急止痛；二诊脉细数，舌正常，苔薄白，脾气健运，阴热风动，去四君子汤，加蝉蜕、菊花、白芷疏散风热；三诊脉无力，舌红，苔薄白，脾气仍虚，内有热象，继以四君子汤合芍药甘草汤加栀子健脾息风清热，缓急止痛治疗，遂愈。

细无力之二

郭某，女，41岁。1997年11月12日初诊。

头痛半年余，时有头晕，周身无力，睡眠差，近半月头痛加重，活动后尤甚，睡眠充足时可缓解。查：病人面色㿠白，精神欠佳，舌淡，有齿痕，苔薄白，脉细无力。诊断：头痛，气血两亏。治则：益气养血，通窍止痛。处方：柴胡、升麻、川芎、当归、太子参、炒白术、白芷、枳实、木香、砂仁各10g，白芍、熟地黄各20g，炙黄芪30g，细辛3g。服7剂后，头痛、头晕好转，周身自觉有力，仍食少，眠差，上方去木香、砂仁，加炙甘草、焦三仙、炒枣仁。服

7 剂痊愈。

医案来源：苏晶《程士德教授治疗头痛验案分析》

编按：本案脉细无力。《濒湖脉学》："细脉萦萦血气衰，诸虚劳损七情乖。"《景岳全书》："（细脉）乃血气俱虚之候。"《脉理求真》："细为阳气衰弱之候。"患者面色㿠白，精神欠佳，舌淡，有齿痕，苔薄白。结合症舌脉，为气血两亏之候，以八珍汤合补中益气汤加细辛益气养血，通窍止痛。气血充足，头痛自愈。

细而弱

何某，女，28岁，医生。1980年4月2日初诊。

自述头晕头痛、失眠多梦已半年，每当看书看报或给病人查病后，头晕头痛加重，自感头大如斗，全身乏力，惊恐不安，自汗常出，不能举步，常常不能坚持日常工作。食欲欠佳，舌质淡红、舌苔薄白，脉细而弱。辨证为气血亏虚，髓海失荣，治宜补养气血，归脾汤化裁。

方药：潞党参24g，生黄芪18g，当归10g，炒枣仁10g，茯神10g，远志8g，龙眼肉18g，生龙齿（先煎）18g，生牡蛎（先煎）24g，制首乌12g，枸杞子10g，木香（后下）1.5g，炙甘草6g。

5月10日二诊：服上方6剂后，自觉头大如斗、惊恐难受等症大减，出汗已止，但看书后头仍晕痛，全身乏力，失眠多梦，嘱其重服上方4剂。6月10日随访，患者服上方10剂后，又自按上方比例4倍共研末，加炼蜜制成丸剂，早晚开水冲服，每次10g。现睡眠正常，头痛头晕消除，能坚持日常工作。

按：本例为气血亏虚，髓海失荣而头晕头痛。劳则气伤血耗，故头晕头痛加重。中气耗损，则全身乏力、出汗；脾运失常，食欲欠佳，清阳不升，清窍不利故头大如斗。脑及心、肝、脾之血不足，故失眠多梦、惊恐不安、舌质淡红、脉象细弱。《黄帝内经·素问》曰："心主身之血脉。"脾为后天之本、气血生化之源，故治以养心益脾、气血双补，佐以潜镇。拟归脾汤加龙齿、牡蛎潜阳收敛，首乌、枸杞子滋阴养肝，使血生有源，肝脑得养，则诸症自去。

医案来源：宋鹭冰《宋鹭冰60年疑难杂症治验录：附温病六论》

编按：本案脉细而弱，为气血亏虚之象。《察病指南》："细为气血俱虚，为病在内。"《诊家正眼》："弱为阳陷，真气衰弱。"气血亏虚，髓海失荣之证明确，治疗以归脾汤补养气血、濡养脑窍，患者有失眠多梦、惊恐不安之症，佐以潜镇，药证相符，效果显著。

细弱而迟

乙未，余客上海，有张姓姜，小产后，两眼中间常有一星作痛，病已经年，问之诸医，莫名所以然。余切其脉，细弱而迟，知是平素血亏，血亏则气亏，气亏即火亏，遂合当归补血汤、胶艾汤加吴茱萸、牛膝、肉桂为方，温补而愈。

考《内经》察色篇，以两眼之间属心。经又云：心之合脉也。又云：诸脉皆属于目。西医亦云：心体跳动不休，周身血脉应之而动。可知脉为心血贯注之所，目又为血脉交会之所。今两眼间作痛，其为心中血虚无疑，何则？经云：诸痛皆属于心。又云：诸痛皆属于热。又云：心主血，心恶热。夫热，阳也；血，阴也。阴非阳不生，阴非阳不守，阴耗则阳气独胜，无所依附，势必循脉上浮，凑于两眼之间，安得不痛？余以补血为君，补气为臣，补火为佐，引热下行为使，病果应手而效。在麻衣相法，指两眼中央为山根，吾将以山根痛名之，附于眉棱痛、眼眶痛之后云。

医案来源：[清]陈廷儒《诊余举隅录》

编按：本案脉细弱而迟，脉细弱为气血亏虚，脉迟为寒。《察病指南》："细为气血俱虚，为病在内。"《诊家正眼》："弱为阳陷，真气衰弱。"《脉理宗经》："（迟脉）为阴盛阳亏之候，主寒。"用补气补血之剂加吴茱萸、肉桂温补，以牛膝下行通经，应手而效。

细而涩

李某，男，40岁，剑门公社社员。1980年12月9日初诊。

始时头部左侧疼痛，全身畏寒，继而满头昏痛，身寒全无。经用中药祛风散寒、潜镇凉泻、温补之剂等，西药解热止痛、镇静降压，历时5个月，病势如故。近日来，白日头痛尚可，夜间痛不可忍，势如锥刺，辗转反侧，需用热水袋熨敷或热姜片擦头后疼痛方可稍减。诊其脉细而涩，舌色紫晦苔少。脉症合参，辨为寒邪入客，脉络瘀阻。仿王清任通窍活血汤加味。

方药：川芎10g，桃仁10g，红花10g，赤芍10g，当归10g，生姜10g，大枣8枚，桂枝10g，麝香（另包，分冲服）1.5g。

二诊：服上方2剂后，头痛大减，但气少懒言、手足心热、脉舌如前，以养血益气佐以通络法治之。

生黄芪24g，当归10g，鸡血藤18g，制首乌12g，枸杞子10g，丹参12g。

服后痛失病愈，未再复发。

按：头为诸阳之会。本例属血虚寒客，脉络瘀阻，故前医祛风散寒、潜镇凉泻、温补诸方均不效。治当活血通络、温经散寒，选用通窍活血汤加桂枝。药后头痛大减。脉舌同前，惟增气乏懒言等，系外邪已去，本虚显露之征。即用滋阴养血益气的当归补血汤加鸡血藤、制首乌、枸杞子、丹参养血行血，虚实兼顾，病得痊愈。

医案来源：宋鹭冰《宋鹭冰60年疑难杂症治验录：附温病六论》

编按：本案脉细而涩。《濒湖脉学》："细脉萦萦血气衰，诸虚劳损七情乖。"《景岳全书》："（细脉）乃血气俱虚之候。"《伤寒论》："寸口脉微而涩，微者卫气弱，涩者营气不足。"《医脉真经》："涩为血滞痹之形。"细而涩为营血亏虚，气血运行不利之象。患者症见头痛夜间加剧，势如锥刺，得温则稍减，结合舌脉症，寒邪入客，脉络瘀阻之证，以通窍活血汤加桂枝温经通络，活血祛瘀治疗，药后头痛大减，邪去虚证显露，继以养血益气佐以通络法治疗，可见在治疗疾病过程中，证变脉也变，治法亦应随之而变，这是中医辨证论治的体现。

细数

李某，男，33岁。右侧头痛，痛势剧烈，心悸气短，烦闷失眠，病愈一年半之久，屡治罔效。病由情志过激，三昼夜不寐而起，体胖，脉细数。治以除湿化痰，理肝和胃。

云茯苓9g，猪赤苓（各）9g，焦薏米12g，朱通草1.5g，半夏9g，新会皮4.5g，北秫米9g，杭甘菊9g，川连（同炒制）4.5g，首乌藤9g，生枣仁9g，合欢皮9g，杭白芍9g，代代花1.5g。七剂。

二诊。头痛大为好转，余证亦减，舌红苔微黄，脉细弦。气水渐化，肝胃渐和，仍以上法加减续治。

白蒺藜9g，潼蒺藜9g，蔓荆子9g，炙首乌9g，生石决明12g，枣仁9g，川连2g，远志肉4.5g，代代花1.5g，炙半夏6g，合欢皮9g，朱茯神9g，焦薏米9g，朱通草1.5g。七剂。

上方继服七剂，头痛完全消失，诸恙悉除。

医案来源：天津市卫生局《津门医粹》

编按：此案初诊脉细数。脉细一般主血不足，数主热。《脉诀指掌》："细为气血两亏之脉，又为湿气阴邪伤里，主病在内。"患者体胖，阴血亏虚之象不显，为湿热困阻之象，治以除湿化痰，理肝和胃为主。二诊头痛大为好转，舌红苔微黄，脉细弦。脉细主血不足，弦脉主郁主痛，细弦为血虚肝郁。在除湿化痰，理肝和胃的基础上加养血平肝解郁之品，七剂，诸恙悉除。

细疾无伦

王东木孝廉，素有中寒痰饮证，暑月头痛，医作火治，投以石膏栀芩而痛甚。自以为剂轻，益加大剂，则头痛如破，以冷水渍布，覆于巅顶，渴欲冷饮，入口即吐，阴躁卧地，因便请诊。脉已七至，细疾无伦，赤身犹谓热甚，而实身冷多汗。余曰：此阴盛格阳，若不急温，则一战而脱。急进大剂四逆汤加吴茱萸、半夏，连投二碗。孙医后至，亦同前药，但加人参，少刻寒战索被，覆以厚棉。幸先投药，少刻回阳，次日阳躁虽愈，而头疼不止。至巳午时头痛，痛即呕哕不能食，因而废食者连旬。余以头风治疗，用当归四逆汤，加附子、生姜、半夏、天麻。恐头风损目，故用归芍以滋肝也。京口医家，犹云误用辛热，及彼复投大剂石膏，则痛而厥。又易医以湿痰处治，用苍术、五苓、吴萸、半夏，而痛不止，渐至患目。《经》云：因于湿，首如裹，而不痛。痰厥头痛，则不患目。其家以余言不谬，复召余治，易用清肝滋血辛平之剂，头痛目患渐愈。王兄自检眼科补肝丸方，以夏枯草、香附、甘草三味为丸，日服不辍，遂头目两症痊愈。其方虽名补肝，实清肝也。乃知治病宗经，必不至于大谬。

医案来源：［清］郑重光《素圃医案》

编按：本案为原有寒痰饮证，用膏栀芩大剂泻火，表面示赤身热甚，渴欲冷饮，实是阴寒太盛，阴盛格阳，脉象见细疾无伦，危候之象已现，急进大剂四逆汤加吴茱萸、半夏，以回阳救逆。后几易治疗，再投大剂石膏，则痛而厥。渐至头风损目，易清肝滋血辛平之剂，头痛目患渐愈。可见治病辨证的重要性。

疾脉为往来急数，一息七至，节律规整的一种脉象。《濒湖脉学》："七疾八极，九至为脱。"《诊家正眼》："疾为急疾，数之至极，七至八至，脉流薄疾。""六至以上，脉有两称，或名曰疾，或名曰极。总是急速之形，数之甚者。"疾脉多为热邪充极，阳盛阴衰，阴气欲竭之兆，或为元气将脱，病证危急之候。《诊家正眼》："疾为阳极，阴气欲竭，脉号离经，虚魂将绝，渐进渐疾，旦夕殒灭。"

细弦之一

聂某，女，36岁，长沙人，农民。2004年7月18日初诊。

诉反复右侧头面部疼痛2年，加重3天。患者近2年来常发生右侧头面部疼痛，痛如锥刺，昼轻夜重，时作时止，平日心烦易怒，无头部外伤史。西医诊断为"三叉神经痛"。此次又因情志刺激（大怒）后发病，伴口干口苦，大便秘结。诊见舌红，苔薄黄，脉细弦。

辨证：肝阳上亢。

治疗：镇肝息风，潜阳止痛。

主方：镇肝熄风汤加减。

方药：代赭石15g，炒龟板20g，玄参10g，天冬10g，川牛膝15g，白芍30g，生龙骨20g，生牡蛎20g，钩藤20g，酒大黄3g，甘草10g。10剂，水煎服。另：羚羊角片20g，研末装胶囊40个，每天早、晚各服2个。

2004年7月29日二诊：服上方后诸症悉减，舌红，苔薄黄，脉细弦。考虑

患者病已 2 年，久病入络，拟上方加入僵蚕 20g、全蝎 6g，以息风通络。再进
15 剂而病愈，半年后随访，未再发作。

按：此案之头痛以情志刺激发病，以心烦易怒、口苦苔黄为特点，为肝胆火
旺，肝阳上亢之象；其口干便秘，脉弦而细，是肝肾阴虚之征，故选镇肝熄风汤
为主方。

医案来源：熊继柏《一名真正的名中医：熊继柏临证医案实录 .1》

编按：本案脉细弦，细为阴亏，弦主郁，细弦为血虚肝旺。《察病指南》："细
为气血俱虚，为病在内。"《脉诀指掌》："弦为肝脉。"《景岳全书》："弦从木化，
气通乎肝，可以阴，亦可以阳。"症见右侧头面部疼痛，痛如锥刺，昼轻夜重，平
日心烦易怒，此次因情志刺激后发病，伴口干口苦，大便秘结。舌红，苔薄黄，
结合症、舌、脉，为肝阳上亢之证。镇肝熄风汤主治肝阳上亢，肝风内动之证，
加酒制大黄清上部火热，还可泻热通便，羚羊角加强清热平肝之力；因患者患病
较久，加僵蚕、全蝎以息风通络。辨证准确，效果卓著。

细弦之二

钱某，男，19 岁。1974 年 10 月 21 日初诊。

右侧偏头痛已有 1 周，起先未予重视，近两日来头痛愈来愈重，每次发作
前先有视物模糊，有搏动感，恶心，舌苔薄白，脉细弦。查体未见阳性体征。诊
为血管神经性头痛，治拟清肝活络。处方：钩藤（后下）30g，菊花 6g，白蒺藜
12g，川芎 15g，赤芍 15g，川牛膝 15g，生薏苡仁 30g，白豆蔻仁 10g，珍珠母
（先煎）30g。

11 月 25 日二诊：右偏头痛，舌质暗淡，苔白腻，脉细滑，先后予散风清肝、
芳化健脾法，头痛减轻，再守前意。处方：苍术 6g，藿香（后下）3g，省头草
（佩兰）12g，白芷 3g，川芎 6g，白蒺藜 12g，赤芍 15g，茯苓 15g，淡吴萸 3g。

12 月 5 日三诊：偏头痛减轻，痛处有搏动感，自觉口苦，白腻苔已净，脉细
弦。拟清肝活络。处方：钩藤（后下）30g，菊花 6g，夏枯草 15g，川芎 15g，赤
芍 15g，川牛膝 15g，淡吴萸 3g，省头草 12g，白芷 3g，茯苓 15g，陈皮 10g。

12 月 9 日四诊：右偏头痛，夜眠尚好，易困倦，舌苔薄白，脉细弦。处方：
生地黄 30g，菊花 6g，黑芝麻 15g，霜桑叶 12g，珍珠母（先煎）30g，生龙骨（先
煎）15g，生牡蛎（先煎）15g，川芎 15g，赤芍 15g，川牛膝 15g。

1975 年 1 月 2 日五诊：右偏头痛，视物不清，服用中药头痛减轻但不断发作，
曾服麦角胺稍好，休息近一个月，现仍有发作，不太重，有时服丸药。舌红，苔薄
黄，脉细弦。处方：生地黄 30g，玄参 12g，紫贝齿（先煎）30g，吴茱萸 3g，赤芍
15g，草红花 6g，谷精草 12g，菊花 6g，砂仁 3g，茯苓 15g，白豆蔻仁（打）3g。

1977年11月5日六诊：右偏头痛时轻时重，仍不断发作，舌苔白腻，脉滑。改化湿为主。处方：生薏苡仁30g，省头草12g，白豆蔻仁10g，茯苓15g，苍术6g，白芷6g，生蔓荆子6g，钩藤（后下）30g，川芎3g。

按：此为先生早年门诊病案。本案六次诊疗应证调整过程，对认识头风核心病机及主证至关重要。初诊以发作性头痛，有搏动感，伴视物模糊，当时诊为血管神经性头痛，属中医头风范畴，先生辨证为肝风夹瘀上扰清窍，予清肝息风活络治疗。二诊头痛减轻，舌质暗淡，苔白腻，脉细滑，肝风减而痰湿瘀阻显现，侧重散风芳化健脾、化湿通络佐以清肝活络。三诊湿浊化去，头痛好转，然患者出现口苦情况，恐辛温化湿之品有助火之弊。四、五诊继以清肝活络，据症加入育阴滋肝肾之品，以滋水涵木而固本。六诊头痛反复发作，以化湿平肝活络止痛治之。

从本案六次随诊，可见肝风、痰浊、瘀血阻络在偏头痛发病的不同时空程度有所不同，先生治疗随机应变，由清肝活络到芳香化浊健脾，进而清肝活络、芳香化浊并用的用药调整过程。

医案来源：谢颖桢《王永炎院士神经内科病证实验录》

编按：本案初诊脉细弦，二诊脉细滑，三诊、四诊、五诊脉细弦，六诊脉滑。脉变病机在变，治疗方法也变。细为阴亏，弦主郁，细弦为血虚肝旺。初诊予清肝活络法，予钩藤、菊花、白蒺藜、珍珠母平肝息风，川芎、赤芍、川牛膝活血通络，生薏苡仁、白豆蔻仁健脾，体现见肝之病当先实脾，治未病的治疗思想；二诊脉细滑，舌质暗淡，苔白腻。细为阴不足，又主湿气。《脉诀指掌》："细为气血两亏之脉，又为湿气阴邪伤里，主病在内。"滑脉主痰，予芳化健脾、散风清肝法，苍术、藿香、佩兰、茯苓健脾祛湿，淡吴萸疏肝下气，温中燥湿，白芷、川芎、白蒺藜祛风止痛，赤芍散瘀止痛。三诊、四诊、五诊脉细弦，继以滋阴平肝息风、活血止痛法。六诊脉滑，舌苔白腻。《濒湖脉学》："滑主痰饮。"《景岳全书》："（滑脉）乃气实血壅之候。为痰逆，为食滞，为呕吐，为满闷。"治疗以健脾化湿为主，兼平肝息风，以生薏苡仁、佩兰、白豆蔻仁、茯苓、苍术健脾化痰，钩藤平肝息风，白芷、川芎、蔓荆子祛风止痛。

细弦之三

姜女。雷头风已久，头痛左半尤甚，发际额上高突累累，两目赤肿，口碎舌红，脉细弦。外风引动内风，法当清降疏泄。

生石决（先煎）三钱，冬桑叶一钱五分，杭菊花二钱，苦丁茶二钱，蔓荆子三钱，白蒺藜四钱，乌玄参四钱，大白芍二钱，羌活一钱，香白芷一钱，薄荷炭一钱，荷蒂四个。

二诊：雷头风减而复剧，发际及额上高突累累，两目赤肿，口碎舌红，月事后期，脉弦细。血虚肝旺，风阳上升所致。速效难求。

生石决（先煎）一两，冬桑叶一钱五分，杭菊炭一钱五分，苦丁茶二钱，白蒺藜四钱，大川芎一钱，香白芷一钱，京赤芍二钱，粉丹皮一钱五分，薄荷炭一钱，大生地五钱，乌玄参四钱，荷蒂四个。

另：八味逍遥丸一两，四物丸一两，和匀，每服三钱，开水下。

三诊：雷头风举发已止，月事未调，白带多，腰痛，口碎。冲带已亏，拟膏方图之。

大生地五两，白归身三两，大白芍二两，大川芎一两，甘杞子（盐水炒）二两，女贞子四两，肥玉竹四两，潼白蒺藜各三两，杭菊炭二两，大丹参二两，川断肉三两，煅牡蛎五两，云神四两，乌贼骨（炙）三两，金香附二两。

上味煎汁熬糊，入清阿胶一两五钱烊化，再入白蜜十两收膏。

医案来源：许济群、王新华《贺季衡医案》

编按：此案初诊雷头风，伴两目赤肿，口碎舌红，脉细弦。细为阴亏，弦主郁，细弦为血虚肝旺。以清降疏泄、柔肝止痛治疗；二诊脉仍弦细，症仍见两目赤肿，口碎舌红，又有月事后期，以清降疏泄、活血祛风止痛治疗；三诊未言脉，头痛未再发作，但月事未调，白带多，腰痛，冲带亏虚，虚象已显，以四物汤加味治疗，并以膏剂缓图。

细弦滑

王先生，三十二岁，九月十八日。后脑阵阵掣痛，以手按摩后项则舒，舌苔白腻根厚，两脉细弦滑，胸膺掣痛，四肢筋络拘而不舒。病属肝气抑郁，肠胃有滞。拟以疏肝和络，佐以通导之味。

白蒺藜三钱，明天麻（三角胡麻三钱同炒）三钱，逍遥丸（布包）五钱，香橼皮五钱，旋覆花（布包）二钱，焦山栀钱五，小枳实（麸炒）二钱，海桐皮三钱，西秦艽三线，鲜枇杷叶（布包）三钱，苍耳子三钱，络石藤五钱，海风藤五钱，丝瓜络五钱，桑枝一两，赤芍二钱；酒军（研细末，以小胶管装，匀两次，药送下）二分。

九月二十日二诊：药后大便滞下两次，后脑掣痛已舒，四肢筋络未合，胸膺痞闷，舌苔渐化，两脉细滑。余滞未消，气不调顺，再以前法损益。

白蒺藜（去刺）三钱，逍遥丸（布包）五钱，香橼皮五钱，赤芍二钱，真郁金三钱，瓜蒌皮（枳壳一钱同炒）五钱，海藻三钱，海风藤五钱，旋覆花（布包）二钱，络石藤五钱，丝瓜络（桑枝一两同炒）五钱，海桐皮三钱，苍耳子三钱，西秦艽三钱。

医案来源：汪逢春《泊庐医案》

编按： 此案两脉细弦滑，舌苔白腻根厚。细主血少气衰，弦主郁，滑主痰，细弦滑脉，为肝郁血虚兼有痰浊内蕴之象，整体分析为肝气抑郁，肠胃有滞，治以疏肝和络，佐以消导。二诊舌苔渐化，两脉细滑，肝气已疏，继续和络消导治疗。

右关细涩，左关洪，左尺涩

一贵介，年三旬。先因齿痛，用石膏三钱煎服，顷即满头皆肿痛，牙根上腭肿势尤甚，俟天明稍退，盖得阳气故也。诊之，右关细涩，左关洪，左尺亦涩。余谓：须纳气下达，方得脉和，定方名羌活散火汤：羌活酒炒五分，防风三分，酒连一分，酒芩二分，白茯苓一钱，人参二钱，甘草五分，半夏一钱，补骨脂一钱，枸杞子一钱。二剂，其细涩脉即粗大，是阳气下行矣，头痛稍止，可见前头痛是下焦无阳，阴火上冲。服之八剂，头痛全止，齿根肿犹未退，脉则益和。余曰：将愈矣，此阳气已至羞所。果四五日出脓少许而瘳。

医案来源：［明］胡慎柔《慎柔五书》

编按： 本案右关细涩，左尺亦涩，唯左关独洪，示气机运行不利，郁而化火，热邪伏于体内不得透发，机体肾元亏虚。《诊家正眼》："左关见洪，肝木太过。"治疗以黄连、酒芩清热，羌活、防风发散郁火，以人参、白茯苓、甘草健运脾胃，以补骨脂、枸杞子补益肾元，半夏沉降，交通阴阳。用药后涩脉即粗大，肾元得充，气血充足，郁火透发，阴阳交通，疾病向愈。

肺脾二部脉极细无力

本城人李书林，作小贩贸易，头疼欲死，百治无效，请余诊治。肺脾二部脉极细无力，此上焦元气不足者令人头疼。倘不明此，误作他证治之，其病必重。治以大补元气，头疼自愈。遂用：党参15g，当归10g，川芎10g，白芍18g，熟地18g，炙黄芪15g，炮姜6g，肉桂10g，白芷6g，附子10g，升麻6g，柴胡10g，陈皮10g，服一帖稍效，四帖痊愈。

医案来源：瞿竹亭《湖岳村叟医案》

编按： 此案肺脾（右寸关）二脉极细无力。细脉主血少气衰。《察病指南》："细为气血俱虚，为病在内。"《脉理求真》："细为阳气衰弱之候。"右寸关属肺脾之位。总之，为中上二焦元气不足，治以大补元气，用补中益气汤，四帖痊愈。

小　脉

【脉象】

小脉形减于常脉一倍，三部皆有，指下显然，较细脉略大。

《诊宗三昧·师传三十二则》："小脉者，三部皆小，而指下显然。"

《脉如·小脉》："小脉者三部皆小，而指下显然。"

《脉理求真·小脉》："小则三部皆小，而指下显然。凡微细短弱，皆属小类。不似微脉之微弱依稀，细脉之微细如发，弱脉之软弱不前，按之乃得。短脉之首尾不及也。"

《脉理宗经·小脉》："小，较平脉稍小也，中外皆然。"

【鉴别】

小脉：形减于常脉一倍，三部皆有，较细脉略大。

细脉：脉来细而直，状如丝线。

短脉：脉来去短缩，不及本位，不能满部。

微脉：浮细无力，指下微弱模糊似有似无。

弱脉：沉弱无力，不见于浮位，其无力程度，甚于虚脉。

【历代医家对小脉主病的认识】

《脉经》

小弱而涩，胃反。（平杂病脉第二）

脉来小沉而实者，胃中有积聚，不下食，食即吐。（平五脏积聚脉证第十二）

《脉语》

小　脉形减于常脉一倍，曰小。《脉经》首论脉形二十四种，有细而无小，今之小即古之细乎。阴也，病为不足，若无病人，两手三部皆小，往来上下皆从，此禀质之清，不在病例。若一部独小、一手独小，曰病。乍大乍小，曰邪祟。诸部小而急，皆曰疝瘕。（诸脉状主病）

《四诊抉微》

滑伯仁曰：小脉，非细如发也。浮沉取之，悉皆损小，在阳为气不足，在阴为血不足。前大后小，则头痛目眩；前小后大，则胸满短气。（细）

《脉如》

夫脉之小弱，虽为元气不足，若小而按之不衰，久按有力，又为实热固结之象。总由正气不充，不能鼓搏热势于外，所以隐隐略见滑热之状于内也。设小而证见热邪亢盛，则为证脉相反之兆，亦有平人六脉皆阴，或一手偏小者。若因病而脉损小，又当随所见部分而为调适，机用不可不活也。假若小弱见于人迎，胃气衰也。见于气口，脾胃弱也。见于寸口，阳不足也。见于尺内，阴不足也。凡病后脉见小弱，正气虽虚，邪气亦退，故为内愈。设小而兼之以滑实伏匿，得非实热内蕴之征乎？经云：切其脉口，滑小紧以沉者，病益甚，在中。又云：温病大热而脉反细小，手足逆者死。乳子而病热，脉悬小，手足温则生，寒则死。此条与乳子中风热互发。言脉虽实大，不至急强，脉虽悬小，四肢不逆，可卜胃气之未艾。若脉失冲和，阳竭四末，神丹奚济，非特主产后而言，即妊娠亦不出于是也。婴儿病赤瓣飧泄，脉小手足寒，难已；脉小手足温，泄易已。腹痛，脉细小而迟者易治，坚大而急者，难治。洞泄食不化，脉微小流连者生，坚急者死。谛观诸义，则病脉之逆从可默悟矣。而《显微》又言前大后小则头痛目眩，前小后大则胸满短气，即仲景来微去大之变，虚中挟实之指，和盘托出矣。（小脉）

《脉理求真》

小为元气不足及病已退之势，如因病损小，其脉兼弱，见于人迎则为胃气衰也，见于气口则为肺气弱也，见于寸口则为阳不足也，见于尺内则为阴不足也，此皆无力之象。若使小而有力，脉兼滑实，则为实热固结。然脉不至急强，四肢不逆，犹云胃气之未绝。若胃气既无，生气已失，其奚济乎？经曰：切其脉口滑小紧益沉者，病益甚在中。又曰：温病大热而脉反细小，手足逆者死。《显微》曰：前大后小，则头痛目眩；前小后大，则胸满短气。（小脉）

《脉理宗经》

（小脉）为正气不足之候。小之极为微为细，主寒。《灵枢》云：小者血气皆小。又云：诸小者为阴，形气皆不足。经云：脉小实而坚者，主病在内。又曰：脉小者，尺肤亦减，而小气。又曰：小弱而涩者，胃反。又曰：尺坚大脉小，少气倦有加，立死。又曰：小弱而涩者，谓之久病。《灵枢》云：尺肤寒，其脉小者，泄而少气。脉小而数，主阴虚发热。小而迟，主虚寒痼冷。

左寸小，神昏善忘惊悸；右寸小，懒言气怯。左关小，目昏易怒；右关小，少食痞满。尺小，下元虚冷，腰膝软疼。（以上均出自：小脉）

《脉说》

小，阴也，病为不足。若无病人两手三部皆小，往来上下皆从，此禀质之清，不在病例。若一部独小，一手独小，曰病，在阳为气不足，在阴为血不足。前大后小，则头痛目眩；前小后大，则胸满短气。乍大乍小，曰邪祟。诸部小而急，癥疝也。（小）

【形成机制】

小脉的形成，是由于脏腑虚损内伤，邪阻脉道，脉气不畅，血行受压，或由于病后邪气退，正气虚，气血不足，气虚无力鼓搏血行，血少则脉道不充失养，故见脉体形减。

【主病】

1. 主气血不足　气血不足，伤阴伤阳，伤气伤血。
2. 主邪入血分　邪入血分，病久入络。
3. 主邪退正虚　邪去正虚，病已进入恢复期。如《伤寒论》曰："伤寒三日，少阳脉小者，欲已也。"

【兼脉】

小濡脉。脉形减于常脉一倍，三部皆有，指下显然，为小脉；柔而细软无力为濡脉，相兼为小濡脉。小濡而数，沉取力弱者，为正气亏虚，兼有湿热内阻之象；小濡而迟，沉取无力者，为正气不足，内有寒湿之证；小濡沉取弦细数者，为阴伤郁热，兼有痰湿之象；小濡沉取弦滑有力者，为痰湿内阻之象。

小滑脉。脉形减于常脉一倍，三部皆有，指下显然，为小脉；往来流利，如盘中之走珠为滑脉，相兼为小滑脉。小滑而数者，为正气亏虚，兼有痰热之象；小滑而濡，为湿邪阻滞，兼有血少阴伤之象；小滑沉取无力者，正气亏虚，兼有湿阻之象。

小紧脉。脉形减于常脉一倍，三部皆有，指下显然，为小脉；往来有力，左右弹手，如切绳状为紧，相兼为小紧脉。小紧脉沉取力弱者，为外受寒邪，内而正气不足；小紧脉按之濡滑力弱者，为外受寒邪，内兼湿邪阻中；小紧脉按之弦滑有力者，为寒邪束表，里有痰湿之证。

小涩脉。脉形减于常脉一倍，三部皆有，指下显然，为小脉；细、迟、短、滞曰涩，相兼为小涩脉。小涩脉一般主血少营伤之证。小涩脉沉取有力，为癥瘕积聚固结之象；小涩脉沉取无力，为阴阳气血不足之象。

【医案】

小弦数

王某，年五十六岁，十一月廿六日。血虚生风，半片头痛，痛甚损目，目起翳障，潮热口苦，心悸眩晕，眠食欠安，脉小弦数，治宜育阴潜阳。

西洋参、东白芍、制首乌、归身、甘菊蕊、冬桑叶、石决明、炒丹皮、玫瑰花、蔓荆、朱茯神。

外风宜以后川芎茶调散法。

诸风掉眩痰多，宜痫厥方治之。

医案来源：［清］凌奂《凌临灵方》

编按：本案脉诊小弦数，脉小为正气不足，小弦数为阴虚阳亢。《四诊抉微》："浮沉取之，悉皆损小，在阳为气不足，在阴为血不足。"《脉诀指掌》："弦为肝脉，弦数肝热。"《诊家正眼》："弦数多热，弦迟多寒。"本案小弦数为阴虚阳亢之象，治疗以育阴潜阳为法，并以川芎茶调散疏风止痛。

微　脉

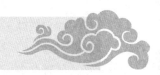

【脉象】

微脉是指脉来极其细小，浮取轻软，似有若无，按之欲绝，重按则无之状。

《脉经·脉形状指下秘诀第一》："微脉，极细而软，或欲绝，若有若无。一曰小也。一曰手下快。一曰浮而薄。一曰按之如欲尽。"

《察病指南·八里脉》："指下寻之若有若无，极细而浮软，往来如秋风吹毛而无力，故名曰微也。"

《脉诀指掌·辨脉形名状》："微者，极细而软，若有若无。"

《濒湖脉学·微（阴）》："微脉，极细而软，按之如欲绝，若有若无，《脉经》。细而稍长（戴氏）。"

《脉理集要·脉理详解辨》："微为微眇，较细不及，似有似无，蛛丝相类。即应指极细。"

《脉语·诸脉状主病》："脉来极细而软，或欲绝、若有若无也。"

《医宗必读·新著四言脉诀》："濡甚则微，不任寻按。"

《医宗必读·新著四言脉诀》："微脉者，浮而极小极软，比于濡脉则更甚矣。欲绝非绝，似有若无八字，可为微脉传神。"

《诊家正眼·微脉（阴）》："体象：微脉极细，而又极软，似有若无，欲绝非绝。"

《诊家正眼·微脉（阴）》："微之为言，若有若无也。其象极细极软，古人以尘与微并称，便可想见其细软之极矣。张仲景曰：瞥瞥如羹上肥，状其软而无力也。萦萦如蛛丝，状其细而难见也。所以古人有言曰：似有若无，欲绝非绝。惟斯八字，可为微脉传神。若诊者心神浮越，未能虚静，而卒然持之，竟不得而见也。世俗未察微脉之义，每见脉之细者，辄以微细并称，是何其言之不审耶？"

《脉诀汇辨·微脉（阴）》："体象：微脉极细，而又极软，似有若无，欲绝非绝。"

《脉诀汇辨·微脉（阴）》："微之为言，近于无也。仲景曰：'瞥瞥如羹上肥'，状其软而无力也。'萦萦如蚕丝'，状其细而难见也。古人'似有若无，欲绝非绝'八字，真为微脉传神。"

《诊宗三昧·师传三十二则》："微脉者，似有若无，欲绝非绝。而按之稍有模糊之状。"

《脉理会参·二十八脉详辨》："微脉极细，浮而濡甚为微。而又极软，似有若无，欲绝非绝。"

《四诊抉微·微》："微脉极细，而又极软，似有若无，欲绝非绝，《素问》谓之小，气血微则脉微也。"

《证治合参·脉体捷法》："微脉，极细而软，无浮沉之别曰微。"

《脉理求真·微脉》："微则似有若无，欲绝不绝，指下按之，稍有模糊之象。凡细小虚涩，皆属微类。不似弱脉之小弱分明，细脉之纤细有力也（语出张璐）。又濒湖'体状相类诗'曰：微脉轻微瞥瞥乎，按之欲绝有如无。微为阳弱细阴弱，细比于微略较粗。"

《脉学类编·微脉（阴）》："濡甚则微，不任寻按。"

《脉学类编·微脉（阴）》："微脉极细而软，按之如欲绝，若有若无（《脉经》）。细而稍长（戴氏）。气虚微则脉微（《素问》）。"

《脉理宗经·微脉》："王叔和曰：微脉极细而软，按之欲绝非绝，若有若无。戴同父曰：细而稍长。不合。《说约》曰：微不显也。依稀轻渺，似有似无。"

《诊脉三十二辨·四辨迟脉所统有五》："若轻诊即见，重按如欲绝，有而若无者曰微。"

【鉴别】

微脉：浮细无力，指下微弱模糊似有似无。

细脉：脉来细而直，状如丝线。

濡脉：软细而无力。

弱脉：沉弱无力，不见于浮位，其细与无力程度，皆甚于虚脉。

散脉：脉形浮大无伦，搏动极不整齐，似花瓣飘散无根之貌。

【历代医家对微脉主病的认识】

《伤寒论》

寸口脉微而涩，微者卫气不行，涩者荣气不逮。荣卫不能相将，三焦无所仰，身体痹不仁。

寸口脉微而涩，微者卫气衰，涩者荣气不足。

寸口脉微而缓，微者卫气疏，疏则其肤空；缓者胃气实，实则谷消而水化

也。（以上均出自：平脉法第二）

太阳病，发热恶寒，热多寒少，脉微弱者，此无阳也，不可更汗，宜桂枝二越婢一汤方。（辨太阳病脉证并治上第五）

少阴之为病，脉微细，但欲寐也。（辨少阴病脉证并治第十一）

伤寒，脉微而厥，至七八日，肤冷，其人躁，无暂安时者，此为脏厥，非蛔厥也。（辨厥阴病脉证并治法第十二）

恶寒，脉微（一作缓），而复利，利止亡血也，四逆加人参汤主之。（辨霍乱病脉证并治第十三）

《金匮要略》

百合病者，百脉一宗，悉致其病也。意欲食，复不能食，常默默，欲卧不能卧，欲行不能行，饮食或有美时，或有不用闻食臭时，如寒无寒，如热无热，口苦，小便赤，诸药不能治，得药则剧吐利，如有神灵者，身形如和，其脉微数。（百合狐惑阴阳毒病脉证治第三）

寸口脉微而数，微则无气，无气则荣虚，荣虚则血不足，血不足则胸中冷。（呕吐哕下利病脉证治第十七）

产妇郁冒，其脉微弱，不能食，大便反坚，但头汗出。所以然者，血虚而厥，厥而必冒，冒家欲解，必大汗出。以血虚下厥，孤阳上出，故头汗出。所以产妇喜汗出者，亡阴血虚，阳气独盛，故当汗出，阴阳乃复。大便坚，呕不能食，小柴胡汤主之。（妇人产后病脉证治第二十一）

《脉经》

微而紧者，有寒。

微弱者，有寒，少气。（以上均出自：平杂病脉第二）

少阴病脉微（一作濡而微弱）。不可发其汗，无阳故也。（病不可发汗证第一）

太阳病，得之八九日，如疟状，发热而恶寒，热多寒少，其人不呕，清便续自可，一日再三发，其脉微而恶寒，此为阴阳俱虚，不可复发汗也。（病不可发汗证第一）

少阴病，脉微，不可发其汗，无阳故也。阳已虚，尺中弱涩者，复不可下之。（病不可下证第六）

百合之为病，其状常默默欲卧，复不能卧，或如强健人，欲得出行，而复不能行，意欲得食，复不能食，或有美时，或有不用闻饮食臭时，如寒无寒，如热无热，朝至口苦，小便赤黄，身形如和，其脉微数。百脉一宗，悉病，各随证治之。（平阳毒阴毒百合狐惑脉证第三）

男子脉微弱而涩，为无子，精气清冷。（平血痹虚劳脉证第六）

寸口脉微而弱，气血俱虚，男子则吐血，女子则下血。呕吐、汗出者，为

可。（平惊悸衄吐下血胸满瘀血脉证第十三）

寸口脉微而数，微则无气，无气则荣虚，荣虚则血不足，血不足则胸中冷。（平呕吐哕下利脉证第十四）

问曰：病欬逆，脉之何以知此为肺痈？当有脓血，吐之则死，后竟吐脓死，其脉何类？师曰：寸口脉微而数，微则为风，数则为热；微则汗出，数则恶寒。（平肺痿肺痈咳逆上气淡饮脉证第十五）

脉微而迟，必发热；弱而数，为振寒，当发痈肿。（平痈肿肠痈金疮侵淫脉证第十六）

师曰：寸口脉微而涩，微则卫气不足，涩则血气无余。卫不足，其息短，其形燥；血不足，其形逆，荣卫俱虚，言语谬误。

师曰：脉微，血气俱虚，年少者亡血也。乳子下利为可，不者此为居经，三月一来。（以上均出自：平带下绝产无子亡血居经证第四）

尺寸俱微，厥，血气不足，其人少气。

寸口微，无阳外寒。（以上均出自：手检图三十一部）

《察病指南》

左手寸口脉微，心脏虚，多忧惕，寒热更作，寒气上侵，心胸痞结，阳不足恶寒，虚劳盗汗。微而浮弱，心中寒。

左手关上脉微，心下气满郁结，目暗生花，四肢拘急。

左手尺内脉微，主败血不止，男子溺血，女子崩血，久为白带。

右手寸口脉微，上焦寒气痞结，微弱为少气中寒。

右手关上脉微，胃中寒气胀满，饮食不化，厥逆拘急。

右手尺内脉微，小腹寒气，积聚肚痛，脐中声吼而泻。

尺寸俱微，男子五劳，妇人绝产。

微浮，秋吉冬病。（以上均出自：八里脉）

《脉诀指掌》

（微脉）与人迎相应，则风暑自汗；与气口相应，则阳虚脱泄。（辨脉形名状）

微为虚甚，为弱症，为衄，为呕，为泄，为大汗亡阳、盗汗、伤液，为拘急血脉不荣，为少气寒中、阳虚自汗外寒、血虚内热、阳微恶寒、阴微发热虚汗、劳热骨蒸、崩中日久，为白带漏下多时、骨亦枯、为久虚之象。寸微气促心惊；关微胀满，脾虚肝血亏；尺微精血脱、消瘅、虚痛、腰胁以下虚疼喜按、足痿不用。（辨八里脉病证）

《濒湖脉学》

主病诗：气血微兮脉亦微，恶寒发热汗淋漓。男为劳极诸虚候，女作崩中带下医。寸微气促或心惊，关脉微时胀满形。尺部见之精血弱，恶寒消瘅痛呻吟。

微主久虚血弱之病，阳微恶寒，阴微发热。《脉诀》云：崩中日久肝阴竭，漏下多时骨髓枯。以上均出自：[微（阴）]

《诊家正眼》

主病：微脉模糊，气血大衰。左寸惊怯，右寸气促。左关寒挛，右关胃冷。左尺得微，髓绝精枯；右尺得微，阳衰命绝。（微脉阴）

《脉诀汇辨》

主病：微脉模糊，气血大衰。左寸微者，心虚忧惕。微在左关，寒挛气乏。左尺得微，髓竭精枯。右寸微者，中寒少气。微在右关，胃寒气胀。右尺得微，阳衰寒极。[微脉（阴）]

《脉理会参》

微脉模糊，气血几无。左寸惊悸，右寸气呼。（喘息）。左关寒挛，右胃冷结。左尺阳衰，右尺精竭。阳微恶寒（寸），阴微发热（尺）。

轻取之而如无，故曰阳气衰；重按之而欲绝，故曰阴气竭。长病得之，多不可救，谓正气将次灭绝也；卒病得之，犹或可生，谓邪气不至深重也。

微主久虚血弱之症，阳微恶寒，阴微发热。若非峻补，难以回生。（以上均出自：二十八脉详辨）

尺脉微弱而涩，少腹冷，恶寒，年少得之为无子，年大为绝产。（妇人脉）

《四诊抉微》

主病诗：气血微兮脉亦微，恶寒发热汗淋漓。男为劳极诸虚候，女作崩带下血医。

分部诗：寸微气促或心惊，关脉微时胀满形，尺部见之精血弱，恶寒消瘅痛呻吟。

分部主病：滑伯仁曰：浮而微者阳不足，必身恶寒；沉而微者阴不足，主脏寒下痢。

滑伯仁曰：左寸微，心虚惊怯忧惕，营血不足；关微，四肢恶寒拘急；尺微，伤精尿血，女人崩带；右寸微，寒痞，冷痰不化，少气；关微，胃寒气胀，食不化，脾虚噫气，腹痛；尺微，泄泻，脐下冷痛。士材云：阳衰命绝。[以上均出自：微（阴）]

《证治合参》

（微脉）为血气俱虚之候。为虚弱，为呕，为泄，为虚汗，为拘急，为崩漏败血不止。微弱为少气，浮而微者，为阳不足，主脏寒下痢。（脉体捷法）

《脉理求真》

微为阳气衰微之候。凡种种畏寒、虚怯、胀满、呕吐、泄泻、眩晕、厥逆并伤精失血等症，皆于微脉是形，治当概作虚治（语出景岳）。又李士材曰：仲景云瞥瞥如羹上肥状，其软而无力也。萦萦如蜘蛛丝状，其细而难见也。轻取之而如无，故曰阳气衰；重按之而欲绝，故曰阴气竭。长病得之死，谓正气将次灭绝也；卒病得之生，谓邪气不至深重也。然有痛极脉闭，脉见沉伏，与面有热色，邪未欲解，并阴阳俱停，邪气不传，而脉俱见微者。若以微为虚象，不行攻发，何以通邪气之滞耶？必热除身安，方为欲愈之兆耳。（微脉）

微为气衰，其损在阳。

阳微恶寒，阴微发热。

微为气衰，其损在阳，亦须分其阳分阴分，以别恶寒发热之治也。（以上均出自：新增四言脉要）

主阴阳气绝，亦主邪实。（新增脉要简易便知）

《脉象统类》

微为久虚血弱之候，又主阴寒或伤寒蓄热在里，脉道不利，亦有微细濡弱，不可为寒者，当以标本别之。总之，气血微，脉即微。

凡脉微，为虚弱，为虚汗，为泄泻，为少气，为崩漏不止。兼浮，阳不足，必身恶寒冷。兼沉，阴不足，必脏寒下利。

左寸　心虚忧惕、荣血不足。

左关　胸满气乏、四肢恶寒、拘急。

左尺　男子伤精尿血，女子崩漏败血不止或赤白带下。

右寸　上焦寒、痞痛、冷痰凝结不化、中寒少气。

右关　胃寒气胀、食不能化、脾虚噫气、心腹冷痛。

右尺　脏寒泄泻、脐下冷痛。（以上均出自：迟）

《脉学类编》

主病诗：气血微兮脉亦微，恶寒热汗淋漓。男为劳极诸虚候，女作崩中带下医。寸微气促或心惊，关脉微时胀满形。尺部见之精血弱，恶寒消瘅痛呻吟。[微脉（阴）]

阳微恶寒，阴微发热，男微虚损，女微泻血。

阳微阴微者，谓浮为阳，沉为阴也，故浮微主恶寒，沉微主发热，男主劳极诸虚，女主崩中带下。（以上均出自：切脉论证）

《脉理存真》

（微脉）为气血俱虚之候，为虚弱，为泄，为虚汗，为崩漏，败血不止，为少气。浮而微者，阳不足，必身体恶寒。沉而微者，阴不足，主脏寒下利。左寸微，心虚忧惕，荣血不足，头痛胸痞，虚劳盗汗。关微，胸满气乏，四肢恶寒，拘急。尺微，败血不止，男为伤精尿血，女为血崩带。右寸微，上焦寒痞，冷痰不化，中寒少气。关微，胃寒气胀，食不化，脾虚噫气，心腹冷痛。尺微，脏寒

泄泻，脐下冷痛。(脉阴阳类成)

《脉诊便读》

微脉主阳虚，久病者多见之。然濡脉尚未至大虚，微则于浮分中竟有如无欲绝之象，恐几微之元气去而难留。故微与濡虽同主乎虚，而形有不同，虚在等第。以治法论之，濡脉或望峻温、峻补，以挽虚阳。微脉之虚，所虚已极，恐温补有所难挽耳！(二十四脉歌诀)

《诊脉三十二辨》

(微脉)阴也，是劳极诸虚之候。浮微阳不足，沉微阴不足。曾经汗吐下后见之，为阴阳将自和欲愈之脉。(四辨迟脉所统有五)

【形成机制】

1. 气血衰弱　气血弱，气衰则无力运血，血少则无以充脉，脉气衰微，鼓搏无力，故见极细而软，若有若无，按之欲绝之状。如《金匮要略》曰："微则无胃气。"又曰："微则无气。"

2. 阳气衰微　阳气虚衰，无力鼓荡血脉，脉亦可微。症见畏寒、肢厥、萎靡、嗜卧、吐利、胀满等。如《伤寒论》曰："少阴之为病，脉微细，但欲寐也。"又曰："少阴病，脉微，不可发汗，亡阳故也。"

3. 邪去正未复　外邪入里不解，邪气肆逆，损伤气血，亡阳脱津，脉气衰微，可见脉微欲绝；如正气渐复，邪气有外出之际，此时脉来隐隐有浮动之微象。例如《伤寒论》曰："少阴病脉紧，至七八日，自下利，脉暴微；手足反温，脉紧反去者，为欲解也，虽烦下利，必自愈。"《伤寒论》又曰："脉阳微而汗出少者，为自和也。"《金匮要略》曰："脉微弱数者为欲自止，虽发热不死。"当然，此种脉微，未必都是浮细无力之微脉，亦可指脉见和缓或缓弱无力之脉，此皆为邪去，正气未复，向愈之征。

【主病】

1. 主阳气衰微　阳气衰微，则大汗淋漓，汗清稀而凉，兼见肌肤凉，手足冷，口不渴，喜热饮，蜷卧神疲等。微脉主久病体弱，气血双亏，尤其是阳气虚极，多见于五劳七伤一类的虚极病人。《伤寒论》："太阳病，得之八、九日，如疟状……脉微而恶寒者，此阴阳俱虚，不可更发汗，更下，更吐也。"

2. 主气血大亏　气血大亏，则气短懒言，倦怠乏力，面色苍白，心悸头晕，唇舌色淡，或失血诸症。《景岳全书》："微乃血气俱虚之候，为畏寒，为恐惧，为怯弱，为少气，为中寒，为胀满，为呕哕，为泄泻，为衄崩，为虚汗，为食不化，为腰腹疼痛，为伤精失血，为眩晕厥逆。此虽气血俱虚，尤为元阳亏损，最是阴寒之候。"李时珍曰："微主久虚血弱之病，阳微恶寒，阴微发热，自非峻补，难可回春。"

【兼脉】

微弱脉。极细而软，欲绝非绝，若有若无，曰微；沉细而软曰弱，相兼为微弱脉。微弱脉为正气亏衰至极之候。如《伤寒论》："太阳病，发热恶寒，热多寒少，脉微弱者，此无阳也，不可发汗。"《金匮要略》："产妇郁冒，其脉微弱，不能食，大便反坚，但头汗出。所以然者，血虚而厥，厥而必冒。"

微涩脉。极细而软，欲绝非绝，若有若无，曰微；细、迟、短、滞曰涩，相兼为微涩脉。微为阳气微，涩为精血亏，微涩脉为阴阳两虚之候。《伤寒论》："少阴病，下利，脉微涩，呕而汗出，必数更衣，反少者，当温其上，灸之。"《金匮要略》："问曰：血痹病，从何得之？师曰：夫尊荣人骨弱肌肤盛，重因疲劳汗出，卧不时动摇，加被微风，遂得之。但以脉自微涩在寸口，关上小紧，宜针引阳气，令脉和紧去则愈。"

微细脉。极细而软，欲绝非绝，若有若无，曰微；状若丝线，曰细，相兼为微细脉。微细而弦，为阴失涵养，阴损及阳；微细按之若无者，为阴阳两亏之证。

微缓脉。极细而软，欲绝非绝，若有若无，曰微；一息四至，散慢不收敛，曰缓，相兼为微缓脉。微缓脉一般为邪退正虚之候。《伤寒论》："太阳病，得之八九日，如疟状，发热恶寒，热多寒少，其人不呕，清便欲自可，一日二三度发，脉微缓者，为欲愈也。"

微数脉。极细而软，欲绝非绝，若有若无，曰微；一息六至以上，曰数，相兼为微数脉。微为气血衰微，已虚之气不能固于其位而见脉数，微数脉为虚风内动之候。《金匮要略》："夫风之为病，当半身不遂，或但臂不遂者，此为痹。脉微而数，中风使然。"

【医案】

微弱

若华。忽病头痛，干呕，服吴茱萸汤，痛益甚，眠则稍轻，坐则满头剧痛，咳嗽引腹中痛，按之则益不可忍，身无热，脉微弱，但恶见火光，口中燥，不类阳明腑实症状。盖病不专系肠中，而所重在脑，此张隐庵所谓阳明悍热之气上循入脑之证也。

按：即西医所谓脑膜炎之类。及其身无热，脉微弱之时，而急下之，所谓釜底抽薪也。若身有大热，脉大而实，然后论治，晚矣。

生川军三钱，芒硝三钱，枳实四钱，厚朴一钱。

按：若华女士服本方后约三小时，即下，所下非燥矢，盖水浊也，而恙乃悉除，不须再诊。

医案来源：曹颖甫《经方实验录》

编按：此案脉微弱，症见头痛，干呕，坐则满头剧痛，眠则稍轻，恶见火光，口中燥。患者头痛和体位有明显的相关性，为低颅压性头痛。《灵枢·经脉》载："胃足阳明之脉……是动则病……病至则恶人与火。"中医诊为胃足阳明之病变，但未见阳明腑实症状，也未见脉大而实，根据症状分析为脑膜炎，为阳明悍热之气上循入脑之证，早期应用大承气汤，急下以釜底抽薪，恙乃悉除。

六脉极其微细，且多涩滞

朱怀川乃甥年二十余岁，苍黑而修长，平素作劳，时有外遇，间常忍饥做事。今三月初旬，云风寒头痛，末愈。清明日，复又出游，或末忌口，其日大风，不无受寒，归来头痛更甚，昼夜喊叫，以手摩捏稍定，否则又重痛如锥刺。医作感寒头痛，乃用羌防解表之类，痛愈甚。及邀予诊，六脉极其微细，且多涩滞，而身又清凉，予曰："此劳倦内伤、兼受阴寒之证，法宜温补。"或曰："头痛不分昼夜，已是风寒。"予曰："风寒头痛岂有身不发热之理。据脉又系中虚，全无表证，口渴不饮，舌润无苔。"乃用补中汤加姜附，两剂头痛随止。因食鸭蛋一枚，其夜胃气又疼，不能伏枕。次早观之，而胀仍缓弱，予曰："无非寒气之所使也。若非阴寒，则服前药而头痛不能止矣。"于是，仍用前方再加吴茱萸、山楂、玄胡索。一剂痛除，数剂痊愈。

医案来源：[明]程从周《程茂先医案》

编按：患者平素劳欲伤肾，加之外受阴寒之气，六脉微细且涩，舌润无苔，提示气血阴阳亏虚，经脉不通。《脉象统类》："微为久虚血弱之候，又主阴寒或伤寒蓄热在里，脉道不利，亦有微细濡弱，不可为寒者，当以标本别之。总之，气血微，脉即微。"六脉微细且涩，为气血阴阳亏虚，不能濡养经脉，致经脉不通之证，治以补中汤加姜附以温运脾阳、生血养阴，服用两剂，脉仍缓弱，前方加吴茱萸、山楂、延胡索以温运脾阳、消食和胃、散寒止痛。药证相合，疗效快捷。

尺微寸滑

李士材治蒋少宰，头痛如破，昏重不宁。风药血药痰药，久治无功。脉之，尺微寸滑，肾虚水泛为痰也。地黄四钱，山药、丹皮、泽泻各一钱，茯苓三钱，沉香八分，日服四剂，两日辄减六七。更以七味丸，人参汤送，五日其痛若失。（近日上盛之病最多，观此可悟一切少阴病）

医案来源：［清］俞震《古今医案按》［清］魏之琇《续名医类案》

编按：此案脉尺微寸滑，滑脉主痰饮积食，微为阳气衰微，尺微寸滑，上盛下虚，下虚为肾虚，上盛为痰。《濒湖脉学》："气血微兮脉亦微，恶寒发热汗淋漓。""寸滑膈痰生呕吐。"《脉理存真》："尺微，脏寒泄泻，脐下冷痛。"《脉理宗经》："左寸滑，心悸，痰滞心包；右寸滑，咳嗽痰喘，胸满。"此案肾虚而不能温运痰湿，上泛为痰，用地黄、山药补肾；茯苓、泽泻健脾化痰；牡丹皮清泄相火；沉香纳气归元；人参补脏气不足。

左微细欲绝，右弦无力

于某，女，52岁。2004年10月8日初诊。头蹦痛，头晕已2年，心动悸不能活动，不得眠，常因头蹦痛整夜不得眠。腹痛，嗳气，有气自胃脘上冲胸。脉左微细欲绝，右弦无力。舌暗，苔糙微黄。

证属：肾阳虚，水饮上凌。

法宜：温阳制水。

方宗：真武汤加减。炮附子18g，干姜7g，茯苓15g，白术10g，白芍12g，生姜5片。

10月22日二诊：上方共服21剂，头痛晕著减，尚时隐痛，已不蹦，冲气已平，心悸、腹痛、嗳气除，脉弦尚减。舌暗，苔已退。继予上方加生晒参12g，桂枝12g，炙甘草6g。

11月15日三诊：上方继进14剂，脉转弦缓，症已瘥，嘱服金匮肾气丸1个月。

医案来源：李士懋、田淑霄《平脉辨证治专病》

编按：本案初诊脉左微细欲绝，右弦无力。脉微细欲绝为阳衰，弦脉主郁主痛，左脉属血分，右脉属气分。综合分析，本案以阳虚为主，阳虚不能运化水湿，阴寒夹水饮之气上逆，冲于腹则腹痛，凌于心则心悸，干于巅则头痛眩。《伤寒论》云："太阳病，发汗，汗出不解，其人仍发热，心下悸，头眩，身眴动，振振欲擗地者，真武汤主之。"用真武汤温阳利水；二诊头痛晕著减，脉弦尚减，仍微细欲绝，继续加桂枝甘草汤生阳化气，生晒参调补气血；三诊脉转弦缓，症已瘥，继续服金匮肾气丸善后。

紧　脉

【脉象】

紧脉脉来紧张有力，如绷紧的绳索，屈曲不平，上下左右交替弹指。

《伤寒论·辨脉法第一》："脉紧者，如转索无常也。"

《脉经·脉形状指下秘诀第一》："紧脉，数如切绳状。一曰：如转索之无常。"

《察病指南·七表脉》："按之实数，似切绳状，来疾而有力，故名曰紧也。"

《医脉真经·七表脉》："紧者阳也，其来劲急，按之则长。举之如牵绳转索之状。"

《脉诀指掌·辨脉形名状》："紧者，转动无常，形如索绷。"

《濒湖脉学·紧（阳）》："紧脉，来往有力，左右弹人手……紧乃热为寒束之脉，故急数如此，要有神气。《素问》谓之急。《脉诀》言：寥寥入尺来。崔氏言：如线，皆非紧状。或以浮紧为弦，沉紧为牢，亦近似耳。"

《濒湖脉学·紧（阳）》："举如转索切如绳，脉象因之得紧名。总是寒邪来作寇，内为腹痛外身疼。"

《脉理集要·脉理详解辨》："紧者劲急，大而搏指，如转索状，即弦有力。"

《医宗必读·新著四言脉诀》："有力为紧，切绳极似。""紧脉者，紧急有力，左右弹手。切绳者，喻其紧，亦喻左右弹也。"

《诊家正眼·紧脉（阴中之阳）》："体象：紧脉有力，左右弹人，如绞转索，如切紧绳。"

《诊家正眼·紧脉（阴中之阳）》："紧者，绷急而兼绞转之形也。古称热则筋纵，寒则筋急。此惟热郁于内，而寒束于外，故紧急绞转之象，征见于脉耳！《素问》曰：往来有力，左右弹人手，则刚劲之概可鞠。夫寒者，北方刚劲肃杀之气，故紧急中复兼左右弹手之象耳。仲景曰：如转索无常。叔和曰：数如切绳。丹溪曰：如纫箅线。譬如以二股三股纠合为绳，必旋转而绞，乃紧而成绳耳。可见紧之为义，不独纵有挺急，抑且横有转侧也。苟非横有转侧，则《内经》之左右弹人，仲景之转索，丹溪之纫线，叔和之切绳，将何所取义乎？高阳生伪诀未察诸家之说，而妄云寥寥入尺来，不知于紧之义何居乎？"

《脉诀汇辨·紧脉（阴中之阳）》："体象：紧脉有力，左右弹人，如绞转索，如切紧绳。紧者，绷急而兼绞转之形也，多袅动夭矫之势。《素问》曰：往来有力，左右弹人手。则刚劲之概可掬。"

《脉理会参·二十八脉详辨》："紧脉有力，数而有力为紧。左右弹人，如绞转索，如切急绳。"

《四诊抉微·紧》："体状诗：紧脉有力，左右弹人，如绞转索，如切紧绳。李濒湖曰：紧乃热为寒束之脉，故急数如此，要有神气，《素问》谓之急。"

《四诊抉微·紧》："举如转索切似绳，脉象因之得紧名。总是寒邪来作寇，内为腹痛外身疼。"

《证治合参·脉体捷法》："紧脉，举按急数，指下如牵绳，转索之状曰紧。"

《脉理求真·紧脉》："紧则往来劲急，状如转索，虽实不坚。脉紧有力，左右弹人，如绞转索，如切紧绳。凡弦数之属，皆属紧类。不似弦脉之端直如弦，牢革之强直搏指也（语出张璐）。又濒湖"体状诗"曰：举如转索切如绳，脉象因之得紧名。总是寒邪来作寇，内为腹痛外身疼。《汇辨》云：紧较于弦，更加挺劲之异。丹溪云：紧如二股三股纠合为绳，必旋绞而转，始得紧而成绳。可见紧之为义，不独纵有挺急，抑且横有转侧也。"

《脉象统类·数》："数而弦急为紧，其象来时劲急，按之长，左右弹指，举之若牵绳转索之状。"

《脉学类编·紧脉（阳）》："有力为紧，弹如转索。"

《脉学类编·紧脉（阳）》："紧脉往来有力，左右弹人手（《素问》）。数如切绳（《脉经》）。如转索无常（仲景）。如纫箪丝（丹溪）。"

《脉学类编·紧脉（阳）》："体状诗：举如转索切如绳，脉象因之得紧名。"

《脉理宗经·紧脉》："紧者，动急而不和缓也。按之搏指长而左右弹，如切绳绞索之象，曰紧。《素问》：紧脉往来有力，左右弹手。又曰：脉紧者，转索无常也。《灵枢》：急者多寒，急紧象也。"

【鉴别】

紧脉：按之如切绳转索，左右旋转而紧急。

弦脉：端直而长，无左右绞急之状。

实脉：强劲有力无转索状。

牢脉：重按至筋骨，实大微弦而长。

动脉：无头无尾，如豆大，转转动摇，为数而兼紧、兼滑、兼短。

促脉：脉数急促有歇止。

【历代医家对紧脉主病的认识】

《伤寒论》

太阳病，或已发热，或未发热，必恶寒，体痛，呕逆，脉阴阳俱紧者，名曰伤寒。（辨太阳病脉证并治上第五）

病人脉阴阳俱紧，反汗出者，亡阳也，此属少阴，法当咽痛而复吐利。（辨少阴病脉证并治第十一）

病人手足厥冷，脉乍紧者，邪结在胸中，心中满而烦，饥不能食者，病在胸中，当须吐之，宜瓜蒂散。（辨厥阴病脉证并治第十二）

《金匮要略》

胁下偏痛，发热，其脉紧弦，此寒也，以温药下之，宜大黄附子汤。

脉紧如转索无常者，有宿食也。脉紧头痛风寒，腹中有宿食不化也。（以上均出自：腹满寒疝宿食病脉证治第十）

少阴脉紧而沉，紧则为痛，沉则为水，小便即难。（水气病脉证并治第十四）

《脉经》

问曰：尝为人所难，紧脉何所从而来？师曰：假令亡汗，若吐，肺中寒，故令紧；假令欬者，坐饮冷水，故令紧。假令下利者，以胃中虚冷，故令紧也。（辨灾怪恐怖杂脉第十二）

寸口脉紧，苦头痛，骨肉疼，是伤寒。宜服麻黄汤发汗，针眉冲、颞颥，摩治伤寒膏。

关脉紧，心下苦满急痛。脉紧者为实，宜服茱萸当归汤，又大黄汤，两治之，良。针巨阙、下管，泻之。《千金》云：服茱萸当归汤，又加大黄二两佳。（平三关病候并治宜第三）

尺脉紧，脐下痛。宜服当归汤，灸天枢，针关元补之。

寸口脉紧或浮，膈上有寒，肺下有水气。（以上均出自：平三关病候并治宜第三）

脉紧而长过寸口者，注病。

关上脉紧而滑者，蛔动。（以上均出自：辨三部九候脉证第一）

凡亡汗，肺中寒饮，冷水咳嗽，下利，胃中虚冷，此等其脉并紧。

紧而急者，遁尸。

盛而紧，曰胀。

紧而滑者，吐逆。

紧而数，寒热俱发，必下乃愈。

紧数者，可发其汗。（以上均出自：平杂病脉第二）

寸口脉双紧，即为入，其气不出，无表有里，心下痞坚。（脾足太阴经病证第五）

病者手足厥冷，脉乍紧，邪结在胸中，心下满而烦，饥不能食，病在胸中，当吐之。（病可吐证第五）

伤寒，其脉阴阳俱紧，恶寒发热，则脉欲厥。厥者，脉初来大，渐渐小，更来渐大，是其候也。恶寒甚者，翕翕汗出，喉中痛。热多者，目赤，睛不慧。医复发之，咽中则伤。若复下之，则两目闭，寒多清谷，热多便脓血。熏之则发黄，熨之则咽燥。小便利者可救，难者，必危殆。（病不可下证第六）

少阴脉紧而沉，紧则为痛，沉则为水，小便即难。（平水气黄汗气分脉证第八）

寸口脉紧如转索，左右无常者，有宿食。

寸口脉紧，即头痛，风寒，或腹中有宿食不化。（以上均出自：平腹满寒病宿食脉证第十一）

寸口紧，头痛，逆气。关上紧，心下痛。尺中紧，脐下少腹痛。（手检图三十一部）

《察病指南》

主痛。

左手寸口脉紧，主头痛。紧而沉，心中气逆冷痛。

左手关上脉紧，主心下苦满热，及心腹痛，筋脉拘急，主风气伏阳上冲，化为狂病。紧而实，主患疟癖。

左手尺内脉紧，主脐下及腰脚痛。

右手寸口脉紧而沉滑，肺气实，主咳嗽。

右手关上脉紧，主脾中痛，胁肋下拘急，欲吐不吐，干呕气逆冲，昏闷。盛紧者，腹胀。紧而滑者，为宿食，为蛔动，为吐逆。

右手尺内脉紧，主下焦疼痛。

紧而长过寸口者，为疰病。紧而急者，遁尸。紧而数者，寒热俱发，下之乃愈。尺寸俱紧而数，其人中毒吐逆。（以上均出自：七表脉）

《脉诀指掌》

（紧脉）与人迎相应，则经络伤寒；与气口相应，则脏腑作痛。（辨脉形名状）

紧为寒脉，为头痛、身痛、筋骨肉痛，为咳，为喘满。浮紧为肺有水；浮紧而滑为蛔动，为宿食，为吐逆；紧急为遁尸；紧数为寒热；浮紧似弦，沉紧似牢，又紧为寒将热缚之脉，故人迎紧伤寒，太阳气郁而发热头痛，气口为伤食，食郁脾阳则手足心发热；浮紧表寒；沉紧里寒；寸紧风寒喘咳、风痛吐痰饮；关紧肝脾气结、心腹冷痛；尺紧少腹痛，阴寒疝瘕、奔豚、腰胁以下诸痛、中恶；

浮紧咳嗽；沉紧皆主死。(辨七表脉病证)

《濒湖脉学》

主病诗：紧为诸痛主于寒，喘咳风痫吐冷痰。浮紧表寒须发越，紧沉温散自然安。寸紧人迎气口分，当关心腹痛沉沉。尺中有紧为阴冷，定是奔豚与疝疼。诸紧为寒为痛，人迎紧盛伤于寒，气口紧盛伤于食，尺紧痛居其腹。沉乃疾在其腹。中恶浮紧，咳嗽沉紧，皆主死。[紧(阳)]

《景岳全书》

紧脉阴多阳少，乃阴邪激搏之候，主为痛为寒，紧数在表，为伤寒发热，为浑身筋骨疼痛，为头痛项强，为咳嗽鼻塞，为瘴为疟。沉紧在里，为心胁疼痛，为胸腹胀满，为中寒逆冷，为吐逆出食，为风痫反张，为疝癖，为泻痢，为阴疝。在妇人为气逆经滞，在小儿为惊风抽搐。(通一子脉义)

《诊家正眼》

主病：紧主寒邪，亦主诸痛。左寸逢紧，心满急痛；右寸逢紧，伤寒喘嗽。左关、人迎，浮紧伤寒；右关、气口，沉紧伤食。左尺见之，脐下痛极；右尺见之，奔豚疝疾。

兼脉：浮紧伤寒，沉紧伤食。急而紧者，是为遁尸。数而紧者，当主鬼击。

中恶、祟乘之脉而得浮紧，谓邪方炽而脉无根也；咳嗽、虚损之脉而得沉紧，谓正已虚而邪已痼也，咸在不治之例。[以上均出自：紧脉(阴中之阳)]

《脉诀汇辨》

主病：紧主寒邪，亦主诸痛。左寸紧者，目痛项强。紧在左关，胁肋痛胀。左尺紧者，腰脐作痛。右寸紧者，鼻塞膈壅。紧在右关，吐逆伤食。右尺得紧，奔豚疝疾。

紧为收敛之象，犹天地之有秋冬，故主寒邪。阳困阴凝，故主诸痛。

兼脉：浮紧伤寒，沉紧伤食。急而紧者，是谓遁尸。数而紧者，当主鬼击。

浮紧有力，无汗，发热，恶寒，头项痛，腰脊强拘急，体痛，骨节疼，此为伤寒邪在表也。独右关紧盛为饮食内伤，两手脉俱紧盛即是夹食伤寒。遁尸鬼击者，皆属阴邪之气卒中于人，邪正交争，安得不急数乎？中恶祟乘之，脉而得浮紧，谓邪方炽而脉无根也；咳嗽虚损之脉而得浮紧，谓正已虚而邪方痼也。咸在不治。[以上均出自：紧脉(阴中之阳)]

《脉理会参》

紧主寒邪，亦主诸痛。左寸逢紧，心满痛急。右寸逢紧，伤寒喘咳。左关人迎，浮紧伤寒。右关气口，沉紧伤食。左尺见之，脐下痛极。右尺见之，奔脉疝疾。中恶祟乘之脉而得浮紧，谓邪方炽而脉无根也。咳嗽虚损之脉而得沉紧，谓正已虚而邪已痼也。均为不治。浮紧伤寒，沉紧伤食，或为寒积。紧洪痈疽，紧数中毒，紧细疝瘕，紧实胀腹。

紧者，绷急而兼绞转之象也。热则筋纵，寒则筋急。此惟热郁于内而寒束于外，故紧急绞转之象见焉。夫寒者，北方刚劲肃杀之气，故紧急中复见左右弹手之象也。合观《内经》之左右弹，仲景之如转索，丹溪之如纫线，叔和之如切绳，可见紧之为义，不独纵有挺急，抑且横有转侧也。（以上均出自：二十八脉详辨）

《四诊抉微》

主病诗：紧为诸病主于寒，喘咳风痛吐冷痰。浮紧表寒须发越，紧沉温散自然安。

急而紧者，是谓遁尸；数而紧者，当主鬼击。

分部诗：寸紧人迎气口分，当关心腹痛沉沉。尺中有紧为阴冷，定是奔豚与疝疼。

张路玉曰：紧为诸寒收引之象。亦有热因寒束，而烦热拘急疼痛者，如太阳寒伤营证是也。

然必人迎浮紧，乃为表证之确候；若气口盛坚，又为内伤饮食之兆。《金匮》所谓脉紧头痛风寒，腹中有宿食也。

刘河间曰：与洪数相兼者，为热痛；或微细阴脉相兼者，为寒痛。

汪子良曰：左寸微紧伤寒，沉紧心中气逆冷痛；右寸浮紧，头疼，鼻塞，膈壅，沉紧滑，肺实咳痰。左关浮紧筋疼，沉紧胁疼，寒郁紧实痃癖；右关浮紧腹膨，沉紧腹疼吐逆。尺脉浮紧，腰脚痛，按涩则为耳闭；沉紧脐下痛，小便难；细紧小肠疝气。[以上均出自：紧（阴中之阳）]

《证治合参》

（紧脉）为邪风激搏，伏于荣卫之间，为寒为痛。浮紧为伤寒身痛，沉紧为腹中有寒，为风痛，紧数为寒热。（脉体捷法）

《脉理求真》

紧为阴邪内闭。如脉见浮紧，则必见有头痛、发热、恶寒、咳嗽、鼻塞、身痛不眠表症。脉见沉紧，则必见有胀满、厥逆、呕吐、泻利、心胁疼痛、风痫痃癖里症。然总皆是阳气不到，以至如是耳。仲景云：曾为人所难，紧脉从何来？假令亡汗若吐，以肺里寒，故令脉紧也；假令咳者，坐饮冷水，故令脉紧也；假令下利，以胃中虚冷，故令脉紧也。（紧脉）

紧主寒痛，有表有里。

浮紧则为寒闭于表，必有身痛头痛恶寒等症可察。沉紧则为寒束于里，必有肚腹胀满逆痛等症可察。（以上均出自：新增四言脉要）

主寒闭，亦主表虚。（新增脉要简易便知）

《脉象统类》

紧为寒风搏急，伏于营卫之间之候。凡紧脉皆主寒与痛，内而腹，外而身，有痛必见紧象。亦有热痛者，必兼实数，热为寒束，故急数如此，但须有神气为妙。

凡脉紧，人迎伤寒，气口伤食。兼浮，伤寒而身痛。兼沉，腹中有寒，或为风痫。

左寸　头热目痛，项强。兼沉，心中气逆，或多寒冷。

左关　心腹满痛、腰痛、胁痛、筋急。紧甚，伤寒浑身痛。兼实，痃癖。

左尺　腰连脐下及脚痛，小便难。

右寸　鼻塞、膈壅。兼沉滑，肺实咳嗽或多痰。

右关　吐逆、脾腹痛。紧太盛，腹胀伤食。

右尺　下焦筑痛。（以上均出自：数）

《脉学类编》

诸紧为寒为痛，人迎紧盛伤于寒，气口紧盛伤于食，尺紧痛居其腹，沉紧疾在其腰。

总是寒邪来作寇，内为腹痛外腰疼。

主病诗：紧为诸痛主于寒，喘咳风痛吐冷痰。浮紧表寒须发越，紧沉温里自然安。寸紧人迎气口分，当关心腹痛沉沉。尺中有紧为阴冷，定是奔豚与疝疼。〔以上均出自：紧脉（阳）〕

紧脉主寒，又主诸痛，浮紧表寒，沉紧里痛。景岳曰：紧脉多阴少阳，乃阴邪激搏之候，故主寒主痛，浮紧在表，为伤寒发热，沉紧在里，为胸腹胁痛之候也。（切脉论证）

《脉理存真》

为邪风激搏，伏于荣卫之间，为痛，为寒。浮紧为伤寒身疼。沉紧为腹中有寒，为风痫。左寸紧，头热，目眩，舌强。紧而沉，心中气逆冷痛。关紧，心腹满痛，胁痛，肋急。紧而盛，伤寒浑身痛。紧而实，痃癖。尺紧，腰脚脐下痛，小便难。右寸紧，鼻塞膈壅。紧而沉滑，肺实咳嗽。关紧，脾腹痛，吐逆。紧盛，腹胀伤食。尺紧，下焦筑痛。（脉阴阳类成）

《脉诊便读》

紧形弦急，指下如切紧绳之状。为阴加于阳，阳与之争，固结不解者，乃见此脉。故紧脉不与迟、细之脉兼见，惟寒邪外来正不虚者，乃见紧脉。观其弦、急、数、大之形，概可想见。若紧见于浮，则知表受寒邪，即见头痛、恶寒等症，用麻黄、桂枝等汤辛温发散，汗之而表自解矣。若见沉紧，为里寒猖獗，又当用四逆等大辛大热之品宣之散之，以正气不虚，无事乎补也。倘脉见迟细，则寒为虚寒矣。如仲景之桂枝人参汤、桂枝附子汤，以及理中、真武等法，皆为或表或里虚寒者设也。但紧脉之形，既如弦如绳，亦不能独见一部一指之下，以定寸、关、尺何脏何腑受邪，只能于浮、沉中辨其或表或里，如欲识其为何脏何腑所受之寒邪，莫如以病证、病情参互，方能着实。总之，紧为骤得急切之寒，故脉亦骤见急切之状。《金匮》痉病、宿食诸症皆见紧脉，以此推之，则紧脉又不独主于寒耳。（二十四脉歌诀）

【形成机制】

紧脉为阴阳相搏，阴凝阳争之脉。寒邪中人，正邪交争，脉来急数有力如绷紧的绳索。

1. 阴寒之邪偏盛，侵袭人体，凝聚不散，阳气与之剧争搏激，致使脉道拘急收缩而束敛，脉气劲急伸张力争而过，故指下紧急而挺劲之感。

2. 冷痰宿食之邪伤内，阴阳失和，邪气滞留脉中，郁闭化热，搏击气血，脉道绷急有力，状如切绳。

3. 经脉壅塞不通，正邪交争于内，阴邪外束不得入，正气在内而欲出，脉道拘急紧张，气血冲击外鼓，脉道劲急似弦带长状。

【主病】

1. 主寒　紧为诸寒收引之象。寒性凝泣收引，脉急而紧，左右弹指。寒袭于表，则肌表之经脉气血不得畅达，不通而头身痛。寒袭于里，则里之经脉气血不得畅达，经脉拘急收引而胸腹痛。

2. 主邪阻　气血为邪气所阻遏，脉失阳气之温煦鼓荡、阴血之充盈濡养，亦可拘急而为紧。

(1) 宿食阻遏。《金匮要略》："脉紧如转索无常者，宿食也。"又曰："脉紧头痛，风寒，腹中有宿食不化也。"此即宿食阻隔气机，经脉失于阳气之温煦鼓荡，拘急而紧。头痛风寒者，非风寒所客，乃宿食不化，郁滞气机，阳气不升而头痛，状如风寒，而实为食积，类似伤寒。

(2) 阴浊闭阻。《金匮要略》："脉紧大而迟者，必心下坚；脉大而紧者，阳中有阴，可下之。"又曰："膈间支饮，其人喘满，心下痞坚，面色黧黑，其脉沉紧。"阴浊阻滞阳气，经脉失于阳气之温煦鼓荡，故尔脉紧。下其阴浊，阳气得伸，脉紧自去。

(3) 热结阻滞。《伤寒论》："阳明病，脉浮而紧，咽燥口苦，腹满而喘，发热汗出，不恶寒反恶热，身重。"一派阳明热结之象，脉反紧，此即热结阻隔气机，气血被缚而不肯宁静，左冲右突，形成左右弹指之紧脉。又曰："结胸热实，脉沉而紧。"仲景明确指出热实致紧，可知紧亦主热结。

3. 主虚

(1) 阳虚。阳虚阴寒内盛，经脉拘急而为紧。如《伤寒论》："病人脉阴阳俱紧，反汗出者，亡阳也，此属少阴。"又曰："伤寒若吐若下后，心下逆满，气上冲胸，起则头眩。脉沉紧，发汗则动经，身为振振摇者，茯苓桂枝白术甘草汤主之。"此亦为阳虚水饮上泛之脉紧。

(2) 阴虚。阴血虚，不能濡养经脉，致经脉拘紧而为紧。如《伤寒论》曰："衄家，不可发汗，汗出必额上陷，脉急紧，直视不能瞬，不得眠。"

【兼脉】

紧浮脉。脉浮取如切紧绳，崩急坚紧如转索，是谓紧浮脉。紧浮脉按之有力者，为表寒外束，正气不虚；紧浮脉，两关滑实有力者，是外有表寒，内有积滞不化之象；紧浮脉，按之虚弱者，为中阳不足，表受风寒之证；紧浮脉，沉取细弦者，为阴液损伤，外受风寒之证。

紧沉脉。按之如切绳状，往来有力，左右弹手，曰紧；举之不足，按之有余，曰沉，两脉相合，是谓紧沉。紧沉而按之滑实有力者，为寒邪内聚之证；沉紧且两关弦滑有力者，为里寒不解，肝脾不和，有形积滞阻于中焦之象；脉象沉紧而细，为阳气郁结之象；脉象沉紧大而有力，为寒水搏结之象；紧沉而按之无力者，为寒邪中阻，中气不足之象。

紧滑脉。按之如切绳状，往来有力，左右弹手，曰紧；往来流利，如盘中之走珠为滑脉，两脉相合，是紧滑脉。紧滑脉，沉取搏指有力者，为风寒外束，内有郁热之象；紧滑脉，按之细弦，为寒凝气机阻滞之证；紧滑脉，按之濡软无力者，为气虚内有痰浊，外为风寒外束之证；紧滑脉，沉取虚弱无力者，为里虚正气不足，兼有寒邪外束之象。

紧细脉。按之如切绳状，往来有力，左右弹手，曰紧；脉形细小，细如丝线为细，两脉相合，是谓紧细脉。紧细脉按之弦滑有力者，为阴伤寒凝，兼有积滞不化之证；紧细脉按之濡滑力弱者，为阴伤寒凝，兼湿邪阻中之证；紧细脉沉取力弱者，为阴伤寒凝，正气不足之证。

紧数脉。按之如切绳状，往来有力，左右弹手，曰紧；一息六至，曰数，两脉相合，是紧数脉。紧数脉，沉取搏指有力者，为风寒外束，内有郁热之象。

【医案】

六脉紧

杨某，女，54岁。生育九胎，曾患肺结核，身体瘦弱，易受外感。平时多汗，心慌，四肢冷感。一周前来京途中又受感冒，经服中药发汗过多，身如水洗，自觉口鼻发凉，四肢寒冷。近日又感朝冷暮热，时时汗出，头痛如裂，大便溏稀。舌苔白，六脉紧。

辨证立法：平素体弱多汗，肢冷，已见阳虚之象，近期感寒，服发汗药后，大汗淋漓阳虚更甚，遂致头痛如裂，急拟理中扶阳为治。

处方：川附片15g，淡干姜6g，米党参20g，云茯苓10g，云茯神10g，野于术10g，当归身6g，桑螵蛸10g，炙甘草10g，大红枣5枚，煨生姜2片。

二诊：连服五剂，除大便仍溏之外，诸证悉退。

处方：每日早服附子理中丸1丸，晚服参茸卫生丸1丸。连服十日。

医案来源：施今墨《施今墨临床经验集》

编按：此案六脉紧，舌苔白。紧为诸寒收引之象。《脉诀指掌》："紧为寒脉，为头痛、身痛、筋骨肉痛，为咳，为喘满。"《濒湖脉学》："紧为诸痛主于寒，喘咳风痫吐冷痰。"《景岳全书》："紧脉阴多阳少，乃阴邪激搏之候，主为痛为寒。"《证治合参》："（紧脉）为邪风激搏，伏于荣卫之间，为寒为痛。"患者平素身体瘦弱，此次感冒，经服中药发汗过多，阳随汗泄，症见四肢寒冷，时时汗出，大便溏稀，阳虚之象明显，易再受外邪侵袭，患者六脉紧，为阳虚外受寒邪，治疗以理中法扶阳，正气充盈外邪自解，所谓"正足邪自去"。

弦 脉

【脉象】

弦脉是脉来端直而长，举之应指，按之不移，挺然状如弓弦。

《伤寒论·辨脉法第一》："脉浮而紧者，名曰弦也。弦者，状如弓弦，按之不移也。"

《金匮要略·腹满寒疝宿食病脉证治第十》："其脉数而紧乃弦，状如弓弦，按之不移。"

《脉经·脉形状指下秘诀第一》："弦脉，举之无有，按之如弓弦状。一曰：如张弓弦，按之不移。又曰：浮紧为弦。"

《察病指南·七表脉》："劲急如张弓弦，故名曰弦也。"

《医脉真经·七表脉》："弦者阳也，按之不移，举之应手，其来端直，状如丝弦。"

《脉诀指掌·辨脉形名状》："弦者，端直劲长，如张弓弦。"

《濒湖脉学·弦（阳中阴）》："弦脉，端直以长（《素问》），如张弓弦（《脉经》），按之不移，绰绰如按琴瑟弦（《巢氏》），状若筝弦（《脉诀》），从中直过，挺然指下（《刊误》）。"

《濒湖脉学·弦（阳中阴）》："体状诗：弦脉迢迢端直长，肝经木旺土应伤。怒气满胸常欲叫，翳蒙瞳子泪淋浪。"

《脉理集要·脉理详解辨》："弦为琴弦，初中末直，其来挺然而不搏指。即端直而长。"

《医宗必读·新著四言脉诀》："长而端直，状类弓弦。"

《医宗必读·新著四言脉诀》："弦者，劲而端直之象。"

《诊家正眼·弦脉（阳中之阴）》："体象：弦如琴弦，轻虚而滑，端直以长，指下挺然。"

《脉诀汇辨·弦脉（阳中之阴）》："体象：弦如琴弦，轻虚而滑；端直以长，指下挺然。"

《脉诀汇辨·弦脉（阳中之阴）》："弦之为义，如琴弦之挺直而略带长也。弦脉与长脉皆主春令，但弦为初春之象，阳中之阴，天气犹寒，故如琴弦之端直，而挺然稍带一分之紧急也。长为暮春之象，纯属于阳，绝无寒意，故如木干之迢直以长，纯是发生气象也。"

《脉理会参·二十八脉详辨》："弦如琴弦，指下挺然。轻虚而滑，端直长纤。"

《脉理会参·二十八脉详辨》："弦如琴弦之挺直，而略带长也。"

《四诊抉微·弦》："体状诗：弦如琴弦，轻虚而滑，端直以长，直下挺然。"

《四诊抉微·弦》："弦脉迢迢端直长，肝经木旺土应伤。怒气满胸常欲叫，翳蒙瞳子泪淋浪。"

《证治合参·脉体捷法》："弦脉，端直以长，如弦隐指曰弦。"

《脉理求真·弦脉》："弦则端直而长，举之应指，按之不移。凡滑大坚搏之属，皆属弦类。不似紧脉之紧急有力，状如转索弹手，革脉之弦大而数也。语出张璐。又濒湖'体状诗'曰：弦脉迢迢端直长，肝经木旺土应伤。怒气满胸常欲叫，翳蒙瞳子泪淋浪。'相类诗'曰：弦脉端直如丝弦，紧则如绳左右弹。紧言其力弦言象，牢脉弦长沉伏间。蔡西山曰：阳搏阴为弦，阴搏阳为紧，阴阳相搏为动，虚寒相搏为革，阴阳分体为散，阴阳不续为代。"

《脉理求真·新增四言脉要》："若弦则劲直不挠，有似弓弦，不似紧脉弦急弹人。"

《脉理求真·新增脉要简易便知》："端直而长，浮沉皆见。"

《脉学类编·长脉（阳）》："长而端直，弦脉应指。"

《脉学类编·弦脉（阳中阴）》："弦脉端直以长（《素问》）。如张弓弦（《脉经》）。状若筝弦（《脉诀》）。按之不移，绰绰如按琴瑟弦（《巢氏》）。从中直过，挺然指下（《刊误》）。"

《诊脉三十二辨·二辨浮脉所统有十》："若按之端直以长，状若筝弦，挺然指下者曰弦，为阳中伏阴，属木。"

【鉴别】

弦脉：端直而长，如张弓弦，无左右绞急之状。

长脉：迢直而长，如循长竿，过于本位，末梢无如张弓弦状。

紧脉：按之如切绳转索，左右旋转而紧急，无挺直象。

牢脉：重按至筋骨实大微弦而长，不似弦脉轻取如端直而长。

【历代医家对弦脉主病的认识】

《伤寒论》

伤寒，脉弦细，头痛发热者，属少阳。少阳不可发汗，发汗则谵语。此属

胃，胃和则愈，胃不和，烦而悸。（辨少阳病脉证并治第九）

少阴病，饮食入口则吐，心中温温欲吐，复不能吐，始得之，手足寒，脉弦迟者，此胸中实，不可下也，当吐之。若膈上有寒饮，干呕者，不可吐也，当温之，宜四逆汤。（辨少阴病脉证并治第十一）

《金匮要略》

夫痉脉，按之紧如弦，直上下行。（痉湿暍病脉证治第二）

师曰：疟脉自弦，弦数者多热，弦迟者多寒。弦小紧者下之差，弦迟者可温之，弦紧者可发汗、针灸也，浮大者可吐之，弦数者风发也，以饮食消息止之。（疟病脉证并治第四）

寸口脉弦者，即胁下拘急而痛，其人啬啬恶寒也。（腹满寒疝宿食病脉证第十）

脉双弦者，寒也，皆大下后喜虚。脉偏弦者，饮也。

脉弦数，有寒饮，冬夏难治。

咳家，其脉弦，为有水，十枣汤主之。（以上均出自：痰饮咳嗽病脉证并治第十二）

寸口脉弦而紧，弦则卫气不行，即恶寒，水不沾流，走于肠间。（水气病脉证并治第十四）

脉弦者虚也。胃气无余，朝食暮吐，变为胃反。寒在于上，医反下之，今脉反弦，故名曰虚。（呕吐哕下利病脉证治第十七）

转筋之为病，其人臂脚直，脉上下行，微弦。转筋入腹者，鸡屎白散主之。（跌蹶手指臂肿转筋阴狐疝蛔虫病脉证治第十九）

《脉经》

寸口脉弦，心下愊愊，微头痛，心下有水气。宜服甘遂丸，针期门，泻之。

关脉弦，胃中有寒，心下厥逆，此以胃气虚故尔。宜服茱萸汤，温调饮食，针胃管，补之。

尺脉弦，小腹疼，小腹及脚中拘急。宜服建中汤、当归汤，针血海泻之。（以上均出自：平三关病候并治宜第三）

脉弦上寸口者，宿食；降者，头痛。（辨三部九候脉证第一）

疟脉自弦，弦数多热，弦迟多寒。

弦为痛痹，一作浮为风痓。偏弦为饮，双弦则胁下拘急而痛，其人涩涩恶寒。

弦急，疝瘕，小腹痛，又为癖病（一作痹病）。

弦小者，寒癖。

弦数，有寒饮，冬夏难治。

弦而紧，胁痛，脏伤有瘀血（一作有寒血）。

弦小紧者，可下之。

弦迟者，宜温药。（以上均出自：平杂病脉第二）

寸口脉弦而滑，弦则为痛，滑则为实。痛即为急，实即为踊，痛踊相搏，即胸胁抢急。（脾足太阴经病证第五）

伤寒脉弦细，头痛而反发热，此属少阳，少阳不可发其汗。（病不可发汗证第一）

寸口脉弦而紧，弦则卫气不行，卫气不行，则恶寒，水不沾流，走在肠间。（平水气黄汗气分脉证第八）

夫疟脉，自弦也，弦数者多热，弦迟者多寒；弦小紧者，可下之，弦迟者，可温药。若脉紧数者，可发汗针灸之；浮大者吐之。脉弦数者，风发也，以饮食消息止之。（平黄疸寒热疟脉证第九）

寸口脉弦者，则胁下俱急而痛，其人啬啬恶寒也。

夫脉浮而紧，乃弦，状如弓弦，按之不移。脉数弦者，当下其寒。胁下偏痛，其脉紧弦，此寒也，以温药下之，宜大黄附子汤。

寸口脉弦而紧，弦则卫气不行，卫气不行，则恶寒；紧则不欲食，弦紧相搏，则为寒疝。（以上均出自：平腹满寒疝宿食脉证第十一）

诊得肝积，脉弦而细，两胁下痛，邪走心下，足肿寒，胁痛引少腹，男子积疝，女子瘕淋，身无膏泽，喜转筋，爪甲枯黑，春瘥秋剧，其色青。

脉弦紧而微细者，癥也。夫寒痹癥瘕积聚之脉，皆弦紧。若在心下，即寸弦紧；在胃管，即关弦紧；在脐下，即尺弦紧。一曰关脉弦长，有积在脐左右上下也。（以上均出自：平五脏积聚脉证第十二）

脉弦者，虚也。胃气无余，朝食暮吐，变为胃反，寒在于上，医反下之，今脉反弦，故名曰虚。（平呕吐哕下利脉证第十四）

脉双弦者，寒也。皆大下后喜虚。脉偏弦者，饮也。肺饮不弦，但喜喘短气。（平肺痿肺痈咳逆上气淡饮脉证第十五）

寸口弦，胃中拘急（一作心下愊愊）。关上弦，胃中有寒，心下拘急。尺中弦，少腹、脐下拘急。（手检图三十一部）

《察病指南》

《活人书》说：若弦而洪数者为阳，弦疾而沉且微细者为阴，主拘急。又巢元方、王子亨以弦为虚，主拘急。

左手寸口脉弦，主头疼有心气，心胸中急痛及心悬，如人大饥之状，主劳气发作乏力，多盗汗，手足酸痛。

左手关上脉弦沉，主患痃癖。痃者悬也，以悬于心下，或左或右或中也。癖者侧也，其气在于脐胁之侧，或上下左右也。弦而紧者，胁下痛，为恶寒，为疝瘕，为瘀血。弦小者，为寒癖。

左手尺内脉弦，主小腹急满痛。弦而滑，主腰脚痛。

右手寸口脉弦，主皮毛枯槁。

右手关上脉弦，主胃中寒，有宿食及饮。

右手尺内脉弦，主小腹中拘急，下焦停滞水积。弦数为劳疟，双弦胁急痛，弦长为积，弦急中风热。急者紧也。弦紧多主寒，此言中风热何也。（以上均出自：七表脉）

《医脉真经》

弦脉劳疼拘急然，寸弦寒痛搏胸前。关弦拘滞寒侵胃，尺胀脐间溢小便。

弦主劳倦、拘急、血虚、盗汗、寒结气凝、冷痹疝痛、停饮寒癖、痎疟之疾，偏弦为饮，双弦为胁痛。（七表脉）

《脉诀指掌》

（弦脉）与人迎相应，则风走疰痛；与气口相应，则积饮溢痛。（辨脉形名状）

弦为肝脉。弦数肝热，弦迟为寒。弦为痛，为胁下饮，为疟脉，为水气，为中虚、营虚、土虚，为厥逆，为拘急发搐，为寒癖。弦紧为恶寒，为疝瘕，为带癖，为瘀血。双弦为胁下急痛，弦而钩为胁下刺痛。弦长为积，随左右上下。寸弦头痛，膈多痰。左关弦寒热癥瘕；右关弦胃寒心胸腹痛；尺弦阴疝脚拘挛，弦为木盛之病；浮弦支饮外溢；沉弦悬饮内痛。疟脉自弦，弦数多热，迟主寒。弦大为虚细拘急。阳弦头痛，阴弦腹痛。单弦饮癖，双弦寒痼。若不食者为木盛土衰，水反克土，难治。（辨七表脉病证）

《濒湖脉学》

主病诗：弦应东方肝胆经，饮痰寒热疟缠身。浮沉迟数须分别，大小单双有重轻。寸弦头痛膈多痰，寒热癥瘕察左关。关右胃寒心腹痛，尺中阴疝脚拘挛。

弦为木盛之病。浮弦支饮外溢，沉弦悬饮内痛。疟脉自弦。弦数多热，弦迟多寒；弦大主虚，弦细拘急；阳弦头痛，阴弦腹痛；单弦饮癖，双弦寒痼。若不食者，木来克土，必难治。[以上均出自：弦（阳中阴）]

《景岳全书》

（弦脉）为阳中伏阴，为血气不和，为气逆，为邪胜，为肝强，为脾弱，为寒热，为痰饮，为宿食，为积聚，为胀满，为虚劳，为疼痛，为拘急，为疟痢，为疝痹，为胸胁痛。《疮疽论》曰：弦洪相搏，外紧内热，欲发疮疽也。弦从木化，气通乎肝，可以阴，亦可以阳。但其弦大兼滑者，便是阳邪；弦紧兼细者，便是阴邪。凡脏腑间胃气所及，则五脏俱安，肝邪所侵，则五脏俱病。何也？盖木之滋生在水，培养在土。若木气过强，则水因食耗，土为克伤；水耗则肾亏，土伤则胃损。肾为精血之本，胃为水谷之本，根本受伤，生气败矣，所以木不宜强也。矧人无胃气曰死，故脉见和缓者吉，指下弦强者凶。盖肝邪与胃气不和，缓与弦强相左，弦甚者土必败，诸病见此，总非佳兆。（通一子脉义）

《医宗必读》

弦脉主饮，木侮脾经，阳弦头痛，阴弦腹痛。

木旺者，脉必弦。木旺必来侮土，土虚不能制湿，而痰饮之证生焉。阳弦者，寸也，寸主上焦，故当头痛；阴弦者，尺也，尺主下焦，故当腹痛。（以上均出自：新著四言脉诀）

《诊家正眼》

主病：弦为肝风，主痛主疟，主痰主饮。弦在左寸，心中必痛；弦在右寸，胸及头疼。左关弦弓，痰疟癥瘕；右关弦见，胃寒膈痛。左尺逢弦，饮在下焦；右尺逢弦，足挛疝痛。

兼脉：浮弦支饮，沉弦悬饮。弦数多热，弦迟多寒。弦大主虚，弦细拘急。阳弦头痛，阴弦腹痛。单弦饮癖，双弦寒痼。[以上均出自：弦脉（阳中之阴）]

《脉诀汇辨》

主病：弦为肝风，主痛主疟，主痰主饮。左寸弦者，头痛心劳。弦在左关，痰疟癥瘕。左尺得弦，饮在下焦。右寸弦者，胸及头疼。弦在右关，胃寒膈痛。右尺得弦，足挛疝痛。

兼脉：浮弦支饮，沉弦悬饮。弦数多热，弦迟多寒。阳弦头疼，阴弦腹痛。单弦饮癖，双弦寒痼。[以上均出自：弦脉（阳中之阴）]

《脉理会参》

弦为肝风，痛疟痰饮（主此四症）。弦在左寸，心痛难忍。弦在右寸，胸头痛甚。左关痰疟，更主癥瘕。右关胃寒，膈痛尤加。左尺逢弦，饮在下焦。右尺逢弦，挛疝难瘳（弦而搏曰饮，弦而急曰疝，弦而乍迟乍数曰疟。大概弦而软，其疾轻；弦而硬，其病重）。

弦浮支饮（外感风）。弦沉悬饮（肝气郁）。弦数多热（热生风）。弦迟多寒，弦大主虚，弦细拘急。阳弦头痛，阴弦腹痛，单弦饮癖（流饮作痛）。双弦寒深（脉来如引二线）。

经曰：少阳之气，温和软弱，故脉为弦。其气来而实强为太过，病在外，令人善怒；其气不实而微，为不及，病在中，令人胸胁痛引背，两胁胀满。又肝脉来濡弱，迢迢如循长竿末梢，曰肝平。若过实则肝病，急劲则肝死。

又两关俱弦，亦谓之双弦，苦不能食，为木来克土，土已损矣，必不可治。（以上均出自：二十八脉详辨）

《四诊抉微》

主病诗：弦应东方肝胆经，饮痰寒热疟缠身。浮沉迟数须分别，大小单双有重轻。

滑伯仁曰：弦为血气收敛，为阴中伏阳，或经络间为寒所入，为痛，为疟，为拘急，为寒热，或云：半表半里脉弦，主寒热往来，劳伤脉亦弦，主虚寒虚热。为血虚盗汗，为寒凝气结，为疝，为饮，为劳倦。按：肝为罢极之本，肝脉弦，故主劳倦。双弦胁急痛，弦长为积。

分部诗：寸弦头痛膈多痰，寒热癥瘕察左关。关后胃寒心腹痛，尺中阴疝脚拘挛。

分部主病：滑、汪合曰：左寸弦，头痛盗汗，浮弦沉大，心痛；右寸弦，头痛痰嗽。左关弦，寒热癥瘕；右关弦，胃寒腹痛，弦细，少食怠惰。尺浮弦急，下部为痛。左尺，少腹腰脚痛。沉弦细涩，阴症寒羁。右尺，足挛疝痛。

兼脉主病：李士材曰：弦为肝风，主痛，主疟，主痰，主饮。弦数多热，弦迟多寒。阳弦头痛，阴弦腹痛，痛在少腹。浮弦支饮外溢，沉弦悬饮内痛。弦大主虚，弦细拘急。单弦饮癖，双弦寒痼。若不食者，木来克土，病必难治。[以上均出自：弦（阳中之阴）]

《证治合参》

（弦脉）为血气收敛不舒之候。为阳中伏阴，或经络间为寒所滞，为痛为饮，为疟为疝，为拘急，为寒热，为血虚盗汗，为寒凝气结，为冷痹，为劳倦。弦数为劳疟，弦紧为恶寒，双弦胁痛，弦长为积，随左右上下。（脉体捷法）

《脉理求真》

弦为血气不和，气逆邪胜，积聚胀满，寒热胁痛，疟痢疝痹等症（景岳）。然总由于木盛土衰水亏而成。但以弦多弦少以证胃气之强弱，弦实弦虚以证邪气之虚实，浮弦沉弦以证表里之阴阳，寸弦尺弦以证病气之升沉。无论所患何症，兼见何脉，但以和缓有神，不乏胃气，虽弦无碍（张璐）。若弦而劲细强直，是无胃气，岂能治乎？戴同父曰：弦而软，其病轻；弦而硬，其病重。李时珍曰：浮弦支饮外溢，沉弦悬饮内痛，疟脉自弦，弦数多热，弦迟多寒，弦大主虚，弦细拘急，阳弦头痛，阴弦腹痛，单弦饮癖，双弦寒痼。若不食者，木来克土，必难治矣。（弦脉）

弦脉主饮，木侮脾经。阳弦头痛，阴弦腹疼。（新增四言脉要）

脉弦而土必虚，则湿自无土制而痰以生。故弦而在于寸，寸主上焦，其痛必在于头；弦在于尺，尺主下焦，其痛必在于腹。（新增四言脉要）

主木盛土衰，亦看兼脉。（新增脉要简易便知）

《脉象统类》

弦为血气收敛，为阳中伏阴，或经络间为寒所滞之候。弦紧数劲为太过，弦紧而细为不及；弦而软病轻，弦而硬病重。轻虚以滑者平，实滑如循长竿者病，劲急如新张弓弦者死。春为正，肝脉宜，若肝木克土而至不食难治。疟病自弦。

凡脉弦，为痛，为疟，为疝，为饮，为冷痹，为劳倦，为拘急，为寒热，为血虚盗汗，为寒凝气结。兼数，劳疟。兼长，中有积滞。双弦，胁急痛。

左寸　头疼、心惕、劳伤、盗汗、乏力。

左关　胁肋痛、痃癖。兼小，寒冷癖。兼紧，瘀血、疝瘕。

左尺　小腹痛。兼滑，腰脚痛。

右寸　肺经受风寒，咳嗽胸膈间有寒痰。

右关　脾胃伤冷、宿食不化、心腹冷痛，又为饮。

右尺　脐下急痛不安，下焦停水。（以上均出自：浮）

《脉学类编》

主病诗：弦应东方肝胆经，饮痰寒热疟缠身。浮沉迟数须分别，大小单双有重轻。寸弦头痛膈多痰，寒热癥瘕察左关。右关胃寒心腹痛，尺中阴疝脚拘挛。
［弦脉（阳中阴）］

弦脉主饮，病属胆肝，弦数多热，弦迟多寒。盖弦为木化，气通于胆肝，但弦而强劲者，脾土必伤，故主痰饮等证，弦数者为阳邪，多主热病，弦迟者为阴邪，多主寒病也。

阳弦头痛，阴弦腹痛。阳弦阴弦者，谓寸为阳，尺为阴也，故寸部见之主头痛，尺部见之主腹痛。（以上均出自：切脉论证）

《脉理存真》

（弦脉）为血气收敛，为阳中伏阴，或经络间为寒所滞，为痛，为疟，为拘急，为寒热，为血虚，为盗汗，为凝气结，为冷痹，为疝，为饮，为劳倦。弦数，为劳疟。双弦，胁急痛。弦长，为积。左寸弦，头疼心惕，劳伤，盗汗乏力。关弦，胁肋痛，痃癖。弦紧，为疝瘕，为瘀血。弦小，寒癖。尺弦，小腹痛。弦滑，腰脚痛。右寸弦，肺受寒，咳嗽，胸中有寒痰。关弦，脾胃伤冷，宿食不化，心腹冷痛，又为节。尺弦，脐下急痛不安，下焦停水。（脉阴阳类成）

《脉诊便读》

肝脉应春而见弦者，乃无病之弦，此等之弦，皆弦而和缓。若弦而刚劲，或兼涩细，则肝病见矣。弦属木而应风，风气内通乎肝胆。如脉见浮弦，则为风邪外伤，少阳表病居多；若沉而见弦，必有里急腹痛之症，或土虚木贼，或饮邪内留。然土虚木贼者，弦无胃气；饮邪内留者，弦而带滑，合之病情、病证，自有能辨之处。假使弦而涩细不泽手者，又为肝虚阴血不足、虚风内生之象矣。总之，弦为阴象，有强直不和之意，是以《金匮》篇中，除表邪之外，或为里急，或为寒饮，或为胸中实、当吐之症，与夫疝瘕、蓄血、痉病、痫病以及病久致虚、久虚不复者，每每多见弦脉，总宜以浮、沉、迟、数、虚、实六者之中兼见何脉以断其病。若必欲于寸、关、尺何部见弦、何部不弦，试思一部之中、一指之地，何以候其端直而长、如弦之象乎？（二十四脉歌诀）

《诊脉三十二辨》

弦贵轻虚，以滑劲急如新张弓弦者，病危。凡经络间为寒所滞，气血不舒，则弦脉见，故脉弦必作痛，阳弦头痛，阴弦腹痛，尺弦少腹痛。又木旺者脉必弦，木旺必来侮土，土虚不能制湿，而痰饮之症生，故疟脉自弦。其单弦，或寒，或痛，或饮癖，或拘急，又有双弦，脉来如引二线，为肝实，为寒痼。弦甚为紧，状如转索，乃热为寒束，阴阳相搏之脉，属阳，病则为痛为毒。（二辨浮脉所统有十）

【形成机制】

1.阴阳失调，血失封藏，经脉拘急，脉道内敛，气机收束，故脉来挺直带长，而见弦象。若肝脉自弦，应于春季，阳气欲伸，阴寒欲敛，此弦脉应属正常。

2.诸邪侵袭，结聚不散，致肝失疏泄，经脉之气拘急，气血束敛难伸，脉道鼓搏壅迫，脉气运行急直而长，故脉见弦而有力。

【主病】

1.主气逆　因情志怫逆，气机逆乱，或气机亢逆，或气机郁结，脉皆可弦。气逆者，气升血升，气血搏击于血脉，致脉弦长而强劲搏指。气机郁结者，气血不能畅达敷布，脉失气血之温煦濡养，故拘急而弦。

2.主邪阻　邪气阻遏，气机不畅，气血不得宣发敷布，脉失气血之温煦濡养，故拘急而弦。阻遏气机的邪气很广，除七情之外，尚有六淫及痰饮、瘀血、食积等。

3.主邪客少阳　少阳主枢，乃阴阳出入之枢。少阳为邪所客，枢机不利，阴阳出入乖戾，气血运行失常，脉失气血之温煦濡养，致拘急而弦。疟属少阳，故疟脉自弦。痉乃筋之病，因邪客而气机乖戾，筋失柔而拘急为痉；脉失柔而拘急为弦。故"痉脉按之紧如弦，直上下行"。

4.主邪客于肝　肝为厥阴，为刚脏，为阴尽阳生之脏。邪客于肝，阳气之升发失常，阳不胜阴，温煦不及，致脉拘急而弦。肝气虚者，弦而无力，或弦而不任重按，伴头昏气短、胸胁胀痛、脘满不食、倦怠无力等症。肝阳虚者，脉亦弦而无力，伴畏寒肢冷等寒象。肝血虚者，因血虚常伴气虚，故脉多弦细无力，症见头昏目眩、心悸气短、瘛疭转筋、面色无华等。肝阴虚者，脉多弦急细数，或弦劲搏指，少有弦细无力者。

5.主痰饮　痰饮为阴邪。痰饮的产生，缘于阳气不振，温煦不及，故脉弦。且痰饮既已形成，复又阻滞气机使气血不得畅达，脉失温煦濡养故尔脉弦。此即仲景所说："脉偏弦者，饮也。"

6.主寒、主痛　寒盛则阳损，脉失温煦濡养，气血阴阳亏虚，不能濡养血脉而脉弦。痛乃因经脉不通而作，既已不通，经脉拘急必矣，于脉为弦，于症为痛。

7.主癥瘕　癥瘕乃气血痰搏聚而成。癥瘕阻滞气血，则脉失温煦濡养而为弦。宿食致弦，其理亦如癥瘕，皆缘气机阻滞使然。

8.主本虚标实　肝为刚脏，赖脾胃生化水谷精微的濡养，肾水之滋涵，肾阳之温煦，肝木方能升发条达，脉乃弦而舒缓悠扬。若脾胃虚弱，化生不足，肝失濡养，或肾水不足而失于滋涵，肾阳不足失于温煦，则肝失冲和舒启而亢逆，脉皆可弦。此弦，可弦劲搏指，此乃胃气不足，弦多胃少，本虚标实之证。故仲景明确指出"弦则为减"，减即不足之意。治当培土或益肾，以使肝木条达。

9.主胃气败　脉弦劲不柔，失冲和之象，为胃气已败。若正气衰败，胃气已绝，脉可弦劲不柔，如循刀刃，乃真气外泄之象，为肝之真脏脉。如《黄帝内经素问》曰："真肝脉至，中外急，如循刀刃，责责然，如按琴瑟弦。"

【兼脉】

弦浮脉。脉形端直，如按琴弦，挺然指下为弦脉；部位表浅，轻触即得，重按力减，为浮脉，相兼为弦浮脉。弦浮脉中取沉取弦滑而有力者，为痰热内阻，有化风之象；弦浮脉中取沉取濡滑稍有力者，为风痰湿浊互阻之象；弦浮脉中取沉取无力者，为中阳不足，风痰郁表之象。

弦沉脉。脉形端直，如按琴弦，挺然指下为弦脉；举之不足，按之有余，曰沉，相兼为弦沉脉。弦沉并见主痰饮积结，或气机郁滞，腑气不畅一类的疾病。弦沉脉，兼迟缓涩滞不畅者，为寒凝血瘀之象；弦沉脉兼迟缓且紧者，为寒邪内侵之象；弦兼沉，兼紧急，为寒邪阻滞疼痛之象；弦沉脉按之硬直有力者，为肝郁日久，阴分不足而阳又亢之象；弦沉脉，按之滑实有力者，为痰饮积结之象。

弦滑脉。脉形端直，如按琴弦，挺然指下为弦脉；往来流利，如盘中之走珠为滑脉，相兼为弦滑脉。弦滑而数，沉取滑实有力者，为痰浊蕴热之证；弦兼滑而按之细小者，为阴虚肝热之证；弦滑沉取濡软力弱者，为中气不足，内有湿邪阻滞之象。

弦数脉。脉形端直，如按琴弦，挺然指下为弦脉；一息六至，曰数，相兼为弦数脉。弦数而细，按之搏指有力者，为血虚肝郁，郁久化热之象；弦数而滑，沉取有力者，为痰热之证；弦数脉，沉取细弦有力者，为阴伤虚热上扰之证；弦数脉，按之濡滑，沉取力弱者，为正气不足，痰浊互阻，而有肝经郁热之象。

弦迟脉。脉形端直，如按琴弦，挺然指下为弦脉；一息三至以下为迟脉，相兼为弦迟脉。弦迟而紧，为寒邪凝滞血脉，营卫气血不得畅行之证；弦迟沉取滑实有力者，为胃肠食滞互阻，阳明腑气不通之证；弦迟脉，按之濡滑，沉取虚弱无力者，为气虚阳不足，痰湿互阻之证；弦迟脉，按之细弱无力者，为阳虚气弱血少之证；弦迟而牢，为痼冷积滞之证。

弦细脉。脉形端直，如按琴弦，挺然指下为弦脉；脉形细小，细如丝线为细，相兼为弦细脉。弦细脉兼小而滑数有力者，为肝郁血虚兼有痰热内蕴之证；弦细脉按之濡滑力弱者，为气血亏虚兼有肝郁之象。

弦紧脉。脉形端直，如按琴弦，挺然指下为弦脉；按之如切绳状，往来有力，左右弹手，曰紧，相兼为弦紧脉。浮取弦紧脉，沉取有力者，为外感风寒，正气尚盛之象；弦紧脉，沉取弦紧有力者，为寒邪内侵，气血凝滞之象；弦紧脉，沉取濡软小滑者，为阳虚寒凝之象。

弦长脉。脉形端直，如按琴弦，挺然指下为弦脉；首尾俱端，直上直下，超出尺寸，为长脉，相兼为弦长脉。弦长脉，沉取搏指有力者，为血少阳亢，虚热化火之象；弦长脉按之细滑有力者，为木郁阴伤，内有痰热之象；弦长脉中取沉取濡软无力者，为气虚亏虚，而有肝郁之象。

弦实脉。脉形端直，如按琴弦，挺然指下为弦脉；来去充盛，指下满盈，大长坚实，三部有力，为实脉，相兼为弦实脉。弦实脉按之滑数有力者，为痰湿积滞互阻之证；弦实而滑，以两关为甚者，为肝脾郁热，食滞互阻之证。

【医案】

弦，重按则滑

陈茂才患头痛，三日一发，发则恶寒，多药不效。孟英察脉甚弦，重按则滑。曰：热暑伏厥阴也，若用温补，皆为戈戟。予左金加楝、芍、栀、桑、羚、丹、菊、橘为剂，兼吞当归龙荟丸，三服而减，旬日即痊。三日一发者，邪正相争，正能胜邪则止，正不胜邪则发。发则恶寒者，热伤肺，肺气不能宣达则恶寒。脉甚弦，为暑伏厥阴，重按则滑，为肝挟热痰。龙荟中有大黄，故以煎方送龙荟丸。酒炒川连一钱、淡吴萸（次入）四分、川楝核（杵先）三钱、整大白芍（杵先）八钱、黑栀皮一钱五分、冬桑叶四钱、磨羚角（冲）一钱、粉丹皮二钱、杭菊花四钱、赖氏橘红（次入）一钱、药送龙荟丸三钱。

医案来源：[清] 王士雄、石念祖《王氏医案绎注》

编按：此案脉甚弦，重按则滑。弦主郁主痛，滑主痰食积滞。《脉经》："寸口脉弦而滑，弦则为痛，滑则为实。痛即为急，实即为踊，痛踊相搏，即胸胁抢急。"脉弦滑为肝郁挟热痰，用左金加川楝、白芍、栀子、桑叶、羚羊角、牡丹皮、菊花、橘红以泻肝火，化痰热，当归龙荟丸泻火通便。

弦，两寸独旺

罗某，女，71岁。2004年6月14日初诊。头痛且热，上午较重，胸闷、憋气、心慌，已十五六年，食寐便可。血压160/60mmHg。脉弦，两寸独旺。舌绛少苔。

证属：阴虚阳亢。

法宜：滋阴潜阳。

方宗：三甲复脉汤加减。生龙骨30g，生牡蛎30g，炙鳖甲30g，30g，生白芍15g，生地15g，玄参15g，五味子7g，怀牛膝9g，山茱萸15g，丹皮12g，夏枯草15g，麦冬15g。

6月28日二诊：上方共服14剂，头已不痛，胸闷、憋气、心慌已轻。血压150/80mmHg，脉弦稍硬，右关略弱，舌绛已浅。上方加山药15g，继服7剂。

医案来源：李士懋、田淑霄《平脉辨证治专病》

编按：本案脉弦，两寸独旺。《脉诀指掌》："弦为肝脉。"《濒湖脉学》："弦为木盛之病。"《脉诀汇辨》："弦为肝风，主痛主疟，主痰主饮。"弦主郁主痛，两寸旺为上焦有热或阴虚阳浮。舌绛少苔，为阴亏血分有热之象。结合舌脉分析本案为阴虚阳亢，故予滋阴潜阳，主以三甲复脉汤加减。二诊脉弦稍硬，右关略弱，舌绛已浅，阴虚已缓，继续予滋阴潜阳，然恐阴药伤脾胃，故加山药以护之。

弦按之不足，尺细

王某，男，22岁，学生。2002年4月30日初诊。于13年前患结核性脑膜炎，现仍每日皆后头及巅顶痛，项强，昏昏沉沉，困倦，睡眠差，胁胀，口干，弯腰及劳累后腰痛，他尚可。脉弦按之不足，尺细。舌偏暗红，少苔。

证属：阴阳两虚。

法宜：阴阳双补。

方宗：可保立苏汤加减。补骨脂6g，炒枣仁18g，白术9g，当归10g，白芍12g，党参12g，茯苓15g，炙黄芪12g，肉苁蓉12g，巴戟天12g，熟地12g，山茱萸12g，鹿角胶12g，川芎7g，刺蒺藜10g，天麻12g。

7月2日二诊：上方加减，共服62剂，头痛项强逐渐减轻，已半月头未再痛，精力增，已无不适，脉已起。邻近暑假，停药。

医案来源：李士懋、田淑霄《平脉辨证治专病》

编按：本案脉弦按之不足，尺细。《濒湖脉学》："弦为木盛之病。"《医学入门》："弦乃肝部本脉，见于他部，则为血虚。"《证治合参》："（弦脉）为血气收敛不舒之候。为阳中伏阴，或经络间为寒所滞，为痛为饮，为疟为疝，为拘急，为寒热，为血虚盗汗，为寒凝气结，为冷痹，为劳倦。"脉弦按之不足为阳气虚，尺细为阴精不足。舌偏暗红，少苔，为阴精亏虚之象。阳气不得上奉，阴精又不能充养，致头痛昏沉，精力不佳。予阴阳双补，可保立苏汤加减，坚持益气填精，共服62剂，正渐复，精力增，脉已起，症渐减。

弦按之减

甄某，女，37岁。2007年8月20日初诊。头痛三载，服西药可缓解，停药又痛，近1个月病重。伴心烦、恶心，困倦嗜睡，每日睡9～10小时仍困，情绪消沉。脉弦按之减。舌淡暗，苔白。

证属：肝阳虚馁，清阳不升。

法宜：益肝升清。

方宗：乌梅丸加减。乌梅7g，炮附子15g，干姜7g，桂枝10g，细辛6g，川椒5g，党参12g，当归12g，川芎8g，黄连9g，巴戟天12g，肉苁蓉12g，柴胡10g，生黄芪12g，防风8g。

9月17日二诊：上方共服28剂，头痛已10余日未作，精力增，精神振，他症亦除，脉转弦缓。继服7剂，停药。

医案来源：李士懋、田淑霄《平脉辨证治专病》

编按：本案脉弦按之减，舌淡暗，苔白。弦脉主郁主痛，为肝胆之本脉，弦而无力为阳虚。舌淡暗，苔白亦为阳虚之象。《脉诀指掌》："弦为肝脉。"《医学入门》："弦乃肝部本脉，见于他部，则为血虚。"《脉理会参》："弦为肝风，痛疟痰饮。"《证治合参》："（弦脉）为血气收敛不舒之候。为阳中伏阴，或经络间为寒所滞，为痛为饮，为疟为疝，为拘急，为寒热，为血虚盗汗，为寒凝气结，为冷痹，为劳倦。"本案患者心烦、恶心，困倦嗜睡，情绪消沉。《素问·生气通天论》言："阳气者，精则养神，柔则养筋。"阳气虚，不能养神，而见神情委顿，困倦嗜睡，情绪消沉；阳虚而见心烦，寒热交错。乌梅丸具有清上温下之功效，用治厥阴头痛，恰合本案之病机。加巴戟天、肉苁蓉者，温阳益精血，乙癸同源，且母子相生，补肾即益肝；加黄芪益气；加防风、柴胡助肝用，令清阳得升。二诊脉转弦缓，阳气已复，精力增，精神振，头痛已，停药。

弦劲

李某，男，57岁，成都市某局干部。1981年3月20日初诊。

自述患高血压并脑动脉硬化已多年，近来头痛发作频繁，夜晚痛甚，均是睡卧时着枕一侧头颞胀痛，未着枕的一侧不痛，故随睡觉姿势而左右交替发作。疼痛掣引枕后，颈项背心发麻，目胀不欲睁，痛甚时感眩冒。右胸前闷痛如重物压迫，少气纳差，心烦，眠差多梦，手指端麻胀、屈伸不灵。血压为160/98mmHg。二便可，口干苦，苔薄黄少津、质淡中裂碎，脉弦劲。乃肝肾阴虚，风阳上扰，清空壅塞之下虚上实证。治宜育阴潜阳、平肝疏风，用羚角钩藤汤合天麻钩藤饮加减。

方药：羚羊角粉1.5g，白蒺藜10g，丹皮10g，首乌片18g，生地黄18g，白芍10g，钩藤（后下）10g，天麻10g，女贞子18g，黄芩10g，石决明（先煎）24g，怀牛膝10g，菊花10g，甘草3g。

3月30日复诊：上方共服8剂，药后即连续数日解稀溏灼热便，泡沫甚多。至第7剂，头痛消失，头目眩晕而重大减，顿觉心胸舒畅、神清气爽、口中和，脉较前和缓，但仍呈弦象，舌中裂、质淡少津。此风阳已得潜镇，再予养阴柔肝疏风之剂。原方去羚羊角、生地黄、黄芩、石决明、牛膝，继服6剂，血压130/90mmHg，头痛、项强、胸闷压痛完全解除，睡眠有所好转。指端时感麻木，纳食尚少，脉弦缓，舌象如前。乃增入甘淡实脾之味，合酸甘化阴之品以扶土荣木、柔润筋脉，以固疗效。

方药：怀山药18g，炒扁豆10g，茯苓10g，首乌18g，丹皮10g，钩藤（后下）10g，生地黄12g，石斛10g，白蒺藜10g，女贞子12g，甘草6g。

按：肝阳头痛多系本虚标实，阴精亏损，风阳上亢，不治，终有演变为气血痰火上并，发为大厥之类。故先投平肝潜阳、滋阴柔润之剂，待血压下降后继予健脾养肝，药用甘淡益脾、养阴滋血之味，则下元充实，虚阳得敛，阴精足而筋脉和润，头痛得治。此证慎用温燥方药，正如叶天士所说："肝为刚脏，非柔润不能调和也。"

医案来源：宋鹭冰《宋鹭冰60年疑难杂症治验录：附温病六论》

编按：此案脉来弦劲。《脉诀指掌》："弦为肝脉。"《景岳全书》："弦从木化，气通乎肝，可以阴，亦可以阳。"弦而有力，为肝风上扰之象；患者症见头颞胀痛，掣引枕后，伴有目胀、眩冒、心烦、眠差多梦、口干苦、苔薄黄少津、质淡中裂碎。综合症舌脉为肝肾阴虚，风阳上扰之证，治疗以羚角钩藤汤合天麻钩藤饮育阴潜阳、平肝疏风，其中天麻钩藤饮为主治肝阳偏亢，肝风上扰证的代表方，加羚羊角清热凉肝息风；首乌、生地黄、女贞子、滋补肝肾之阴，白蒺藜、菊花清热平肝；治疗至第 7 天，头痛消失，头目眩晕而重大减，脉较前和缓，但脉仍呈弦象，舌中裂、质淡少津，肝肾之阴仍亏，继以扶土荣木、柔润筋脉之品治疗。

弦大而紧

左偏头痛，痛如锥刺，恶心呕吐，甚或吐泻并作，脉弦大而紧。知其气阴俱虚，清阳失升，风寒闭郁。予补阴益气，疏风散寒而愈。

何某，女，30 岁。左侧偏头痛 3 年多。医诊为血管性头痛。细审其头痛呈阵发性，或如撕裂，或如锥刺，发作时或伴恶心呕吐，或恶心呕吐泄泻并作，发作的时间多在早晨起床后至上午 10 时，剧烈发作 2～3 天后疼痛开始缓解，并开始感到疲乏思睡，或连续睡觉几天，头脑隐痛，其后又头脑剧痛几天，舌苔白，脉弦大而紧，右大于左。因思脉弦大而紧者，气血俱虚为本，风寒外客为标。治拟补气养阴，疏风散寒。

处方：升麻 10g，柴胡 10g，黄芪 15g，白术 10g，人参 10g，甘草 6g，当归 10g，羌活 10g。

服药 4 剂后，头痛顿失；继服 4 剂，诸证消失而愈。

医案来源：朱进忠《中医脉诊大全》

编按：本案脉弦大而紧，右大于左。《濒湖脉学》："弦大主虚。"《脉如》："若诸失血而见弦大为病进。"《脉理求真》："如见大而有力，则为阳气有余，其病则进；大而无力，则为正气不足。"右手脉大为气分之劳，紧为寒邪凝滞，总之为气分亏虚，清阳失升，风寒闭郁。予补养气血，疏风散寒，方用补中益气汤加羌活。

弦滑

洪女。水头风十余年，每月必发一二次，呕吐酸苦黄水痰涎，印堂空痛尤甚，便结不通，饮食不化精微而化痰水，脉弦滑，舌苔黄腻。水亏木旺是其本，铲根最难。

左金丸八分，陈橘皮一钱，姜半夏一钱五分，云苓三钱，炒枳实一钱五分，姜竹茹一钱五分，大川芎一钱五分，刺蒺藜四钱，苦丁茶二钱，杭菊炭二钱，炒僵蚕一钱五分，旋覆花（包）一钱五分，黄郁金二钱。

二诊：从水头风立法，以丸代煎，为治本计。

大白芍二两，甘杞子（盐水炒）二两，料豆衣二两，南沙参二两，白蒺藜二两，杭菊炭二两，苦丁茶二两，炒僵蚕一两五钱，姜半夏一两五钱，新会皮一两，云苓二两，大川芎一两，灵磁石二两，黄郁金二两，吴茱萸（拌炒）二钱。共为末，姜竹茹二两，旋覆花一两五钱，煎汤，加蜜水法丸。

另：吴茱萸二钱，黄柏一钱，生明矾一钱，东丹（铅丹）三钱，白芷二钱。共为末，鸡子清调成饼，贴于印堂处。

医案来源：许济群、王新华《贺季衡医案》

编按： 此案脉弦滑，弦滑为痰浊内蕴。症见印堂空痛，呕吐酸苦黄水痰涎，舌苔黄腻。综合脉症，空痛为脑髓亏虚所致，弦滑为痰热内蕴，肝火上逆。治疗先以左金丸清泻肝火，降逆止呕；旋覆花降气消痰；温胆汤理气化痰；蒺藜、苦丁茶、杭菊、炒僵蚕、郁金疏肝泄热；川芎祛风活血止痛。二诊以滋水平肝从根本治疗，并继二陈汤理气化痰。本案患者头风较久，后期以丸代煎，结合外治法多种方法治疗。在治疗上体现《素问》"病发而不足，标而本之，先治其标，后治其本。谨察间甚，以意调之，间者并行，甚者独行"的治疗思想。

弦滑濡数

李某，男，41 岁。2003 年 9 月 12 日初诊。前额痛已七八年，每日皆痛，多黄涕，便黏不爽。脉弦滑濡数。舌偏红，苔薄黄腻。

证属：肝胆湿热上蒸。

法宜：清泄肝胆湿热。

方宗：泻青丸加减。龙胆草 6g，栀子 10g，黄芩 10g，川芎 7g，防风 7g，羌活 7g，白芷 7g，辛夷 10g，炒苍耳子 10g，鹅不食草 12g，茵陈 18g，滑石 15g。

10 月 3 日二诊。上方共服 21 剂，头痛止，黄浊涕少，脉弦滑，舌稍红，腻苔退。继服龙胆泻肝丸 7 袋，每服 3g，日 2 次。

医案来源：李士懋、田淑霄《平脉辨证治专病》

编按： 本案脉弦滑濡数，弦主郁主痛，为肝胆之本脉，滑主痰，濡为湿象，数主火热。《脉经》："寸口脉弦而滑，弦则为痛，滑则为实。"《濒湖脉学》："弦为木盛之病。"《脉象统类》："濡为气血两虚之候，亦主脾湿。"《诊宗三昧》："数为阳盛阴亏，热邪流薄于经络之象，所以脉道数盛。"综合为肝胆湿热上蒸。治疗以泻青丸加减清泄肝胆湿热。经治疗，脉转弦滑，舌稍红，腻苔退，湿热清除，继服龙胆泻肝丸清利肝胆湿热善后。

弦滑数

薛某，女，57 岁。2006 年 4 月 28 日初诊。头痛断续发作 2 年余，牵及右鼻、目眩、右颧痛。近2个月疼痛加剧，且频作，曾因痛剧晕厥两次，寐差，头皮麻，四肢麻，痛缓时食可，痛剧影响咀嚼进食，便偏干。脉弦滑数。舌偏红绛，中有黄腻苔。

证属：痰热化风。

法宜：清热化痰息风。

方宗：黄连温胆汤加减。黄连9g，黄芩9g，半夏10g，胆南星10g，瓜蒌18g，竹茹9g，天竺黄10g，枳实9g，石菖蒲9g，怀牛膝10g，僵蚕12g，地龙15g，全虫10g，蜈蚣6条，水红花子12g。

6月5日二诊：上方加减，共服35剂，头痛未作，肢麻差，脉弦滑，舌稍红，上方加玄参15g，继服10剂。

医案来源：李士懋、田淑霄《平脉辨证治专病》

编按：本案脉弦滑数，弦主郁主痛，为肝胆之本脉，滑脉主痰，数脉主火热。《濒湖脉学》："弦为木盛之病。"《脉诀汇辨》："弦为肝风，主痛主疟，主痰主饮。"《诊家正眼》："数脉主腑，其病为热。"《诊宗三昧》："数为阳盛阴亏，热邪流薄于经络之象，所以脉道数盛。"《察病指南》："滑数为结热，滑为痰逆。"脉弦滑数为痰热，痰热化风上扰而致头痛，痰走窜经络致肢麻。法当清热化痰息风，以黄连温胆汤加减治疗，连服35剂而症除。二诊脉弦滑，热象减，舌稍红，在清热化痰的基础上加玄参以滋阴生津。

弦滑数稍大，两寸沉

杨某，男，42岁。2002年10月18日初诊。头痛20余年，反复发作，发作时痛欲撞墙，伴呕吐，目痛，寐差。现已发作半月，服药未效。脉弦滑数稍大，两寸沉。舌尚可。

证属：热盛阻遏清阳。

法宜：清热升清。

方药：泻青丸加减。龙胆草6g，栀子12g，黄连10g，黄芩10g，大黄（后下）5g，川芎8g，防风8g，羌活8g，僵蚕12g，蔓荆子12g。

10月29日二诊：上方共服10剂，头痛止，他症亦除。脉滑已不大，两寸脉已起。上方减量，继予7剂。

12月16日三诊：相隔一个半月，因寐差来诊，称其头痛未作。脉弦滑，两寸无力。舌可。

证属：痰蕴于中，清阳不升。

法宜：补中、化痰、升清。

方药：升阳益胃汤加减。党参10g，白术10g，生黄芪10g，茯苓15g，半夏

12g，当归 12g，川芎 7g，防风 6g，羌活 6g，柴胡 7g，白芍 10g，柏子仁 15g，首乌藤 18g，桂枝 8g，炙甘草 7g。共服 21 剂，寐已可。

医案来源：李士懋、田淑霄《火郁发之》

编按：本案初诊脉弦滑数稍大，两寸沉。弦滑数稍大为痰火之象，两寸沉（而有力），为火热被邪气痹阻，清阳不得上达故而寸沉。《脉经》："寸口脉弦而滑，弦则为痛，滑则为实。"《察病指南》："滑数为结热，滑为痰逆。"本案脉弦滑数稍大，两寸沉，但沉而有力，为痰火被邪气痹阻所至，不能向外发越，治当升散。以龙胆草、栀子、黄芩、黄连、大黄清泻火热；以羌活、防风、川芎、僵蚕、蔓荆子升散邪气。二诊脉滑已不大，两寸脉已起，邪气除，火热清。三诊脉弦滑，两寸无力，此诊两寸无力为中气不足，不能上荣于脑窍，余脉仍弦滑，为痰浊内阻，清阳不升。治疗用升阳益胃汤加减，以补中、化痰、升清。临床上对于痰浊症的治疗，在前期化痰后，要健运脾胃，以杜生痰之源。

弦滑右细

严女。水头风三年，不时头痛如破，呕吐食物酸水，倾囊而出，其痛甫减，胸膺自觉火燎，月事如常，脉弦滑右细，舌苔浮黄。痰浊久羁于胃，肝家气火内迫而升腾所致。速效难求。

左金丸（入煎）八分，大白芍二钱，炙乌梅一钱，白蒺藜四钱，杭菊炭二钱，生石决（先煎）一两，旋覆花（包）一钱五分，川楝子（醋炒）一钱五分，云苓三钱，法半夏一钱五分，姜竹茹一钱五分，荷蒂四个。

医案来源：许济群、王新华《贺季衡医案》

编按：此案脉弦滑右细，舌苔浮黄。弦滑为痰浊内蕴，右脉细示肝木克土之象，故症见呕吐食物酸水。舌苔浮黄，胸膺自觉火燎，为肝火内迫。治疗以左金丸清泻肝火，降逆止呕；旋覆花降气消痰；白芍、乌梅柔肝止痛；生石决明平肝潜阳；川楝子、白蒺藜、杭菊疏肝泄热；云苓、法半夏、姜竹茹化痰。

弦而迟，沉部有，浮部无

赵氏，五十五岁。

乙丑三月十八日，六脉弦而迟，沉部有，浮部无，巅顶痛甚，下连太阳，阳虚内风眩动之故。

桂枝六钱，白芍三钱，生芪六钱，炙甘草三钱，川芎一钱，全当归二钱，生姜五钱，大枣（去核）三枚，胶饴（化入）五钱。

辛甘为阳，一法也；辛甘化风，二法也；兼补肝经之正，三法也。服二帖。

初十日阳虚头痛，愈后用黄芪建中。

白芍六钱，桂枝四钱，生姜三片，生芪五钱，炙甘草三钱，大枣（去核）二枚，胶饴（化入）五钱。

医案来源：吴瑭《吴鞠通医案》

编按：此案六脉弦而迟，沉部有，浮部无。弦迟多寒，沉迟为里寒，弦主郁主痛。《濒湖脉学》："弦迟多寒。"《诊宗三昧》："弦迟者可温之。"弦迟而沉为阳虚，用桂枝加桂汤温阳祛寒，用全当归、川芎、生芪、胶饴补益气血、平息内风、缓急止痛。后用黄芪建中汤温中、补虚，缓急止痛善后。

弦细而微

罗谦甫治柏参谋，六十一岁，初患头昏闷微痛，医作伤寒治，汗后其痛弥笃，再汗之，不堪其痛矣。易医用药，大都相近，甚至痛不能卧，且恶风寒，不喜饮食。罗诊之，六脉弦细而微，气短促，懒言语。《内经》云，春气者，病在头。今年高气弱，清气不能上升头面，故昏闷耳。且此证本无表邪，汗之过多，则清阳之气愈亏，不能上荣，亦不得外固，所以头痛楚而恶风寒，气短弱而憎饮食。以黄芪一钱五分，人参一钱，炙甘草七分，白术、陈皮、归、芍各五分，升、柴各三分，细辛、川芎、蔓荆子各二分，名之曰顺气和中汤，食后进之，一饮而病减，再饮而病却。

医案来源：[清] 俞震《古今医案按》

编按：此案六脉弦细而微，弦为木郁，细为阴伤，微为阳气衰微。《濒湖脉学》："弦为木盛之病。"《脉诀汇辨》："弦为肝风，主痛主疟，主痰主饮。"《景岳全书》："（细脉）乃血气俱虚之候。"《脉象统类》："微为久虚血弱之候。"此案六脉弦细而微，症见气短促，懒言语，不喜饮食，前用汗法，伤津耗气，致清阳不能上荣脑窍。用顺气和中汤补中益气，调肝止痛，药证相符，一饮而病减，再饮而病却。

弦而紧

许某，女，62岁。

自结婚后40年来，反复发作性剧烈头痛呕吐。西医诊为血管神经性头痛，特别是近几个月来，每次同房以后即头顶灼热剧痛不止，恶心呕吐，滴水难入，难于入眠，烦躁不安。审其所用药物，除支持疗法、西药之外，尚有中药川芎茶调散。察其诸证，除上述者外，并见舌苔薄白，足冷，脉弦而紧。因思脉弦紧者，肝寒也。合之于证，知其乃肝寒厥逆于上也。治拟温肝降逆。

处方：吴茱萸10g，人参10g，生姜4片，大枣7个，当归10g，白芍10g。

服药4剂后，头痛大减，呕吐停止，食欲增进；又服上药6剂，头痛约减八九，食欲，睡眠几正常。又因同房头痛再发，但较上次明显为轻，复进上方10剂，诸证不减。细察其证，除头痛失眠之外，并见两脉尺弱寸盛而弦细。思之尺脉者肾脉也，肾阳亏损，厥气上逆。治拟温肾纳气。

处方：沉香10g，补骨脂10g，骨碎补10g，硫黄1g，肉苁蓉5g，吴茱萸10g，当归10g。

服药10剂后，头痛消失。乃以上方为丸，每日2次，每次3g。服药3个月，愈。

医案来源：朱进忠《中医脉诊大全》

编按：本案初诊脉弦而紧。弦为肝胆之脉，主郁主痛，紧为诸寒收引之象。《察病指南》："弦紧多主寒。"《脉学归源》："故弦紧之脉兼见，则知为寒痛之病矣。"头顶为足厥阴肝经分布之部位，故为肝寒厥逆于上之证，用温肝降逆之法以吴茱萸汤治疗，头痛十减八九，又因同房头痛再发，再用原方无效。细诊两脉尺弱寸盛而弦细，为肾阳亏损，厥气上逆，与原证有别，予温肾纳气法而愈。可见证变脉也变，临证不能固守一方。

弦紧而数之一

付某，女，17岁。2002年2月14日初诊。头痛，面生痤痱，心烦，便干。痛经，色黯量多。脉弦紧而数，舌红苔少。

证属：寒束热郁。

法宜：散寒清热。

方宗：防风通圣散。麻黄5g，荆芥6g，枳壳8g，连翘15g，桔梗9g，赤芍12g，紫草18g，生石膏15g，滑石12g，蔓荆子10g，黄芩9g，川军4g，蝉蜕6g，姜黄9g，僵蚕12g。

2002年9月11日，上方加减，共服28剂，头痛止，痤痱消，经行未痛，脉弦滑，紧数已除。

医案来源：李士懋、田淑霄《中医临证一得集》

编按：此案脉弦紧而数，舌红苔少。弦紧多为寒主痛，为寒邪收引凝泣之象，脉数为火热，舌红苔少亦为热象。《察病指南》："弦紧多主寒。"《诊家正眼》："数脉主腑，其病为热。"综合分析，内有热，外为寒束，热郁不得外达，郁而上熏，致头痛、痤痱、心烦，郁热下迫则便干、经量多。法宜散寒清热。防风通圣，为表里双解之名方，散寒清热。经治，脉弦滑，紧数已除，内热清，外寒解，头痛止，痤痱消。

弦紧而数之二

郑某，男。

头晕头痛，时轻时重5年多。医诊血管性头痛。细审头痛之状，每次发病之前，先发现昼夜难于入睡几天，接着突然头胀头痛剧烈发作，恶心欲吐，心烦意乱，烦热上冲，脘痞纳呆，胃脘当心悸动不已，头痛稍减后开始感到疲乏思睡，头脑不清，记忆力和对事物的反应能力均极低下，舌苔黄白，脉弦紧而数。因思脉弦紧而数者，肝木失达，寒饮内伏，上热下寒也。治宜舒肝化饮，清上温下。

处方：柴胡10g，半夏10g，黄芩10g，党参10g，甘草6g，生姜3片，大枣5个，桂枝10g，茯苓15g，熟军4g，龙骨15g，牡蛎15g。

服药3剂后，头痛3日未作；继服7剂，诸证消失，愈。

医案来源：朱进忠《中医脉诊大全》

编按： 脉弦紧而数。弦主郁主痛，紧为寒邪凝滞，数为内有火热。《察病指南》："弦紧多主寒。"《脉学归源》："故弦紧之脉兼见，则知为寒痛之病矣。"《诊家正眼》："数脉主腑，其病为热。"综合分析本案为肝木失达，内郁火热，外有寒邪，表里俱病，症见烦躁、疲乏身重，方用柴胡加龙骨牡蛎汤加减，柴胡、桂枝、黄芩和里解外；龙骨、牡蛎安神以治烦躁；半夏、生姜和胃降逆；大黄泻里热，和胃气；茯苓安心神；党参、甘草、大枣益气养营，扶正祛邪。

弦紧甚

何氏，四十岁。阳虚头痛，背恶寒，脉弦紧甚，与黄芪建中，加附子三帖而痛减，脉稍和。又每日服半帖，四日而愈。

医案来源：吴瑭《吴鞠通医案》

编按： 此案脉弦紧，症见头痛，背恶寒。弦紧主寒主痛，《察病指南》："弦紧多主寒。"《脉学归源》："故弦紧之脉兼见，则知为寒痛之病矣。"此案本为阳虚，外有寒证，予黄芪建中汤加附子，温阳补虚，缓急止痛，方证相应，脉症四日和解。

弦紧数，按之不实

崔某，女，31岁。2004年11月1日初诊。头痛1年余，遇冷则重，眉棱骨痛著，自肩至耳后一条筋痛，转头则痛重，转动受限。脉弦紧数，按之不实。舌可。

证属：阳虚，寒袭经络。

法宜：温阳散寒。

方宗：麻黄附子细辛汤加减。麻黄6g，炮附子12g，细辛6g，川芎8g，当归12g，桂枝10g，白芍10g，炙甘草6g，葛根12g，生姜6片，大枣6枚。3剂，水煎服，日4服。服后啜粥，温覆令汗。

11月4日二诊：药后未汗，痛如上，仍以上方加减，至12月13日，共服28剂，头痛已止，耳后筋痛已不著，按之尚隐痛，头颈转动自如，其他可，脉弦滑，按之稍差。寒渐解，正气虽复未盛，宗阳和汤加减，温阳养血解寒凝。

麻黄4g，熟地15g，鹿角胶15g，白芥子8g，肉桂5g，炮姜炭5g，吴茱萸6g，川芎7g，当归12g，白芍12g，炙甘草7g。7剂，水煎服。

医案来源：李士懋、田淑霄《平脉辨证治专病》

编按：此案脉弦紧数，按之不实。《察病指南》："弦紧多主寒。"《脉学归源》："故弦紧之脉兼见，则知为寒痛之病矣。"《诊家正眼》："数脉主腑，其病为热。"脉弦紧为寒邪收引凝泣之脉；数脉主火热，然按之不实，此数为因虚而数。综合分析为阳虚寒凝，当予温补，予麻黄附子细辛汤温阳散寒，加用辅汗之法，欲使邪从汗解。然药后未汗出，或将息不得法所致。连服28剂，痛渐除，脉转弦滑，且按之稍差，示寒渐解，正气虽复未盛，故仍予扶正解余寒，方宗阳和汤加味，温阳养血解寒凝。

弦紧无力，尺差

高某，女，24岁。2006年9月29日初诊。头痛已3个月，风吹痛甚。一年前曾患肾盂肾炎，现仍尿急，小腹痛。脉弦紧无力，尺差。舌淡齿痕。

证属：阳虚阴盛，厥气上干。

法宜：温阳化饮。

方宗：真武汤加减。炮附子15g，干姜7g，细辛6g，炙甘草7g，茯苓15g，白术12g，桂枝10g，白芍12g，4剂，水煎服。

10月4日二诊：头痛减未已，尿频急已轻，小腹未痛，上方加吴茱萸6g。

10月11日三诊：上方服7剂，症除，脉转弦滑，舌淡红。继服7剂。

医案来源：李士懋、田淑霄《平脉辨证治专病》

编按：本案首诊脉弦紧无力，尺差。无力为虚，脉弦紧为寒邪收引凝泣之象，尺差为肾虚之象。《察病指南》："弦紧多主寒。"《脉学归源》："故弦紧之脉兼见，则知为寒痛之病矣。"舌淡有齿痕为阳虚之象，综合分析为阳虚阴盛，阳虚气化不力，固摄无权，可见频急；阳虚下焦阴寒之气上逆，干于清阳则头痛。法当温阳化饮，平其厥气，予真武汤加减。三诊诸症除，脉转弦滑，舌淡红，阳虚之象已除，继服巩固疗效。

弦劲

陈某，男，五十五岁。肝胆风阳上越，头部筋掣作痛，甚至眩晕耳鸣，目睛干燥，右胁胀疼。风火相扇，有耗津液，口苦舌干，渴喜饮水，胃纳尚佳，二便如常，舌尖绛，苔中黄，脉来弦劲。凉肝滋肾，潜阳息风。

羚羊角（另煎3小时，冲）3g，甘菊8g，夏枯草8g，明天麻6g，马蹄决明12g，细生地15g，川石斛12g，赤白芍各5g，八月札9g，生石决明（杵，先煎）21g，珍珠母（杵，先煎）30g。

二诊：前药服后，头痛、眩晕、耳鸣、胁痛、渴饮俱减，脉弦。再当育阴潜阳，以疏木郁。

细生地18g，制女贞子9g，川石斛12g，赤白芍各5g，甘菊6g，决明子12g，明天麻6g，首乌藤12g，金铃子（盐水炒）9g，生甘草5g，生石决明（杵，先煎）21g，生灵磁石（杵，先煎）30g。

桑椹膏30g，另冲服。

医案来源：叶熙春《叶熙春专辑》

编按：此案初诊脉来弦劲，症见头部筋掣作痛，伴眩晕耳鸣，目睛干燥，右胁胀疼。弦主郁主痛，为肝胆之本脉，肝为刚脏，赖脾胃生化水谷精微之濡养，肾水之滋涵，肾阳之温煦，肝木方能升发条达，脉乃弦而舒缓悠扬。若肝失濡养，则肝失冲和舒启而亢逆，脉可弦劲搏指，弦劲为阴血亏虚，不能潜阳，肝阳上亢之象。治疗以凉肝滋肾，潜阳息风之法。用羚羊角、天麻、决明子、甘菊、夏枯草清热平肝息风；生地黄、石斛、芍药滋阴养血；生石决明、珍珠母平肝潜阳。二诊诸症俱减，脉弦劲减，方药对症，继续育阴潜阳治疗。

弦拘而减

范某，女，21岁，学生。2003年11月11日初诊。头痛年余，恶心，痛重呕吐稀涎，晨起痰多难咳，素畏寒肢凉，经期小腹痛，头痛亦重，便干。脉弦拘而减。舌淡暗，苔薄腻。

证属：厥阴寒逆。

法宜：温肝散寒。

方宗：吴茱萸汤加减。吴茱萸8g，党参12g，生姜15g，大枣7枚，当归12g，半夏12g，肉苁蓉15g。

11月25日二诊：上方加减，共服21剂，头痛、恶心止，畏寒已轻，便已畅。上周月经来潮，小腹微痛已不著。脉弦缓，舌淡红，苔已退。上方继服7剂。

医案来源：李士懋、田淑霄《平脉辨证治专病》

按：本案脉弦拘而减，弦主郁主痛，为肝胆之本脉，拘为寒邪收引凝泣之象，与紧脉相近。《察病指南》："弦紧多主寒。"《脉诀指掌》："弦紧为恶寒。"患者素畏寒肢凉，综合分析为肝阳虚馁，寒客厥阴。厥阴寒逆上干则头痛，干于胃则恶心、呕吐，下犯胞宫则经行腹痛，阳虚而畏寒。予温肝散寒之法，吴茱萸汤加减，吴茱萸辛热而散，长于破阴凝，生姜散寒止呕和胃，党参以益气健脾，温中补虚，半夏燥湿化痰，当归活血调经，肉苁蓉温阳通便，大枣甘补，温中补虚。二诊脉弦缓，舌淡红，寒邪除，肝阳复，继续温肝散寒巩固疗效。

弦涩

王某，女，48岁。2004年9月18日初诊。头痛10余年，夜剧，久治未愈。已绝经3年。脉弦涩，舌暗苔少。

证属：瘀血阻闭经络。

法宜：活血通经。

方宗：血府逐瘀汤加减。桔梗10g，柴胡10g，桃仁12g，红花12g，川芎12g，赤芍15g，归尾15g，怀牛膝10g，䗪虫10g，水蛭10g，全蝎10g，蜈蚣10条，僵蚕12g。

10月9日二诊：上方共服21剂，头痛近10余日未作，脉弦缓，舌稍暗。上方继服10剂。

医案来源：李士懋、田淑霄《平脉辨证治专病》

编按：本案脉弦涩，舌暗苔少。脉涩为典型的血瘀之脉，舌暗苔少，为血瘀所致。《濒湖脉学》："涩缘血少或伤精。"《脉学阐微》："涩脉多见于情志不遂，血运郁涩所致。"予活血通经，方用血府逐瘀汤加减，由于病久入络，活血化瘀之时，加虫类以搜剔，其效更彰。此10年之头痛，10剂即止，尤显中医之优势。

弦数，右寸弦劲

付某，女，37岁。2007年11月16日初诊。于今年4月份被车撞后，一直头痛、头晕、呕吐，不能转头、低头，目不能上视、转目，转目则地亦转，视物模糊。脉弦数，右寸弦劲。舌暗红，齿痕。

证属：肝经瘀热，肝阳化风。

法宜：清肝活血，平肝息风。

方宗：泻青丸合血府逐瘀汤。龙胆草6g，栀子10g，黄芩10g，柴胡8g，干地黄12g，赤芍12g，白芍12g，桃仁12g，红花12g，丹皮12g，地龙15g，僵蚕

15g，全蝎 9g，蜈蚣 6 条，天麻 15g，生牡蛎 30g。4 剂，水煎服。

11 月 20 日二诊：药后头痛已轻，未恶心呕吐，目已可上视，视物已清。脉弦细数，右寸已平。上方加当归 12g，山茱萸 15g，川牛膝 10g，3 剂，水煎服。

11 月 23 日三诊：上症已除，曾鼻衄一次。脉寸弦尺弱。改滋肝肾，平肝息风。

生龙骨 18g，生牡蛎 18g，炙鳖甲 18g，18g，白芍 15g，山茱萸 15g，五味子 6g，熟地 15g，川牛膝 10g，地龙 12g，全蝎 10g，蜈蚣 6 条，僵蚕 12g。3 剂，水煎服。

医案来源：李士懋、田淑霄《李士懋田淑霄医学全集》

编按：本案初诊脉弦数，右寸弦劲。《脉诀指掌》："弦数肝热。"脉弦数为肝热盛，右寸弦劲为肝风上扰，舌暗红为血瘀内热之象。患者有外伤病史，外伤之后，损伤血络，瘀血留止。综合分析为肝经瘀热，肝阳化风，治疗予清肝活血，平肝息风法，泻青丸合血府逐瘀汤治疗。二诊脉弦细数，右寸已平，肝风上扰之象平息，仍阴虚内热，加当归、山茱萸、川牛膝补益肝肾。三诊寸弦尺弱，为肾水亏于下，肝风扰于上，改滋水涵木，平肝息风法善后。

弦数之一

高某，女，44 岁。2007 年 4 月 10 日初诊。后脑部网状细胞瘤，如鸡卵大，术后 1 年。现头胀木紧痛，右耳、目胀，记忆差，晨起心悸、无力。食、眠、便可。月经半月一行，量少，时间长。下肢转筋。脉弦数。舌红，苔白少干。

证属：肝热化风。

法宜：清肝息风。

方宗：泻青丸加减。龙胆草 5g，栀子 9g，黄芩 9g，白芍 15g，干地黄 15g，桑叶 9g，菊花 8g，蔓荆子 10g，刺蒺藜 12g，水红花子 10g，川楝子 9g，地龙 12g，僵蚕 12g，全蝎 9g，蜈蚣 5 条。

5 月 22 日二诊：上方加减，共服 42 剂。头目均已清爽，右头部按之感觉略迟钝。偶有流涎、筋惕、心悸。经行如期未超前。脉弦略数，舌略红暗。上方加生龙骨 18g、生牡蛎 18g、木瓜 12g，继服 10 剂。

医案来源：李士懋、田淑霄《平脉辨证治专病》

编按：本案脉弦数，舌红，苔白少干。《脉诀指掌》："弦数肝热。"《诊家正眼》："弦数多热。"脉弦数为肝热化风之象。头胀木紧痛，耳、目胀，乃肝风上扰，转筋乃肝风走窜筋脉。予清热息风，方用泻青丸加减；二诊脉弦略数，舌略红暗，肝热稍减，偶有筋惕、心悸症状，加龙骨、牡蛎镇惊安神定悸，木瓜平肝舒筋。脑瘤术后，局部脑组织损伤，加地龙、僵蚕、全蝎、蜈蚣通络止痛，历经一个半月而渐效。

弦数之二

程筱堂室，皖籍。丙辰夏月诊：素体血虚，向有偏头痛，此时感气复发。目红畏热，睛布翳糊，形神消瘦。脉象弦数。阴虚肝热生风。即疏蔓荆、钩钩、甘菊、蝉衣、僵蚕、当归尾、丹皮、川楝、蒺藜、夏枯草、赤芍、香附、珍珠母。另磨羚羊角汁五分。一剂红退，翳亦陡撤。

医案来源：周小农《周小农医案》

编按：此案脉象弦数，症见头痛，目红畏热，睛布翳糊，为肝热生风。《脉诀汇辨》："弦数多热。"《脉学类编》："弦数者为阳邪，多主热病。"治疗以平肝息风清热治疗，以当归尾、牡丹皮、赤芍凉血活血；羚羊角、钩藤、蒺藜、蝉衣、僵蚕平肝息风；甘菊、蔓荆疏散风热，清利头目；川楝、香附行气止痛；夏枯草、珍珠母清肝明目。

弦数之三

王少华医案（江苏兴化市中医院主任医师）

2 载前于清明节后头痛，至霜降方止。去年病情相仿，今年甫届春分，头痛已起。目前白昼痛不可忍，入夜渐安。满头疼痛，前额、巅顶尤甚。作于辰前，剧于巳中，痛如锥刺；脑中烘热，必得湿巾裹首而略安；迨至酉时之分，痛势始衰。白昼畏见日光，每喜阴雨，烦躁易怒，面色潮红，目胀如脱，口干而苦，渴喜冷饮，饮水无多，晨暮能食，中午谷不沾唇。小溲黄，大便秘。脉象弦数，舌绛，苔前半光，近根黄厚。证属阴液不足，邪火有余。不滋阴无以潜其亢阳，不泻实无以折其火威，拟方兼顾为是。

方用：杭白芍12g，生地黄12g，女贞子9g，稆豆衣9g，冬桑叶9g，杭菊花9g，嫩钩藤9g，碧玉散12g，生山栀9g，粉丹皮9g。

另龙胆泻肝丸18g，早晚各服4.5g。

二诊：前议虚实挟杂，法宗补泻兼施，2 剂药后如鼓应桴，头痛已退过半。面赤消，口渴止，阴气来复之兆；苔黄退，大便行，邪火衰减之征。然炉烟虽息，灰火未泯，况炎暑当令，护阴为要。尤应禁食辛辣，更宜远烦静养。前方去龙胆泻肝丸，加夏枯草9g，3 剂。

三诊：两投柔肝抑火之剂，头痛若失，它恙亦瘥。脉但弦而不数，舌转红，黄苔悉退。再以丸药巩固疗效。

方用：杭白芍90g，生地黄90g，稆豆衣60g，女贞子60g，甘枸杞60g，制首乌60g，冬桑叶60g，杭菊花60g，嫩钩藤60g，生山栀60g，粉丹皮45g，青黛 12g，生甘草 20g，石决明 90g。

共研极细末，水泛为丸，如梧桐子大，每早晚各服 9g。头痛之机理颇多，本篇所讨论的，大体上可分为阴虚、阳亢两种。

医案来源：单书健、陈子华《古今名医临证金鉴·头痛眩晕卷（第二版）》

编按：此案初诊脉象弦数，舌绛，苔前半光，近根黄厚。弦主郁，数主热，弦数为热郁之象，舌绛为热入营分，苔根黄厚湿热阻滞。虚实挟杂，补泻兼施，用龙胆泻肝丸清利肝胆湿热，碧玉散清热利湿；牡丹皮、生山栀清热凉血；杭白芍、生地黄、女贞子、稽豆衣滋阴养血；桑叶、杭菊花、嫩钩藤清热平肝，2 剂头痛减半。二诊去龙胆泻肝丸加夏枯草清肝泻火。三诊脉但弦而不数，舌转红，黄苔悉退，营分之热已除，继续以滋阴潜阳法善后。

弦细之一

朱六少奶。肝阳升腾之势渐平，头痛眩晕亦减，纳谷减少，脉弦细。荣血亏耗，难于骤复。再拟养血柔肝，和胃畅中。

生白芍三钱，稽豆衣三钱，黑芝麻三钱，桑葚子三钱，炒枣仁三钱，嫩钩藤三钱，炒杭菊一钱五分，煨天麻八分，生石决六钱，朱茯神三钱，薄荷炭八分，苍耳子一钱五分，广橘白一钱，生熟谷芽各三钱。

二诊：头痛眩晕已见减轻，子丑之时，头痛又发，脉弦。皆由荣血亏耗，肝阳易升。再宜柔肝潜阳，和胃安神。

生白芍三钱，稽豆衣三钱，黑芝麻三钱，桑葚子三钱，炒枣仁三钱，嫩钩藤三钱，炒杭菊一钱五分，潼蒺藜三钱，生牡蛎四钱，朱茯神三钱，薄荷炭八分，苍耳子一钱五分，广橘白一钱，生熟谷芽各三钱。

三诊：子丑时头痛胸闷脘疼，逾时而止，纳谷减少，脉象弦细。子丑肝胆旺时，肝阳上扰清空，气阻于中，胃失降和。再宜柔肝潜阳，和胃畅中。

生白芍三钱，稽豆衣三钱，黑芝麻三钱，炒枣仁三钱，嫩钩藤三钱，炒杭菊一钱五分，潼蒺藜一钱五分，白蒺藜一钱五分，朱茯神三钱，甘杞子三钱，生牡蛎四钱，橘白一钱，生谷芽三钱，荷叶边一角。

医案来源：丁泽周《丁甘仁晚年出诊医案》

按：此案脉弦细，弦为木郁，细为阴亏，症见头痛眩晕，纳谷减少，治疗以养血柔肝，和胃畅中法。二诊子丑之时头痛又发，脉弦，子丑时为肝胆当令，肝阳之气旺，上扰脑窍，继续用柔肝潜阳，和胃安神法。三诊子丑时头痛胸闷脘疼，逾时而止，脉象弦细，为肝阳上扰清空，气阻于中，胃失和降，继续用柔肝潜阳，和胃畅中法治疗。

弦细之二

朱男。右眉棱骨久痛，来去如电光之迅速，右牙关开阖则牵引，不能饮咽，脉弦细，舌红苔白。水亏木旺，风阳上扰，窜入脉络而来，业经已久。先以滋水潜阳，息风解痉。

大生地五钱，甘杞子二钱，大白芍二钱，明天麻一钱五分，杭菊炭二钱，白蒺藜四钱，炒姜蚕二钱，粉丹皮二钱，生石决（先煎）一两，生牡蛎（先煎）一两，灵磁石（煅，先煎）四钱。

另：杞菊地黄丸三两，每服三钱，开水下。

二诊：右眉棱骨久痛，来去如电之迅速者已退，牙关开阖及饮咽亦利，多言亦无妨，脉之弦象亦折，舌白转黄。风阳初潜，当再滋水抑木，更谋进步。

大生地六钱，甘杞子（盐水炒）二钱，大白芍二钱，肥玉竹五钱，清阿胶二钱，料豆衣四钱，明天麻一钱五分，杭菊炭二钱，白蒺藜（盐水炒）四钱，云苓三钱，生牡蛎（先煎）一两，灵磁石（煅，先煎）四钱。

三诊：右眉棱骨痛，来去如电，及牙关开合牵引，不得饮咽者俱退，惟右额及发际尚有余痛，久而不清，脉弦细而滑，舌苔腐白。风阳日潜，痰浊未清也。

大生地六钱，甘杞子（盐水炒）二钱，杭菊炭二钱，白蒺藜（盐水炒）四钱，明天麻一钱五分，炒姜蚕二钱，竹沥半夏一钱五分，净橘络八分，云苓三钱，生牡蛎（先煎）八钱，灵磁石（煅，先煎）四钱，荷蒂四个。

医案来源：许济群、王新华《贺季衡医案》

编按： 此案眉棱骨痛，脉弦细，舌红苔白。弦为木郁，细为阴亏，弦细为水亏木旺，治疗以滋水潜阳，息风解痉法；二诊弦象减，舌白转黄，继续滋水抑木，加玉竹、阿胶、穞豆衣；三诊脉弦细而滑，舌苔腐白，滑主痰饮，弦细而滑为水亏木旺兼痰浊，加竹沥半夏、橘络以化痰。

弦细之三

黄男。水不涵木，肝家气火化为风阳，盘旋于上已久，左半头痛，波及颊车牙关，舌底腐肿，脉弦细，舌黄。当滋水抑木以潜风阳。

大生地六钱，大麦冬二钱，乌玄参四钱，料豆衣四钱，清阿胶二钱，黑山栀二钱，杭菊炭二钱，双钩藤四钱，生石决（先煎）一两，云苓三钱，生竹茹一钱五分，灯心十茎。

二诊：舌下腐肿已退，而左半头仍痛，清晨尤甚，颊车或强紧，舌红苔黄，脉弦细。风阳初潜，水源未充。原法出入。

大生地六钱，大麦冬二钱，乌玄参四钱，炒姜蚕二钱，杭菊炭二钱，白桔梗一钱五分，淮牛膝（盐水炒）一钱五分，生牡蛎（先煎），灵磁石（先煎）四钱。

医案来源：许济群、王新华《贺季衡医案》

编按： 此案左半头痛，波及颊车牙关，脉弦细。脉弦细为水亏木旺，治疗滋水抑木以潜风阳；二诊舌下腐肿退，舌红苔黄，脉弦细，继续以滋水抑木法，加牛膝引血下行，生牡蛎、灵磁石重镇潜阳。

弦细而劲，左关弦劲尤著

陈某，女，60岁。2002年10月19日初诊。发作性头痛已七八年，头两侧及目眶痛，如电击。耳鸣，心烦，寐少，他可，血压150/95mmHg。脉弦细而劲，左关弦劲尤著。舌暗红，少苔。

证属：阴虚，肝阳化风。

法宜：滋水涵木，平肝息风。

方宗：三甲复脉汤。生白芍18g，炙甘草7g，干地黄15g，山茱萸15g，丹皮12g，炒枣仁40g，生龙骨18g，生牡蛎18g，生石决明18g，炙鳖甲18g，18g，天麻15g，刺蒺藜12g，怀牛膝12g，阿胶15g，地龙15g。

11月9日二诊：上方共服21剂，头及目眶痛著减，脉弦细，已不劲，血压130/80mmHg，上方继服14剂。

医案来源：李士懋、田淑霄《李士懋田淑霄医学全集》

编按： 本案初诊脉弦细而劲，左关弦劲尤著。脉细为阴虚，弦细而劲为阴虚阳亢之象，阴虚肝木失涵而化风。脉弦且左关弦而劲，心烦寐少，为肝阳扰心。舌暗红，少苔，为阴虚内热之象。治予滋水涵木，平肝息风为法，用三甲复脉汤。二诊脉弦细，已不劲，肝风之象平息，继续滋水涵木法治疗。

弦细而数

孙某，45岁。

阴之不足，阳之有余。有余者邪气之热，不足者真阴之虚。脉见弦细而数，故心烦急躁，失眠头痛。用养血育阴，清泄肝木之法。

处方：丹皮四钱，生白芍五钱，贡阿胶三钱，川石斛四钱，炒山栀一钱半，生地黄六钱，何首乌四钱，莲花头二枚，晚蚕砂三钱。

绍琴按： 脉见弦细而数，症见烦躁失眠头痛，显是阴虚火旺，故滋少阴之阴以治本，清厥阴之热以泄标。尤妙在加入莲花头二枚，用以升清安神兼保心气。晚蚕砂三钱以泄浊，如此则气机流畅，期在必效。

医案来源：赵绍琴《文魁脉学》

编按： 本案用生地黄、白芍、何首乌、阿胶养血育阴。用栀子苦寒降泄，轻清上行，主气而善清气分郁火，用牡丹皮清热凉血，活血化瘀，主血而泄血中伏火，二药相伍，一走气分，一入血分，有气血两清之功。莲花头苦甘平，入心肝二经，升清安神兼保心气。蚕砂味辛甘，性微温，入肝脾胃经，升清除湿，活血定痛。阴之不足得补，阳之有余得泄，其效可显。

弦细数按之减

李某，女，17岁。2003年10月24日初诊。头痛晕近1年，渐重，不能学习，被迫休学。心烦寐少，每日仅能睡4小时，左胁时隐痛。脉弦细数按之减。舌稍红，苔少。

证属：阴阳两虚。

法宜：调和阴阳。

方宗：小建中汤加减。桂枝10g、白芍20g、炙甘草9g、大枣6枚、饴糖30ml、炙百合18g、生龙骨18g、生牡蛎18g、首乌藤18g。

11月14日二诊：上方加减，共服21剂，头痛减未已，寐向安，每日可睡7小时，胁痛除，脉弦，略细数，阴液未复。上方加龟板18g、干地黄15g、炒枣仁30g，又服21剂，脉平症除，已恢复上学。

医案来源：李士懋、田淑霄《平脉辨证治专病》

编按：本案初诊脉弦细数按之减，细为阴不足，减为阳不足，阴阳两虚，经脉失荣，故拘急而痛。脉数一般主火热，本案阴阳两虚，为因虚而数。予益阴化阳法，方用小建中汤加减，《伤寒论》曰："伤寒，阳脉涩，阴脉弦，法当腹中急痛，先与小建中汤。"阳脉涩为脉浮取迟涩，为气血不足，阴脉弦为脉沉取见弦，为阳不足，温煦不及。此脉为阴阳两虚之脉，以小建中汤加龙骨、牡蛎者，取桂枝加龙骨牡蛎汤意，收真气且安神。二诊，脉按之已不减，示阳气已复。尚细数者，知阴气未充，故加龟板、地黄、炒枣仁，益阴而安神。

弦细微数

富氏，二十五岁。巅顶一点痛，畏灯光、日光如虎，脉弦细微数，此厥阴头痛也，与定风珠三剂而愈。

医案来源：吴瑭《吴鞠通医案》

编按：此案脉弦细微数。《濒湖脉学》："弦为木盛之病。"《脉诀汇辨》："弦为肝风，主痛主疟，主痰主饮。"《景岳全书》："（细脉）乃血气俱虚之候。"《濒湖脉学》："数脉主腑，有力实火，无力虚火。"弦细微数为肝血亏虚，内风扰动之象，巅顶为肝经所过，肝血亏虚不能濡养目窍，内风扰动，可见畏光之症。治疗予定风珠，滋阴平肝，潜阳息风而愈。

弦细虚数

尹某，男，22岁，学生。2005年5月23日初诊。头阵痛、头昏已二年，胸闷，口糜。脉弦细虚数。舌嫩红，少苔。

证属：营卫两虚。

法宜：调和营卫。

方宗：桂枝汤主之。桂枝10g，白芍10g，炙甘草7g，生姜4片，大枣7枚。7剂，水煎服。

2005年5月30日：头昏痛减，胸未闷，仍口糜。脉弦缓，左尺偏旺，舌嫩红，苔少。左尺偏旺，乃相火动，上方7剂，加服知柏地黄丸二盒，每服二丸，日二次。五一假后来告，头已不昏痛，口糜退。

医案来源：李士懋、田淑霄《平脉辨证经方时方案解》

编按：本案初诊脉弦细虚数，弦主郁主痛，细为阴虚，虚为气血俱虚，数因虚而数。《濒湖脉学》："弦为木盛之病。"《脉诀汇辨》："弦为肝风，主痛主疟，主痰主饮。"《景岳全书》："（细脉）乃血气俱虚之候。"《脉镜》："（虚脉）气血俱虚之证也。"《濒湖脉学》："数脉主腑，有力实火，无力虚火。"此为阴阳两虚，经脉失于温养，寸口经脉可弦，头之经脉亦可失于温养而拘、而痛。故方选桂枝汤，调营卫，益阴阳，治其头痛。二诊脉弦缓，左尺偏旺，舌嫩红，苔少。仍阴虚内热，左尺偏旺为相火妄动，加服知柏地黄丸滋阴清热，方药对症而愈。

弦细有力而长

天津于氏妇，年二十二岁，得脑充血头疼证。

病因：其月信素日短少，不调，大便燥结，非服降药不下行，浸至脏腑气化有升无降，因成斯证。

证候：头疼甚剧，恒至夜不能眠，心中常觉发热，偶动肝火即发眩晕，胃中饮食恒停滞不消，大便六七日不行，必须服通下药始行。其脉弦细有力而长，左右皆然，每分钟八十至，延医诊治历久无效。

诊断：此因阴分亏损，下焦气化不能固摄，冲气遂挟胃气上逆，而肝脏亦因阴分亏损水不滋木，致所寄之相火妄动，恒助肝气上冲。由斯脏腑之气化有升无降，而自心注脑之血为上升之气化所迫，遂至充塞于脑中血管而作疼作晕也。其饮食不消大便不行者，因冲胃之气皆逆也；其月信不调且短少者，因冲为血海，肝为冲任行气，脾胃又为生血之源，诸经皆失其常司，是以月信不调且少也。《内经》谓"血菀（同郁）于上，使人薄厥"，言为上升之气血猖薄而厥也。此证不急治则薄厥将成，宜急治以降胃、镇冲、平肝之剂，再以滋补真阴之药辅之，庶可转上升之气血下行不成薄厥也。

处方：生赭石（轧细）一两，生龙齿（捣碎）五钱，生石决明（捣碎）五钱，怀牛膝一两，生怀地黄一两，大甘枸杞八钱，生怀山药六钱，生杭芍五钱，天冬五钱，生鸡内金（黄色的捣）二钱，苏子（炒捣）二钱，茵陈钱半，甘草钱半。共煎汤一大盅，温服。

复诊：将药连服四剂，诸病皆见轻，脉象亦稍见柔和。惟大便六日仍未通行，因思此证必先使其大便如常，则病始可愈，拟将赭石加重，再将余药略为加减以通其大便。

处方：生赭石（轧细）两半，生龙齿（捣碎）五钱，生石决明（捣碎）五钱，怀牛膝一两，天冬一两，黑芝麻脂（炒捣）八钱，大甘枸杞八钱，生杭芍五钱，苏子（炒捣）三钱，生鸡内金（黄色的捣）钱半，甘草钱半，净柿霜五钱，药共十二味，将前十一味煎汤一大盅，入柿霜融化温服。

三诊：将药连服五剂，大便间日一行，诸证皆愈十之八九，月信适来，仍不甚多，脉象仍有弦硬之意，知其真阴犹未充足也。当即原方略为加减，再加滋阴生血之品。

处方：生赭石（轧细）一两，怀牛膝八钱，大甘枸杞八钱，龙眼肉六钱，生怀地黄六钱，当归五钱，玄参四钱，沙参四钱，生怀山药四钱，生杭芍四钱，生鸡内金（黄色的捣）一钱，甘草二钱，生姜三钱，大枣（掰开）三枚。共煎汤一大盅，温服。

效果：将药连服四剂后，心中已分毫不觉热，脉象亦大见和平，大便日行一次，遂去方中玄参、沙参，生赭石改用八钱，生怀山药改用六钱，俾多服数剂以善其后。

医案来源：张锡纯《医学衷中参西录》

编按：此案双脉弦细有力而长。《濒湖脉学》："弦为木盛之病。"《脉诀汇辨》："弦为肝风，主痛主疟，主痰主饮。"《景岳全书》："（细脉）乃血气俱虚之候。"左为肝阴亏虚，气逆火盛，右为木克脾土，致胃气上逆。脏腑之气化升而无降，气血充塞于脑中血管而作疼作晕。此证如不急治则成厥逆，宜急治以平肝、镇冲、降胃之剂，再以滋补真阴之药辅之。经治脉见和平，气机升降有序而病愈。

弦细无力

邓某，女，47岁，讲师。1974年3月初诊。头部畏寒、巅顶疼痛已3年。服中药川芎茶调散等祛风散寒药多剂无效，痛剧时急服止痛片可暂缓解，不久即失效而痛更剧。初诊时头顶痛（每月痛2～3次），怕冷畏风，虽暑季大热，头上仍戴两顶棉毡帽，不能片刻取掉。四肢常不温，更不敢稍触冷水，饮食少思，精神萎靡。脉弦细无力，舌质淡，面色淡黄无泽。系肝血素虚，感受外寒日久，宜温经养血以祛寒邪，当归四逆汤加附片、藁本。

当归 10g，桂枝 10g，白芍 10g，细辛 6g，木通 6g，甘草 6g，制附片（先煎）10g，藁本 4.5g，大枣 10 枚。

服上方 8 剂后，头痛大减，四肢转暖，可不戴帽，精神食欲转佳，脉舌同前，上方继服 6 剂而愈。以后加强营养、锻炼，体亦健旺。

按：据舌脉表现，本例属阴血虚少，肝阳不足。头为诸阳之会，厥阴之脉与督脉上会巅顶，寒邪外袭日久，致阴寒循经上逆，故头痛剧烈、畏风怕冷。本病不是单纯外感风寒，故辛散解表无效，而用上方温通肝血、温经祛邪而愈。

医案来源：宋鹭冰《宋鹭冰 60 年疑难杂症治验录：附温病六论》

编按：本案脉弦细无力。《脉诀指掌》："弦为肝脉。"《景岳全书》："弦从木化，气通乎肝，可以阴，亦可以阳。"又曰："（细脉）乃血气俱虚之候。"弦细无力为阴血虚少，肝阳不足之证；四肢常不温，精神萎靡为阳虚之象，结合患者舌脉症，肝阳不足，阴血虚少，本为虚证，以祛风散寒法，犯"虚虚实实"之戒，故病加重。后以养血散寒，温经通脉之法治疗，用当归四逆汤加附子、藁本，仅 14 剂而愈。

阳弦，阴脉沉细而拘

魏某，女，24 岁。2005 年 10 月 28 日初诊。头痛已久，痛甚呕吐，吐后缓解，肢冷，精力不济，月经正常。脉阳弦，阴脉沉细而拘。舌稍淡。

证属：下焦阴寒，厥气上干。

法宜：温阳化饮降逆。

方宗：真武汤加减。炮附子 15g，白术 10g，茯苓 15g，干姜 6g，桂枝 12g，白芍 12g，吴茱萸 7g，生姜 6 片，巴戟天 12g，仙茅 12g。

11 月 27 日二诊：上方共服 30 剂，头痛已止，吐亦未作，肢已不凉，精力增。阳脉已起，且有涌动之势，尺脉尚弦，舌已可。嘱服济生肾气丸 1 个月，每次 2 丸，日 2 次。

医案来源：李士懋、田淑霄《平脉辨证治专病》

编按：此案脉阳弦，阴脉沉细而拘。《医宗必读》："木旺者，脉必弦。木旺必来侮土，土虚不能制湿，而痰饮之证生焉。阳弦者，寸也，寸主上焦，故当头痛；阴弦者，尺也，尺主下焦，故当腹痛。"沉细为阳虚，寒主收引，故阴脉沉细而拘为下焦阴寒盛，弦主郁主痛主饮，《金匮要略》载："脉沉而弦者，悬饮内痛。"本案为阳虚不能制水，水饮上逆。舌稍淡也为阳虚之象。真武汤温阳以制水，恰与本案病机相合。加干姜以温脾阳，培土以制水；加吴茱萸温肝散寒；加桂枝以振心阳，伐肾气，且通阳化气祛水饮；加巴戟天、仙茅温肾益精扶肾气。阳回而诸症皆安。

左脉弦细，左关弦细滑明显；右脉浮弦有力，沉取芤迟弱

孙某，女性，65岁。头晕头痛，左胁肋痛，劳累或睡眠不足时尤甚，晚间或受凉时腿部抽痛，血压高，一般为170/90mmHg左右，服用降压药效果不显，经常口干口苦，眼部干涩，服清火降压药易腹痛腹泻，时潮热汗出，下肢发凉。脉诊：左脉弦细，左关弦细滑明显；右脉浮弦有力，沉取芤迟弱。望诊：舌红，苔白腻。腹诊：右胁叩痛，下腹部轻压痛。

辨证分析：①左脉弦细，左关弦细滑，头晕头痛，左胁肋痛，劳累或睡眠不足时血压升高明显，血压高，口干口苦，眼部干涩，时潮热汗出，均为肝阴亏虚，肝阳上亢，风火内郁。②右脉浮弦有力，沉取芤迟弱，服清火降压药后易腹痛腹泻，下肢发凉，是脾肾阳虚。③晚间或受凉时腿部抽痛，左关弦细，肝血不足，或兼外寒内郁肝经。

拟方：乌梅丸加减。乌梅15g，当归10g，枸杞子30g，菊花10g，黄连6g，黄柏3g，桂枝2g，细辛2g，炮附片10g，干姜5g，党参5g，花椒2g。7剂，水煎服，日1剂，分2次服。

二诊：服上方7天后上述症状明显好转，血压降至150/80mmHg，腿部抽痛消失，下肢怕冷明显减轻，眼干涩好转，左关脉弦象减轻，此是寒邪郁滞肝经减轻。守上方去细辛、桂枝、花椒加减。

拟方：乌梅丸加减。乌梅15g，当归10g，枸杞子30g，菊花10g，黄连2g，黄柏2g，炮附片10g，干姜5g，党参5g，郁金10g，益母草15g。7剂，日1剂，分2次服。

结果：服后3周，血压降至130/75mmHg，余症基本消失。

医案来源：余秋平《千古疑案厥阴病：余秋平讲〈伤寒论〉之厥阴病篇》

编按：本案初诊左脉弦细，左关弦细滑明显；右脉浮弦有力，沉取芤迟弱。症见头晕头痛，左胁肋痛，劳累或睡眠不足时尤甚，口干口苦，眼部干涩，时潮热汗出，下肢发凉，上热下寒证明显。左脉弦细，左关弦细滑，为肝阴亏虚，内有郁热；右脉浮弦有力，沉取芤迟弱，脉迟弱为阳虚，浮弦为外感寒邪。综合分析，本案为上热下寒，阴阳亏虚，内有郁热，外感寒邪。方用乌梅丸温中补虚，清上温下，泄热固阴，加枸杞子、菊花养血平肝。二诊左关脉弦象减轻，怕冷明显减轻，去细辛、桂枝、花椒温中散寒之品善后。

左部弦而甚硬，右部弦硬且长

崔某，天津金钢桥旁德兴木厂理事，年三十八岁，得脑充血兼两腿痿弱证。

病因：出门采买木料，数日始归，劳心劳力过度，遂得斯证。

证候：其初常觉头疼，时或眩晕，心中发热，饮食停滞，大便燥结，延医治疗无效。一日早起下床，觉痿弱无力，痿坐于地，人扶起坐床沿休息移时，自扶杖起立，犹可徐步，然时恐颠仆。其脉左部弦而甚硬，右部弦硬且长。

诊断：其左脉弦硬者，肝气挟火上升也。右脉弦硬且长者，胃气上逆更兼冲气上冲也。因其脏腑间之气化有升无降，是以血随气升充塞于脑部作疼作眩晕。其脑部充血过甚，或自微细血管溢血于外，或隔血管之壁些些渗血于外，其所出之血，若着于司运动之神经，其重者可使肢体痿废，其轻者亦可使肢体软弱无力，若此证之忽然痿坐于地者是也。至其心中之发热，饮食之停滞，大便之燥结，亦皆其气化有升无降之故，此宜平肝清热，降胃安冲，不使脏腑之气化过升，且导引其脑中过充之血使之下行，则诸证自愈矣。

处方：生赭石（轧细）一两，生珍珠母（捣碎）六钱，生石决明（捣碎）六钱，怀牛膝一两，生怀地黄一两，生杭芍五钱，当归四钱，龙胆草二钱，茵陈钱半，甘草钱半。共煎汤一大盅，温服。

复诊：将药连服七剂，诸病皆大见愈，脉象亦大见缓和，惟其步履之间仍须用杖，未能复常，心中仍间有发热之时。拟即原方略为加减，再佐以通活血脉之品。

处方：生赭石（轧细）一两，怀牛膝一两，生怀地黄一两，生杭芍五钱，生珍珠母（捣碎）四钱，生石决明（捣碎）四钱，丹参四钱，生麦芽三钱，土鳖虫五个，甘草一钱。共煎汤一大盅，温服。

效果：将药连服八剂，步履复常，病遂痊愈。

医案来源：张锡纯《医学衷中参西录》

编按：此案为头疼、眩晕之症，未有效治疗，发展成脑充血。脉左部弦而甚硬，右部弦硬且长。左脉弦硬，为肝气挟火上升；右脉弦硬且长，为胃气上逆更兼冲气上冲。血随气升充塞于脑部作疼作眩晕，脑部充血过甚，日久血自微细血管溢血于外，而成中风。治宜平肝清热，降胃安冲。药进七剂，脉象大见缓和，诸病皆大见愈。继以通活血脉之品善后。

左弦数，右洪大

孙文垣医案

一老仆，头痛，遍身骨节痛，面色黑，发热口渴，胸膈膨胀，饮食七日不进，复感寒，脉左弦数，右洪大。以藿香、苍术、防风、葛根、白芷、紫苏、甘草、陈皮、大腹皮、麦芽、枳实投之，服后胸膈稍宽。热与痛更甚，改以麻黄、葛根、柴胡各二钱，石膏、滑石各三钱，紫苏、苍术、白芷各一钱，甘草五分，姜三片，服后大汗出而热痛皆除。惟口渴，又以白芍、当归、石膏、知母、柴胡、黄芩、麦冬、葛根、陈皮服之而愈。此三阳合病，先为饮食所伤，故用藿香正气汤加消导以助其内，又以六神通解散加助表之药以治其标，病虽重，年虽高，喜其色脉相合，故易愈也。

医案来源：[清] 魏之琇《续名医类案》

编按：此案脉左弦数，右洪大。症见头痛，遍身骨节痛，发热口渴，胸膈膨胀。《脉理会参》："弦数多热，热生风。"《诊脉三十二辨》："（洪脉）为气血大热之候，属火。"脉左弦数为少阳郁热，右洪大为阳明热盛，头痛，遍身骨节痛为太阳病，总之，为三阳合病。医先用藿香正气汤加消导以散风寒化浊通滞，又以六神通解散加助表之药和解表里，病虽重，其色脉相合，故病易愈。

左部弦长，关脉犹弦而兼硬，右脉则稍和平

天津李姓，得头疼证，日久不愈。

病因：其人素羸弱，因商务操劳遇事又多不顺，心肝之火常常妄动，遂致头疼。

证候：头疼不起床者已逾两月，每日头午犹轻，过午则浸加重，夜间疼不能寐，鸡鸣后疼又渐轻可以少睡，心中时或觉热，饮食懒进。脉搏五至，左部弦长，关脉犹弦而兼硬，右脉则稍和平。

诊断：即此脉象论之，显系肝胆之热上冲脑部作疼也。宜用药清肝火、养肝阴、镇肝逆，且兼用升清降浊之药理其脑部。

处方：龙胆草三钱，甘菊花一钱，生杭芍八钱，玄参六钱，生龟板（轧细）六钱，柏子仁六钱，川芎钱半，甘草三钱。共煎汤一大盅，温服。

效果：服药一剂，病愈十之七八，脉象亦较前和平，遂将龙胆草减去一钱，又服两剂痊愈。

或问：川芎为升提气分之品，今其头疼既因肝胆之热上冲，复用川芎以升提之，其热不益上冲乎？何以服之有效也？答曰：川芎升清气者也，清气即轻气也。按化学之理，无论何种气，若在轻气之中必然下降，人之脏腑原有轻气，川芎能升轻气上至脑中，则脑中热浊之气自然下降，是以其疼可愈也。

医案来源：张锡纯《医学衷中参西录》

编按：本案患者平素羸弱，诊脉左部弦长，关脉弦而兼硬，且搏五至，右脉稍和平。为肝阴亏虚，兼肝胆之热上冲，右脉稍和平为胃气未伤。先以清肝火、养肝阴、镇肝逆。用龙胆草、甘菊花清肝火，生龟板滋阴潜阳，玄参滋阴清热，杭芍、柏子仁养肝血，川芎升清降浊，行气止痛。方药对症，服药一剂，病愈十之七八，脉象较前和平，继以养肝阴、镇肝逆治疗。

左右皆弦硬而长，重诊甚实

天津李氏妇，年过三旬，得脑充血头疼证。

病因：禀性褊急，家务劳心，常起暗火，因得斯证。

证候：其头疼或左或右，或左右皆疼，剧时至作呻吟。心中常常发热，时或烦躁，间有眩晕之时，其大便燥结非服通下药不行。其脉左右皆弦硬而长，重诊甚实，经中西医诊治二年，毫无功效。

诊断：其左脉弦硬而长者，肝胆之火上升也；其右脉弦硬而长者，胃气不降而逆行，又兼冲气上冲也。究之，左右脉皆弦硬，实亦阴分有亏损。因其脏腑之气化有升无降，则血随气升者过多，遂至充塞于脑部，排挤其脑中之血管而作疼，此《内经》所谓血之与气，并走于上之厥证也。亦即西人所谓脑充血之证也。其大便燥结不行者，因胃气不降，失其传送之职也。其心中发烦躁者，因肝胃之火上升也。其头部间或眩晕者，因脑部充血过甚，有碍于神经也。此宜清其脏腑之热，滋其脏腑之阴，更降其脏腑之气，以引脑部所充之血下行，方能治愈。

处方：生赭石（轧细）两半，生龙齿（捣碎）五钱，生石决明（捣碎）五钱，怀牛膝一两，生怀地黄六钱，天冬六钱，玄参五钱，生杭芍五钱，生怀山药六钱，茵陈钱半，甘草钱半。共煎汤一大盅，温服。

方解：赭石能降胃平肝镇安冲气。其下行之力，又善通大便燥结而毫无开破之弊。方中重用两半者，因此证大便燥结过甚，非服药不能通下也。盖大便不通，是以胃气不下降，而肝火之上升冲气之上冲，又多因胃气不降而增剧。是治此证者，当以通其大便为要务，迨服药至大便自然通顺时，则病愈过半矣。牛膝为治腿疾要药，以其能引气血下行也。而《名医别录》及《千金翼方》，皆谓其除脑中痛，盖以其能引气血下行，即可轻减脑中之充血也。愚生平治此等证必此二药并用，而又皆重用之。用玄参、天冬、芍药者，取其既善退热兼能滋阴也。用龙齿、石决明者，以其皆为肝家之药，其性皆能敛戢肝火，镇息肝风，以缓其上升之势也。用山药、甘草者，以二药皆善和胃，能调和金石之药与胃相宜，犹白虎汤用甘草粳米之义，而山药且善滋阴，甘草亦善缓肝也。用茵陈者，因肝为将军之官，其性刚果，且中寄相火，若但用药平之镇之，恒至起反动之力，茵陈最能将顺肝木之性，且又善泻肝热，李氏《本草纲目》谓善治头痛，是不但将顺肝木之性使不至反动，且又为清凉脑部之要药也。诸药汇集为方，久服之自有殊效。

复诊：将药连服二十余剂（其中随时略有加减），头已不疼，惟夜失眠时则仍疼，心中发热、烦躁皆无，亦不复作眩晕，大便届时自行，无须再服通药，脉象较前和平而仍有弦硬之意，此宜注意滋其真阴以除病根。

处方：生赭石（轧细）一两，怀牛膝八钱，生怀地黄八钱，玄参六钱，大甘枸杞六钱，净萸肉五钱，生杭芍四钱，生怀山药八钱，柏子仁四钱，生麦芽三钱，甘草二钱。

共煎汤一大盅，温服。方中用麦芽者，借以宣通诸药之滞腻也。且麦芽生用原善调和肝气，亦犹前方用茵陈之义也。

效果：将药又连服二十余剂（亦随时略有加减），病遂痊愈，脉象亦和平如常矣。

医案来源：张锡纯《医学衷中参西录》

编按：本案脉初诊左右皆弦硬而长，重诊甚实。左脉弦硬而长者，为阴虚阳亢之象；右脉弦硬而长者，为木克脾土，致胃气不降而逆行，阴虚阳亢，沉取甚实，虚中夹实，先用镇肝息风，滋阴潜阳法，继以滋阴柔肝法，脉象渐趋和平，病遂痊愈。

左右皆弦硬，关前有力，两尺重按不实

京都谈某，年五十二岁，得脑充血头疼证。

病因：因劳心过度，遂得脑充血头疼证。

证候：脏腑之间恒觉有气上冲，头即作疼，甚或至于眩晕，其夜间头疼益甚，恒至疼不能寐。医治二年无效，浸至言语謇涩，肢体渐觉不利，饮食停滞胃口不下行，心中时常发热，大便干燥。其脉左右皆弦硬，关前有力，两尺重按不实。

诊断：弦为肝脉，至弦硬有力无论见于何部，皆系有肝火过升之弊。因肝火过升，恒引动冲气胃气相并上升，是以其脏腑之间恒觉有气上冲也。人之血随气行，气上升不已，血即随之上升不已，以致脑中血管充血过甚，是以作疼。其夜间疼益剧者，因其脉上盛下虚，阴分原不充足，是以夜则加剧，其偶作眩晕亦职此也。至其心常发热，肝火炽其心火亦炽也。其饮食不下行，大便多干燥者，又皆因其冲气挟胃气上升，胃即不能传送饮食以速达于大肠也。其言语謇涩肢体不利者，因脑中血管充血过甚，有妨碍于司运动之神经也。此宜治以镇肝、降胃、安冲之剂，而以引血下行兼清热滋阴之药辅之。又须知肝为将军之官，中藏相火，强镇之恒起其反动力，又宜兼用舒肝之药，将顺其性之作引也。

处方：生赭石（轧细）一两，龙骨（捣碎）六钱，生牡蛎（捣碎）六钱，生怀地黄一两，怀牛膝六钱，大甘枸杞六钱，生净萸肉五钱，生杭芍五钱，茵陈二钱，甘草二钱。共煎汤一大盅，温服。

复诊：将药连服四剂，头疼已愈强半，夜间可睡四五点钟，诸病亦皆见愈，脉象之弦硬已减，两尺重诊有根，拟即原方略为加减俾再服之。

处方：生赭石（轧细）一两，生龙骨（捣碎）六钱，生牡蛎（捣碎）六钱，

生怀地黄一两，怀牛膝六钱，生怀山药八钱，净萸肉五钱，生杭芍五钱，生鸡内金（黄色的捣）钱半，茵陈钱半，甘草二钱。共煎汤一大盅，温服。

三诊：将药连服五剂，头已不疼，能彻夜安睡，诸病皆愈。惟办事，略觉操劳过度，头仍作疼，脉象犹微有弦硬之意，其心中仍间有觉热之时，拟再治以滋阴清热之剂。

处方：生珍珠母（捣碎）四钱，生石决明（捣碎）四钱，生赭石（轧细）四钱，生怀山药一两，生怀地黄八钱，玄参四钱，北沙参四钱，生杭芍四钱，净萸肉四钱，怀牛膝三钱，生鸡内金（黄色的捣）钱半，甘草二钱。共煎汤一大盅，温饮下。

效果：将药连服六剂，至经理事务时，头亦不疼，脉象已和平如常。遂停服汤药，俾日用生山药细末，煮作茶汤调以白糖令适口，送服生赭石细末钱许，当点心服之以善其后。

医案来源：张锡纯《医学衷中参西录》

编按：本案脉左右皆弦硬，关前有力，两尺重按不实。为阴虚不能潜阳，上盛下虚之证，治以滋阴潜阳、降胃安冲、兼而舒肝，药进四剂，头疼已愈强半，脉象弦硬已减，两尺重诊有根，继续治疗，三诊头疼消除，脉象犹微有弦硬之意，阴虚阳亢之象仍显，再治以滋阴潜阳清热之剂，药连服六剂，脉象渐平如常。予生山药煮茶汤，送服生赭石细末以补脾养胃，平肝潜阳善后。

左寸关弦而近数，右关沉滑

七月初二日，赵文魁请得端康皇贵妃脉息：左寸关弦而近数，右关沉滑。肝经有热，气逆不调，以致头疼胸闷，食后身倦。今拟清上调肝醒脾之法调理。

酒胆草一钱，青皮三钱，姜朴三钱，沉香（煎）四分，焦槟榔三钱，瓜蒌六钱，楂炭六钱，枯芩三钱，炒枳壳三钱，酒军一钱五分，新会皮三钱。

引用羚羊角面六分，先煎，钩藤三钱。

医案来源：赵绍琴《赵文魁医案选》

编按：此案左寸关弦而近数，右关沉滑。左关候肝胆，右关候脾胃，左寸关弦而数为肝经有热扰于上，沉主里，滑主痰，右关沉滑为痰浊内阻。治疗以清上调肝醒脾之法，用龙胆草、枯芩清肝热；大黄理肝血；瓜蒌化痰热；楂炭、焦槟榔消食和胃；新会陈皮、青皮、厚朴、枳壳、沉香理气醒脾；引用羚羊角面、钩藤引药入肝，清肝热，旨在调肝为主。

左寸关弦数，右寸关浮滑

闰五月初六日，赵文魁请得端康皇贵妃脉息：左寸关弦数，右寸关浮滑。肝热留饮，偶感暑邪，以致头疼肢倦，胸膈满闷。今拟清暑调肝化饮之法调理。

粉葛根二钱，薄荷二钱，白芷二钱，新会皮三钱，青皮子（研）三钱，姜朴三钱，姜连一钱五分，瓜蒌（研）六钱，炒枳壳三钱，酒军一钱五分，木通二钱，泽泻三钱。

引用灯心竹叶水煎药。

医案来源：赵绍琴《赵文魁医案选》

编按：本案左寸关弦数，右寸关浮滑。弦主郁主痛，数主火热，滑主痰，浮脉主表。综合为肝热痰扰，外感暑邪。素体肝热，又感暑邪，标本同病，以致出现头疼肢倦、胸膈满闷之证，治以外解暑邪，内治肝热留饮。方中葛根、薄荷、白芷疏风解暑燥于外；新会陈皮、青皮、姜朴、枳壳调气化饮和肝胃；黄连、瓜蒌、大黄清热化饮以除饮热；木通、泽泻淡渗利尿，既可化饮，又可解暑邪；灯心、竹叶归心肺经，能清心解暑，导暑热之邪从小便而解，用之为引，旨在清心利尿以解暑邪。

肝脉弦数

南门韦姓，患头疼证，每日卯时其疼如碎，误作太阳寒证治之，令发大汗，不但不轻，反而沉重。迎余往诊，肝脉弦数，此因怒动肝火，火性炎上，直冲巅顶。古云"火盛者疼"。治宜疏肝清热，头疼自止。遂用：小柴胡21g，清半夏10g，青皮10g，香附15g，白芍12g，当归10g，龙胆草10g，胡黄连10g，生地12g，栀子10g，丹皮10g，服一帖，病去二三，四帖痊愈。

按：卯时疼重，卯属木，又肝脉弦数，是肝火上冲证，治以清肝火甚当。

医案来源：翟竹亭《湖岳村叟医案》

编按：此案肝脉（左关）弦数，《脉诀指掌》："弦数肝热。"《脉理会参》："弦数多热，热生风。"肝脉弦数，为肝热盛，肝火上炎，直冲巅顶，巅顶为足厥阴肝经循行之处。治宜疏肝清热，龙胆草大苦大寒，清利肝胆实火；胡黄连、栀子、牡丹皮清热泻火凉血；当归、白芍、生地黄养血滋阴，实火所伤，损伤阴血，用此则邪去而不伤阴血；柴胡、香附、青皮舒畅肝经之气，肝火清，头疼自止。

左关脉弦长，右关脉浮短

刘某，女，三十七岁。一九六二年八月二十九日初诊。

主症：自述半年来经常感到左侧偏头痛、纳呆、呃逆、脘腹痞胀。

脉象：左关脉弦长，右关脉浮短。

凭脉辨证：左关为肝位，弦为肝脉，长主气火有余，右关为脾位，浮短之脉，为脾胃虚弱。综合脉症，辨证为木旺土虚，气火上逆。

治法：平肝降逆、理气和胃。

方药：当归 9g，白芍 6g，香附 6g，枳壳 6g，桑叶 5g，蔓荆子 5g，陈皮 6g，半夏 9g，茯苓 6g，白术 3g，焦神曲 6g，甘草 3g，薄荷一撮，水煎服。

二诊：同年九月六日。

服上方四剂，头痛显减，余症基本消失。惟月经先期而至，量少，心烦，脉象转成左手浮短，右脉迟细，弦长之脉已不见。说明肝经气火已平，浮短迟细之脉，均为肝脾不足之象。故在前方基础上加：生鳖甲 12g，生牡蛎 6g，党参 12g，生薏苡仁 12g、连翘 6g，以达柔肝健脾育阴和血之功。

医案来源：项祺、萧汉玺《萧通吾脉诀及脉案》

编按：本案初诊左关脉弦长，右关脉浮短。左关候肝，弦为肝胆之本脉，主郁主痛，长主气火有余，右关候脾，浮短之脉，为荣卫气血不畅。综合脉症，辨证为木旺气火上逆，脾土虚弱；治疗以平肝降逆、理气和胃为法；方用逍遥丸加减。服药 4 剂，头痛显减，余症基本消失。二诊脉象转成左手浮短，右脉迟细，弦长之脉已不见。肝经气火已平，但肝阴亏虚，脾土不足之象仍存在，以生鳖甲、生牡蛎滋阴潜阳，党参、生薏苡仁健脾益气，以连翘清热通经。

左关独弦滑

陈某，脉诊左关独弦滑，风阳挟痰上扰阳明，头额偏左连及腮齿皆痛。拟息风阳，兼清痰火。

羚羊角、嫩钩钩、桑叶、甘菊花、制僵蚕、石决明、刺蒺藜、丹皮、鲜银花藤。

另：细辛三分，荆芥钱半，生石膏五钱。共研粗末，泡汤漱口。

另：乳香一钱，没药一钱，生南星一钱，生半夏一钱，僵蚕一钱，冰片三分。共研细末，和入陈酒干面调敷。

医案来源：王泰林、王宏利《王旭高临证医案》

按：本案脉诊左关独弦滑，左关候肝胆，弦滑为风阳挟痰上扰。治疗予平肝息风，兼清痰火。脉诊之察独应重视，《素问》云："何以知病之所在？岐伯曰：察九候独小者病，独大者病，独疾者病，独迟者病，独热者病，独寒者病，独陷下者病。"

左关脉弦有力，右脉弦细

某女，42 岁。三叉神经痛 4 年半。面色晦暗，右侧三叉神经剧痛，常服止痛片难以缓解。服辛温药易上火，头痛反而加重，并出现口干口苦，失眠多烦，或大便干结；服清火药则大便稀溏。月经量少，有块，颜色暗，经前乳房胀痛突出。脉诊：左关脉弦有力，右脉弦细。望诊：舌质淡暗、发黑，苔薄白而稍偏润。

辨证分析：①左关脉弦有力，右侧三叉神经剧痛，服止痛片难以缓解，服辛温药头痛加重，口干口苦，经前乳房胀痛，为厥阴风火内郁。②月经量少，失眠心烦，为肝阴血不足。③右脉弦细，面色晦暗，舌质淡暗，苔薄白而偏润，服清火药则大便稀溏，此为太阴少阴阳气不足。④月经色暗，有血块为瘀血阻滞。

拟方：乌梅丸与当归四逆汤，隔日一方，交替服用。

医案来源：余秋平《千古疑案厥阴病：余秋平讲〈伤寒论〉之厥阴病篇》

编按：本案脉诊左关脉弦有力，右脉弦细，舌质淡暗、发黑，苔薄白而稍偏润。左关脉弦有力为厥阴风火内郁，右脉弦细为木旺克土。舌质淡暗、发黑，苔薄白而稍偏润为阳虚血瘀。症见口干口苦，失眠多烦，服清火药则大便稀溏。综合症脉为寒热错杂，阳虚血瘀，予乌梅丸温中补虚，清上温下；予当归四逆汤，温经散寒，养血通脉。

左关弦滑，余俱细弱

先生之弟妇，患头痛发呕，饮食不思，时瘟疫盛行，疑为时症，余偶到塾，其侄兰芬兄言其状，并邀之治。问身觉憎寒壮热乎？曰，否。问身痛鼻塞乎？曰，否。然则非时症。诊其脉，则左关弦滑，余俱细弱。告兰芬曰：此脾虚肝郁也，作时证治，必散之，虚而散，则大误矣。兰芬请一方，因以逍遥散进。余过而忘之，越数日，见兰芬，告余曰，药才二服，病全除矣。

医案来源：［清］王堉《醉花窗医案》

按：此案正值瘟疫盛行，而无憎寒壮热，无身痛鼻塞之症。诊脉左关弦滑，余细弱。细弱为气血两虚，唯左关弦滑，左关候肝胆，弦滑为肝郁挟痰之证，尽管在瘟疫盛行之时发病，但未见有憎寒壮热，未有身痛鼻塞之表证，根据脉症辨为脾虚肝郁，内有痰浊。予逍遥散疏肝解郁，养血健脾，二剂病愈。

左关弦数，右寸关滑而近数

七月初七日，赵文魁请得端康皇贵妃脉息：左关弦数，右寸关滑而近数。肝阳未静，筋脉欠和，以致项间抽疼，心中颇觉不适，胸闷腹胀，谷食不香。今拟用清肝和脉醒脾之法调理。

龙胆草三钱，赤芍三钱，条黄芩三钱，生栀三钱，瓜蒌根六钱，连翘三钱，南薄荷二钱，木香一钱五分，青皮子（研）三钱，酒军一钱五分，炒枳壳三钱，焦三仙各三钱。

引用羚羊角面六分，先煎。

医案来源：赵绍琴《赵文魁医案选》

编按： 本案左关弦数，右寸关滑而近数。左关候肝胆，右关候脾胃，左关弦数为肝阳内动，右寸关滑数为痰热内扰。症见项间抽疼，心中颇觉不适，胸闷腹胀，谷食不香。根据脉症辨证为肝阳内动，饮热内蓄。治疗以清肝热，镇肝阳，醒脾化饮和络法。方中龙胆草、黄芩、生栀清肝热；赤芍、大黄理肝血；瓜蒌根、连翘清热散结和脉络；薄荷、青皮、木香、枳壳理肝醒脾化饮；焦三仙消食和胃。引用羚羊角面平肝阳，清肝热，引药入肝，旨在调肝。

双寸伏下而弦、紧张度高，右关空弦之象，无冲和感

刘某，女，42岁。

患者于2010年2月12日就诊。主诉：头痛。脉见双寸伏下而弦、紧张度高，右关空弦之象，无冲和感。据脉象分析双寸伏下、紧张度高，乃头部为寒邪所束，气机不能顺畅上行，故头痛；右关空弦，为中焦阴分亏虚。

处方：川芎10g，柴胡10g，藁本10g，天花粉10g，葛根15g，麦冬10g，熟地10g，玄参10g，生地10g，白芍15g。

医案来源：张润杰《岐轩药物法象——中医靶向用药》

编按： 本案双寸伏下而弦、紧张度高，为上焦因寒邪所束，寒主收引，寒邪侵袭上焦，气机不能顺畅上行，故见寸伏下而弦紧，右关空弦为中焦阴分亏虚，阴虚不能敛阳之象。方中柴胡善达少阳之木气，枢转内外，能引少阳之气从左而升；葛根禀清阳发生之气，性升而润，能宣达阳明中土之气外合于太阳；川芎为血中之气药，可引气血上达于头；藁本禀春生之木气，为太阳经风药，治寒气郁结于太阳；天花粉性凉而润，可升可降，能通行经络，诸药相合可散寒邪，使气机畅行顺达。因双寸伏下气机不升，日久必郁火气，麦冬、生地黄、玄参在补阴的同时兼清火；熟地黄、白芍入左脉补阴而下行，同时白芍又可缓急止痛。

濡 脉

【脉象】

濡脉，是一种极柔软的脉象，按之无力，如按水中漂浮棉絮之状，轻软圆滑。

《脉经·脉形状指下秘诀第一》："软脉，极软而浮细（一曰按之无有，举之有余。一曰细小而软。软，一作濡，曰濡者，如帛衣在水中，轻手相得）。"

《察病指南·八里脉》："按之似有，举之全无。一云按之似无，举之全无，力极软而浮细。一云按之不见，轻手乃得。不能隐指，故名曰濡也。即黄帝所谓软脉。《集韵》濡软二字同呼同用。"

《医脉真经·八里脉》："濡者阴也，虚软无力，应指散细，轻手乍来，重手却去。"

《脉诀指掌·辨脉形名状》："濡者，轻手乃得，如按漂绵。"

《濒湖脉学·濡（阴）》："濡脉，极软而浮细，如帛在水中，轻手相得，按之无有（《脉经》）。如水上浮沤。帛浮水中，重手按之，随手而没之象。《脉诀》言：按之似有举还无，是微脉，非濡也。体状诗：濡形浮细按须轻，水面浮绵力不禁。病后产中犹有药，平人若见是无根。

相类诗：浮而柔细知为濡，沉细而柔作弱持。微则浮微如欲绝，细来沉细近于微。浮细如绵曰濡，沉细如绵曰弱。浮而极细如绝曰微，沉而极细不断曰细。"

《脉理集要·脉理详解辨》："濡者不坚，浮细无力，按随指下，无头有尾。"

《脉理集要·脉理详解辨》："濡者软如帛，漫水之状。"

《医宗必读·新著四言脉诀》："浮小为濡，绵浮水面。"

《医宗必读·新著四言脉诀》："濡脉者，浮而小且软也。"

《诊家正眼·濡脉（阴中之阳）》："体象：濡脉细软，悬于浮分，举之乃见，按之即空。"

《诊家正眼·濡脉（阴中之阳）》"濡之为名，即软之义也，必在浮候见其细软。若中候沉候，不可得而见也。王叔和比之帛浮水面，李时珍比之水上浮沤，皆曲状其随手而没之象也。《脉经》言'轻手相得，按之无有'，伪诀反言'按之似有举还无'。悖戾一至此耶！且按之则似有，举之则全无，是弱脉而非濡脉矣。"

《脉诀汇辨·濡脉（阴中之阴）》："濡脉细软，见于浮分，举之乃见，按之即空。"

《脉诀汇辨·濡脉（阴中之阴）》："濡者，即软之象也。必在浮候见其细软，若中候沉候，不可得而见也。叔和比之'帛浮水面'，时珍比之'水上浮沤'，皆状其随手而没之象也。"

《脉理会参·二十八脉详辨》："濡脉细软，见于浮分，举之乃见，按之即遁。浮小为濡，按之无力，如水上浮帛，阴阳俱损之脉。"

《四诊抉微·濡》："濡脉细软，见于浮分，举之乃见，按之即空，叔和比之绵浮水面，时珍比之水上浮沤，皆状其随手而没之象也。"

《四诊抉微·濡》："濡形浮细按须轻，水面浮绵力不禁。病后产中犹有药，平人若见是无根。"

《四诊抉微·濡》："方谷曰：轻诊不知，重按又不可得，稍久隐隐而来，少焉又不可得，存而诊之，又复如是，此濡脉也。"

《证治合参·脉体捷法》："濡脉，极软而浮细，轻手乃得，不任寻按曰濡。"

《脉理求真·濡脉》："濡则虚软少力，应指虚细，如絮浮水，轻手乍来，重手乍去。凡虚微细弱，皆属濡类。不似虚脉之脉大无力，微脉之微细如丝，弱脉之沉细软弱也（语出张璐）。又濒湖'体状诗'曰：濡形浮脉按须轻，水面浮绵力不禁。病后产中犹有药，平人若见是无根。"相类诗"曰：浮而柔细知是濡，沉细而柔作弱持。微则浮微如欲绝，细来沉细近于微。注曰：浮细如绵曰濡，浮而极细如绝曰微，沉细如绵曰弱，沉而极细不断曰细。"

《脉理求真·濡脉》："濡脉者，浮小而软也。"

《脉理求真·新增四言脉要》："濡则浮小而软，如绵浮水。"

《脉理求真·新增脉要简易便知》："如絮浮水。浮见。"

《脉象统类·浮》："浮而迟细为濡，即软脉。其象虚软无力，应手细散，如绵絮之在水中，轻手相得，重手按之，即随手而没。"

《脉学类编·濡脉（阴）》："浮小为濡，绵浮水面。"

《脉学类编·濡脉（阴）》："濡脉极软而浮细，如绵在水中，轻手相得，按之无有（《脉经》）。"

《脉学类编·濡脉（阴）》："濡形浮细按之轻，水面浮绵力不禁。"

《脉理宗经·濡脉》："濡脉极软，浮细无力也。轻手相得，按之无有，如线浮水中，为气血俱衰之候。叔和云：帛浮水面。濒湖云：如水上浮沤。张仲景云：瞥瞥如羹上肥者，状其浮大无力，阳气微也。"

《诊脉三十二辨·二辨浮脉所统有十》："若按之浮软，如水面浮绵，随手而没曰濡。"

【鉴别】

濡脉：软细而无力，如水中漂浮棉絮之状，轻软圆滑。

微脉：浮细无力，其细与无力程度，皆甚于濡脉。

细脉：按之极细，不似濡脉重按即无。

弱脉：沉细而软，按之始得，不见于浮位。

散脉：脉形浮大无伦，搏动不整齐，轻取虚大，稍重按散漫无根，重按久按绝不可得。

虚脉：脉体较大，往来迟慢，重按松软无力。

【历代医家对濡脉主病的认识】

《伤寒论》

脉濡而紧，濡则胃气微，紧则荣中寒。阳微卫中风，发热而恶寒，荣紧胃气冷，微呕心内烦。医谓有大热，解肌而发汗。亡阳虚烦躁，心下苦痞坚。表里俱虚竭，卒起而头眩。客热在皮肤，怅怏不得眠。不知胃气冷，紧寒在关元。技巧无所施，汲水灌其身。客热应时罢，栗栗而振寒。重被而覆之，汗出而冒巅。体惕而又振，小便为微难。寒气因水发，清谷不容间。呕变反肠出，颠倒不得安。手足为微逆，身冷而内烦。迟欲从后救，安可复追还。（辨不可下病脉证并治第二十）

《脉经》

寸口脉濡，阳气弱，自汗出，是虚损病，宜服干地黄汤、薯蓣丸、内补散、牡蛎散并粉，针太冲，补之。

关脉濡，苦虚冷，脾气弱，重下病。宜服赤石脂汤、女萎丸，针关元，补之。

尺脉濡，苦小便难（《千金》云：脚不收，风痹）。宜服瞿麦汤、白鱼散，针关元，泻之。（以上均出自：平三关病候并治宜第三）

脉软而弱，弱反在关，软反在颠。浮反在上，弱反在下。浮则为阳，弱则血不足。必弱为虚，浮弱自别，浮则自出，弱则为入。浮则为出不入，此为有表无里；弱则为入不出，此为无表有里。阳出极汗，齐腰而还，此为无表有里，故名曰厥阳。在当汗出不汗出。（肺手太阴经病证第七）

脉濡而弱，弱反在关，濡反在颠，微反在上，涩反在下。微则阳气不足，涩则无血。阳气反微，中风汗出而反躁烦，涩则无血，厥而且寒，阳微发汗，躁不得眠。（病不可发汗证第一）

寸口脉濡而弱，濡即恶寒，弱即发热，濡弱相搏，脏气衰微，胸中苦烦，此非结热，而反薄居水渍布，冷铫贴之。阳气遂微，诸腑无所依，阴脉凝聚，结在心下，而不肯移，胃中虚冷，水谷不化，小便纵通，复不能多，微则可救，聚寒心下，当奈何也。（病不可水证第十四）

师曰：寸口脉濡而紧，濡则阳气微，紧则荣中寒，阳微卫气虚，血竭凝寒，阴阳不和，邪气舍于荣卫，疾（一作候）起少年时，经水来以合房室，移时过度，精感命门开，经下血虚，百脉皆张，中极感阳动，微风激成寒，因虚舍荣卫，冷积于丹田。发动上冲，奔在胸膈，津液掩口入，涎唾涌溢出，眩冒状如厥，气冲髀里热。粗医名为癫，灸之因大剧。（平郁冒五崩漏下经闭不利腹中诸病证第五）

尺寸俱濡弱，发热恶寒，汗出（一云内温热，手足逆冷，汗出）。

寸口濡，阳弱自汗出。关上濡，下重。尺中濡，少血，发热，恶寒。（以上均出自：手检图三十一部）

《察病指南》

主恶寒。

左手寸口脉濡，主虚损多汗，五心烦热。

左手关上脉濡，主体重少力，虚弱，精神离散。

左手尺内脉濡，主肾虚损，骨髓不温，肉不著骨，齿长而枯，髪无润泽，脑转耳鸣。濡而弱，为小便难。此冷淋也，论大小便虽在尺部，当参寸部大小肠脉方准。

右手寸口脉濡，主元气败，少力。

右手关上脉濡，脾气弱，苦虚冷重下痢。

右手尺内脉濡，主发热恶寒，下元冷极。

濡而弱，为内热外冷自汗。此虚热盗汗也。（以上均出自：八里脉）

《医脉真经》

濡脉真阳已久虚，汗多气怯寸中濡。关濡力乏偏羸弱，尺部憎寒热烘肤。

诸濡无血，内损力疲，血少气虚。阳微自汗，劳热外哄，下元虚冷。濡而细则伤湿。（八里脉）

《脉诀指掌》

（濡脉）与人迎相应，则寒湿散漫；与气口相应，则飧泄缓弱。（辨脉形名状）

濡为亡血阴虚，丹田髓海不足，为无根本之脉，为自汗骨蒸、内热外寒、血崩带浊、下重久痢、湿痹脾着、内伤暑湿。寸濡阳微自汗；关濡脾胃湿困，气虚中寒血少；尺濡精血败耗，下元虚冷久病。濡主血虚、伤湿痹痿。（辨八里脉病证）

《濒湖脉学》

主病诗：濡为亡血阴虚病，髓海丹田暗已亏。汗雨夜来蒸入骨，血山崩倒湿侵脾。寸濡阳微自汗多，关中其奈气虚何。尺伤精血虚寒甚，温补真阴可起疴。濡主血虚之病，又为伤湿。[濡（阴）]

《诊家正眼》

主病：濡主阴虚，髓绝精伤。左寸见濡，健忘惊悸；右寸见濡，膝虚自汗。左关逢之，血不营筋；右关逢之，脾虚湿侵。左尺得濡，精血枯损；右尺得之，火败命垂。

按：浮主气分，浮举之而可得，气犹未败；沉主血分，沉按之而全无，血已伤残。在久病老年之人见之，尚未至于命绝，为其脉与症合也。若平人及少壮及暴病见之，名为无根之脉，去死不远矣。[以上均出自：濡脉（阴中之阳）]

《脉诀汇辨》

主病：濡主阴虚，髓竭精伤。左寸濡者，健忘惊悸。濡在左关，血不荣筋。左尺得濡，精血枯损。右寸濡者，膝虚自汗。濡在右关，脾虚湿侵。右尺得濡，火败命倾。

按：浮主气分，浮取之而可得，气犹未败；沉主血分，沉按之而如无，此精血衰败。在久病老年之人，尚未至于必绝，为其脉与证合也；若平人及少壮及暴病见之，名为无根之脉，去死不远。叔和言"轻手相得，按之无有"，伪诀反言"按之似有举之无"。悖戾一至于此耶！且按之则似有，举之则还无，是弱脉而非濡脉矣。濡脉之浮软，与虚脉相类，但虚脉形大而濡脉形小也。濡脉之细小，与弱脉相类，但弱在沉分而濡在浮分也。濡脉之无根，与散脉相类，但散脉从浮大而渐至于沉，濡脉从浮小而渐至于不见也；从大而至沉者全凶，从小而之无者为吉凶相半也。又主四体骨蒸，盖因肾气衰绝，水不胜火耳。[以上均出自：濡脉（阴中之阴）]

《脉诀阐微》

濡迟兼见，无非湿犯乎脾；濡滑同来，尤是痰成乎水；濡中兼大，湿因血耗以相侵；濡中兼小，水趁气衰以相犯；濡而兼弦，风水之患深；濡而兼芤，痰血之症急；濡而兼长，水湿易散；濡而兼革，水湿难消；濡而兼动，水有泛滥之盛；濡而兼静，湿多浸润之微；濡而兼软，水邪乘虚而相生；濡而兼散，正气随湿而欲脱。（第二篇）

《脉理会参》

濡主阴虚，浮主气分，浮举之而可得，气犹未败；沉主血分，沉按之而全无，血已伤残。故曰阴虚。髓竭精伤。左寸见濡，惊悸健忘。右寸见濡，虚汗洋洋。左关逢之，血不营筋。右关逢之，脾虚受侵。左尺精枯，右尺火灭。两尺濡

甚，泄泻不绝。（二十八脉详辨）

《四诊抉微》

主病诗：濡为亡血阴虚病，髓海丹田暗已亏。汗雨夜来蒸入骨，血山崩倒湿侵脾。

分部诗：寸濡阳微自汗多，关中其奈气虚何？尺伤精血虚寒甚，温补真阴可起疴。濡为少气，为泄泻，为痰，为渴，为眩晕。

分部主病：濡主阴虚，髓竭精伤。左寸濡者，健忘惊悸；濡在左关，血不荣筋；左尺得濡，精血枯损。右寸濡者，腠虚自汗；濡在右关，脾虚湿侵；右尺得濡，火败命乖。

抉微：方谷曰：轻诊不知，重按又不可得，稍久隐隐而来，少焉又不可得，存而诊之，又复如是，此濡脉也，为湿伤气血之候。凡形体未见死象，不可便断死。

或曰：濡脉辨内伤外感。气促力劣，恍惚耳鸣，此虚冷之征，必见于右手气口，若人迎濡而气口有力，中气胀闷，腰背酸疼，肢体倦怠，当作湿治。

刘河间曰：濡多兼迟，主极冷。然热泄后，或热极将死者亦濡弱。

张路玉曰：濡为胃气不充之象。故内伤虚劳、泄泻少食、自汗喘乏、精伤痿弱之人，脉虽濡软乏力，犹堪峻补峻温，不似阴虚脱血，纯见细数弦强，欲求濡弱，绝不可得也。

宜忌：李士材曰：浮主气分，浮取之而可得，气犹未败；沉主血分，沉按之而如无，此精血衰败。在久病年老之人，尚未至于必绝，为其脉与证合也。若平人及少壮暴病见之，名为无根脉，去死不远矣。（以上均出自：濡）

《证治合参》

为血气俱不足之候。为虚为痹，为少气，为无血，为自汗，为下冷。（脉体捷法）

《脉理求真》

濡为胃气不充。凡内伤泄泻自汗喘乏，多有是脉。张璐、士材论极精明，谓其治宜峻补。不似阴虚脱血，纯见细数弦强，欲求濡弱，绝不可得也。盖濡脉之浮软，与虚脉相类；但虚则浮大，而濡则弱小也。濡脉之细小，与弱脉相类；但弱在沉分，濡在浮分也。濡脉之软弱，与微脉相类；但微则欲绝，而濡则力微也。濡脉之无力，与散脉相似。但散则从大而按之则无，濡则从小而渐至无力也。夫从小而渐至无力，气虽不充，血犹未败；从大而按之即无，则气无所统，血已伤残，阴阳离散，将何所恃而可望其生乎？由斯言之，则濡与散，不啻天渊矣。所以濡脉多责胃气不充，或外感阴湿。故治宜温补而不可用伤残之药耳。（濡脉）

主气衰，亦主外湿。（新增脉要简易便知）

《脉象统类》

濡为气血两虚之候，亦主脾湿。病后产后可治，平人脉濡难治。

凡脉濡，为疲损，为自汗，为痹，为下冷，为无血少气。

左寸　心虚易惊、盗汗、短气。

左关　荣卫不和、精神离散、体虚懒、少力。

左尺　男伤精、女脱血、小便数、自汗多。

右寸　烘热憎寒、气乏体虚。

右关　脾弱，食不化；胃虚，食不进。

右尺　下元冷惫、肠虚泄泻。（以上均出自：浮）

《方脉权衡》

（濡脉）为气血两虚之候也。为疲损，为自汗，为下冷，为痹。左寸濡，心虚易惊，盗汗短气。左关濡，荣卫不和，精神离散，气虚少力。左尺濡，男子伤精，女人脱血，小便数多，自汗。右寸濡，喜热憎寒，体虚气乏。右关濡，脾弱物不化，胃虚食不进。右尺濡，下元冷伤，肠泄泻。（濡）

《脉理存真》

（濡脉）为血气俱不足之候，为少血，为无血，为疲损，为自汗，为下冷，为痹。左寸濡，心虚易惊，盗汗淫气。关濡，荣卫不和，精神离散，体虚少力。尺濡，男为伤精，女为脱血，小便数，自汗多痦。右寸濡，关热，憎寒，气乏体虚。关濡，脾软不化饮食。尺濡，下元冷备，肠虚泄泻。（脉阴阳类成）

《脉诊便读》

（濡脉）从浮大而按之全无者，其象急，其病凶；从柔软而按之愈衰者，其象缓，其病亦未至全凶。一则阴已绝而阳欲脱，一则阳虽虚而阴未全离也。故凡一切病后胃气不充，以及虚劳泄泻、自汗喘乏等症，皆见濡脉，此时阴未全伤，尚可用峻补、峻温之药，不似阴血枯槁而脉见沉细数疾，难用温药也。（二十四脉歌诀）

《诊脉三十二辨》

濡主气血虚乏，又为伤湿阴也。寸濡上焦寒，阳虚自汗，关濡脾虚冷，尺濡恶寒。（二辨浮脉所统有十）

【形成机制】

1.气血亏虚，精血损伤，精血亏耗日久，脉道失其充养，故脉柔软动。若致气虚阳衰，虚阳浮越，脉显浮软无根之象。

2.湿邪浸淫，湿阻气机，气机不畅，气血不能鼓荡血脉，故见濡软细小之象。

3.阳虚，阳气温煦推动血脉减弱，鼓荡力弱，故脉濡而细小。

【主病】

1.**主气血虚** 脉赖气血之充盈鼓荡。气血不足，鼓荡之力弱，则脉力减，故按之软。

2.**主脾虚** 脾为气血生化之源，脾虚则气血亏，鼓荡之力弱，故脉软。

3.**主阳虚** 阳主动，温煦推动血脉。阳虚鼓荡力弱，故脉软。阳虚者，常伴畏寒肢冷等寒象。

4.**主湿盛** 湿为阴邪，其性濡。湿盛者，大筋软短，血脉亦软，按之软。再者，湿阻气机，气机不畅，气血不能鼓荡血脉，亦是湿盛致脉软的一个因素。

【兼脉】

濡滑脉：柔而细软无力为濡脉；往来流利，如盘中之走珠为滑脉，相兼为濡滑脉。濡滑脉一般主痰浊中阻证。濡滑按之缓迟，沉取无力者，为正气不足，内有痰湿之证；濡滑按之弦细有力者，为阴伤肝郁，兼有痰湿之象。

濡细脉：柔而细软无力为濡脉；脉形细小，细如丝线为细，相兼为濡细脉。濡细脉沉取弦滑较有力者，为痰湿互阻，兼有气分不足之象；濡细脉沉取细弦略数者，为阴虚内热，兼有气虚血少之象；濡细脉沉取力弱者，为气血阴液亏虚之象。

濡缓脉：柔而细软无力为濡脉；一息四至，散慢不收敛，曰缓，相兼为濡缓脉。濡缓脉，沉取弦滑较有力者，为痰湿不化，阻滞气机之象；濡缓脉沉取力弱者，为阳虚气弱之象。

濡虚脉：柔而细软无力为濡脉；脉体较大，往来迟慢，重按松软无力为虚脉，相兼为濡虚脉。濡虚脉按之微弱无力者，为阳虚气弱，湿郁气机阻滞之象；濡虚脉沉取细弦者，为气虚湿阻，兼有阴伤血少之象。

濡数脉：柔而细软无力为濡脉；一息六至，曰数，相兼为濡数脉。濡数而按之虚弱无力者，为正气不足，阳虚气衰，虚阳浮越之象；濡数而按之弦细力弱者，为阴伤血少，兼有湿热内阻之象；濡数按之弦细而滑者，为湿热内蕴，兼有阴伤之象；濡数而按之弦滑稍有力者，为痰湿内蕴化热之象。

濡迟脉：柔而细软无力为濡脉；一息三至以下，曰迟，相兼为濡迟脉。濡迟脉沉取虚软无力者，阳虚寒湿阻滞之象；濡迟脉沉取弦滑较有力者，为痰湿内阻之象。

【医案】

濡而迟缓

巴某年近四旬，形色肥肉，患头痛半年余，午后觉重，至鸡鸣少愈。初医用四物祛痰之剂，不效。又医用茶调散、清空膏之类，亦不效。乃邀余诊视，六脉濡而迟缓，余曰："此气虚头痛也。医乃用血药，病何可安？"或曰："曾闻阳虚气病，昼重夜轻；血病阴虚，昼轻夜重。今患者午后觉重，鸡鸣少愈，岂非血病乎？"余曰："难执定论，当以脉推。既为血病，前药何以不效？盖鸡鸣至平旦，阴中之阳也，平旦至日中，阳中之阳也。日中至日晡，阳中之阴也。今鸡鸣少愈者，盖一阳初动之时，其气得令，故少愈。午后阳气潜藏，故又觉重，非阳虚而何？"又曰："肥肉人气虚，脉缓弱气虚，今以形色脉证相参，病属气虚必矣！"乃以顺气和中汤加川芎、倍参芪，加贝母。服五剂后，微觉稍减。乃令固守前方，服至三十余剂，方得痊愈。

医案来源：程从周《程茂先医案》

编按： 本案六脉濡而迟缓。《脉镜》："（濡脉）气血俱不足之候。"《脉象统类》："濡为气血两虚之候，亦主脾湿。"《金匮要略》："寸口脉迟而缓，迟则为寒，缓则为虚。"《脉经》："迟而缓者，有寒。"患者形色脉症均示气虚之证，肥人气虚，濡而迟缓之脉示气虚，午后阳气潜藏，阳虚之体病情加重，鸡鸣一阳初动，阳气恢复，故病稍愈。顺气和中汤是在补中益气汤的基础上加白芍、细辛、川芎、蔓荆而成，方中用黄芪辅以党参、白术、甘草益气健脾；当归、白芍养血；更佐以柴胡、升麻益气和中，升提阳气，补空虚之髓海；佐陈皮理气和胃；蔓荆子、川芎、细辛祛风止痛，诸药合用，奏益气养血、理气止痛之功。

濡弱如珠丝

张三锡医案

一老妪，头痛连额。发散降火备用，不效，面上皆出小红疱，有微水，不甚溃，一月后痛悉移于右，左眼胞上红肿，且懒于言动，饮食不甜。用辛凉，愈甚。六脉濡弱如珠丝，初按少弦，因作气虚治。六君倍黄芪，加蔓荆子，三服后渐安。心跳不眠愈急，乃以调中益气汤加茯神、玄参、枣仁、柏子仁，连进数服，顿愈。

医案来源：[清]魏之琇《续名医类案》

编按： 此案先用发散降火，不效，又用辛凉，病情加重。诊六脉初按少弦，濡弱如珠丝。濡脉主气虚血亏，弱为阳气衰微，弦主郁主痛。《脉镜》："（濡脉）

气血俱不足之候。"《脉象统类》:"濡为气血两虚之候，亦主脾湿。"虚以实治，故病情加重。患者濡弱之脉，为气血亏虚之象，先以六君倍黄芪，加蔓荆子益气健脾，疏风止痛，后出现心悸不眠，以调中益气汤加茯神、玄参、枣仁、柏子仁，益气健脾，养血安神。此为治气治血之先后法。

濡缓

张某，女，48岁。

头痛头闷，时或头痛难忍3年多，近两个多月来加重，昼夜难于入睡，食纳几废。医诊神经性头痛。细审其证，除上述诸证之外，并见面色虚浮㿠白，神疲乏力，月经失调，白带增多，舌苔薄白，脉濡缓。再察所用药物，除西药之外，尚有中药补气养血、散风止痛、活血通络、虫类止痛、清肝泻火等，然其效果均不显著。因思脾虚湿盛之脉见濡缓。合之于证，知其乃脾虚湿盛，肝木失达，清阳失升。治拟健脾除湿，舒肝升阳。

处方：白术50g，山药50g，党参10g，白芍10g，车前子（布包煎）10g，苍术9g，甘草10g，陈皮10g，柴胡4g，荆芥4g。

服药6剂之后，精神、食欲均好转，头闷头痛消减六七。但继服4剂之后，诸证却不再继续好转。再审其脉虚弦而滑。因思脉虚者，气血俱虚也；弦滑者，痰热郁于肝胆也。治宜拟补气养血，化痰泻火。

处方：黄芪15g，当归6g，党参10g，麦冬10g，五味子10g，竹茹10g，枳实10g，半夏10g，陈皮10g，茯苓10g，甘草10g，菖蒲10g，远志10g，生地10g。

服药10剂，诸证消失而愈。

医案来源：朱进忠《中医脉诊大全》

编按：本案初诊脉濡缓。濡缓脉为脾虚湿阻之象。《脉象统类》:"濡为气血两虚之候，亦主脾湿。"舌苔薄白，症见面色虚浮㿠白，神疲乏力。根据脉症为湿阻脾虚之象，脾土虚，清阳不升，治拟健脾除湿，舒肝升阳之法。服用6剂后，头闷头痛消减六七，但继服4剂后，诸证却不再好转，再审其脉虚弦而滑，脉虚弦为气阴两虚，脉滑主痰，转以补气养阴，理气化痰之法，用生脉饮加温胆汤治疗，方药对症而愈。可见在治疗疾病的过程中，病机变，脉也在变，如不根据脉症的变化，进行对病机的分析，是很难取得良效的。

濡缓微滑

张某，头痛眩晕，苔白厚腻，脉濡缓微滑。肝阳挟痰上腾，拟息肝化痰。

制半夏一钱五分，茯苓三钱，薄橘红一钱，炒竹茹一钱五分，煨天麻一钱五分，净钩藤三钱，甘菊花二钱，白蒺藜三钱，石决明四钱，白金丸七分。分二次服。

二诊：化痰泄热，眩晕稍减未止，脉象细弦。经云：头痛巅疾，下虚上实。原因肾水内亏，阳气上冒。再拟育阴潜阳法。

杞子三钱，生地四钱，黑豆衣三钱，龟板（先煎）六钱，牡蛎八钱，白菊花一钱五分，白蒺藜三钱，粉丹皮二钱，煨天麻一钱五分。

医案来源：张乃修、苏礼《张聿青医案》

编按：本案一诊脉濡缓微滑。濡缓脉，微滑有力者，为痰湿不化，阻滞气机之象，苔白厚腻，也为痰湿内阻之象。痰湿内阻郁而化热，夹热夹风，上扰脑窍，而见头痛眩晕。治以化痰息风法，以制半夏、茯苓、橘红、竹茹燥湿化痰，理气和中；白金丸由白矾、郁金组成，白矾能化顽痰，郁金开郁散结，合制为丸，具有开结气，化顽痰之功；天麻、钩藤、石决明、菊花、白蒺藜平肝息风。二诊脉象细弦，细为阴亏，弦为木郁，细弦为水亏木旺。经治疗，痰热标象得平，本虚之象显，治疗以育阴潜阳法，以枸杞子、生地黄、稽豆衣滋补肝肾之阴，牡丹皮清肝经之热，龟板滋阴潜阳、牡蛎重镇潜阳，天麻、白蒺藜、白菊花平肝息风。

濡滑

马某，女，53岁。2007年5月25日初诊。右偏头痛，已三四年，痛不剧。醒后汗出，累亦多汗，口干，食差，左下腹痛，寐则腿烦，无力。大便溏薄，一日三四次。曾诊为结肠炎，腰椎膨出。脉濡滑。舌稍暗，苔白。

证属：脾虚夹湿，清阳不升。

法宜：健脾化湿升清。

方宗：升阳益胃汤加减。陈皮9g，苍术10g，党参12g，生黄芪12g，茯苓15g，半夏10g，泽泻12g，防风8g，羌活8g，独活8g，川芎8g，柴胡9g，白芍10g，浮小麦30g，白术10g。

6月22日二诊：上方加减，共服28剂，汗减未已，他已不著。关节如被风，坐久乍立时腰困。脉弦缓，按之减。舌尚可。

证属：营卫不足。

法宜：调营卫，益气固表。

方宗：黄芪桂枝五物汤加减。生黄芪15g，桂枝10g，白芍10g，炙甘草8g，大枣7枚，浮小麦30g，煅龙骨18g，煅牡蛎18g。10剂，水煎服。

医案来源：李士懋、田淑霄《平脉辨证治专病》

编按：本案初诊脉濡滑，濡脉主气虚血亏，滑脉主痰浊，濡滑为脾虚夹湿，清阳不升。《脉诀阐微》:"濡滑同来,尤是痰成乎水。"治疗予健脾化湿升清法,以升阳益胃汤加减治疗。方中黄芪、党参、白术、甘草补气养胃;柴胡、防风、羌活、独活升举清阳,祛风除湿;半夏、陈皮、茯苓、泽泻化痰除湿;白芍养血和营。连服 28 剂,诸症渐平。二诊关节如被风者,脉弦缓,按之减,正气未复,营卫两虚,风邪易入,予黄芪桂枝五物汤,调营卫,益气固表,加浮小麦、煅龙骨、煅牡蛎,固表止汗。

参考文献

[1] 田代华.黄帝内经素问[M].北京：人民卫生出版社，2005.

[2] 田代华，刘更生.灵枢经[M].北京：人民卫生出版社，2005.

[3] 张仲景.伤寒论[M].钱超尘，编.北京：人民卫生出版社，2005.

[4] 张仲景.金匮要略[M].何任，何若苹，整理.北京：人民卫生出版社，2005.

[5] 王叔和.脉经[M].贾君，郭君双，整理.北京：人民卫生出版社，2005.

[6] 秦越人.黄帝八十一难经[M].高丹枫，王琳，校注.北京：学苑出版社，2007.

[7] 施发.察病指南[M].吴承艳，任威铭，校注.北京：中国中医药出版社，2015.

[8] 李时珍.濒湖脉学[M].贾君，郭君双，整理.北京：人民卫生出版社，2007.

[9] 杨士瀛.医脉真经[M].//林慧光，杨士瀛医学全书.北京：中国中医药出版社，2006.

[10] 李东垣.脉诀指掌[M].//张年顺，李东垣医学全书.北京：中国中医药出版社，2015.

[11] 方谷.脉经直指[M].李文林，周卫，校注.北京：中国中医药出版社，2015.

[12] 李延昰.脉诀汇辨[M].蒋力生，叶明花，校注.北京：中国中医药出版社，2016.

[13] 吴昆.脉语[M].上海：上海书局出版社，1986.

[14] 黄琳.脉确[M].北京：中医古籍出版社，1981.

[15] 郭元峰.脉如[M].郑蓉，校注.北京：中医古籍出版社，2014.

[16] 大西葆光.脉原[M].上海：上海科学技术出版社，1959.

[17] 叶子雨.脉说[M].上海：上海大东书局，1936.

[18] 李中梓.诊家正眼[M].包来发，校注.北京：中国中医药出版社，2008.

[19] 沈镜.删注脉诀规正[M].王大妹，校注.北京：中国中医药出版社，2016.

[20] 张福田.脉理宗经[M].沈澍农，朱若林，陈陶，校注.北京：中国中医药出版社，2016.

[21] 余显廷.脉理存真[M].于莉英，校注.北京：中国中医药出版社，2015.

[22] 黄宫绣.脉理求真[M].王英，点评.北京：中国医药科技出版社，2019.

[23] 汪宦.脉理集要 [M].范欣生，点校.上海：上海科学技术出版社，2004.

[24] 周学海.脉义简摩 [M].胡玲，张振业，焦振廉，等.校注.北京：中国中医药出版社，2016.

[25] 黄宫绣.脉诊便读 [M].张秉成，编撰.张效霞，田静峰，校注.北京：学苑出版社，2010.

[26] 沈金鳌.脉象统类 [M].// 田思胜.沈金鳌医学全书.北京：中国中医药出版社，2015.

[27] 崔嘉彦.脉学类编 [M].玄庵山人，辑注.陈仁寿，点校.上海：上海科技出版社，2004.

[28] 余之儁.脉理会参 [M].上海：上海科学技术出版社，1991.

[29] 叶盛.证治合参 [M].肖红艳，李曌华，翟文浩，校注.北京：中国中医药出版社，2016.

[30] 刘元晖.方脉权衡 [M].薛清录，整理.北京：中医古籍出版社，2021.

[31] 王邦傅.脉诀乳海 [M].叶子雨，参订.张玉萍，校注.北京：中国中医药出版社，2017.

[32] 王绍隆.医灯续焰 [M].陈家旭，主校.北京：中国中医药出版社，2017.

[33] 张璐.诊宗三昧 [M].张成博，欧阳兵，校对.天津：天津科学技术出版社，2012.

[34] 周学霆.三指禅 [M].周乐道，点校.北京：中国中医药出版社，1992.

[35] 管玉衡.诊脉三十二辨 [M].// 裘庆元.三三医书.北京：中国中医药出版社，2017.

[36] 徐春甫.古今医统大全 [M].北京：科学出版社，1998.

[37] 谢星焕.得心集医案 [M].任娟莉，校注.北京：中国中医药出版社，2016.

[38] 张介宾.景岳全书 [M].李继明，整理.北京：人民卫生出版社，2007.

[39] 李中梓.医宗必读 [M].郭霞珍，整理.北京：人民卫生出版社，2006.

[40] 李冠仙.仿寓意草 [M].李文荣，整理.太原：山西科学技术出版社，2012.

[41] 余震.古今医案按 [M].苏礼，洪文旭，徐伟，整理.北京：人民卫生出版社，2007.

[42] 曹颖甫.经方实验录 [M].姜佐景，编按.北京：中国中医药出版社，2016.

[43] 陆以湉.冷庐医话 [M].北京：中国中医药出版社，2007.

[44] 叶天士.临证指南医案 [M].苏礼，整理.北京：人民卫生出版社，2006.

[45] 江瓘.名医类案 [M].苏礼，焦振廉，卢棣，整理.北京：人民卫生出版社，2006.

[46] 孙一奎.孙文垣医案 [M].杨洁，校注.北京：中国医药科技出版社，2019.

[47] 王梦英 . 王氏医案绎注 [M]. 石念祖，注 . 北京：商务印书馆，1957.

[48] 王泰林 . 王旭高临证医案 [M]. 王宏利，校注 . 北京：中国医药科技出版社，2019.

[49] 吴瑭 . 吴鞠通医案 [M]. 北京：中国中医药出版社，2020.

[50] 叶天士 . 叶氏医案存真 [M]. 上海：千顷堂书局发行，1912.

[51] 魏之琇 . 续名医类案 [M]. 北京：人民卫生出版社，1982.

[52] 心禅僧 . 一得集 [M].// 裘吉生 . 珍本医书集成 . 上海：世界书局，1936.

[53] 喻昌 . 寓意草 [M]. 艾军，校注 . 北京：中国中医药出版社，2008.

[54] 张乃修 . 张聿青医案 [M]. 苏礼，王怡，整理 . 北京：人民卫生出版社，2006.

[55] 王雨三，林晶 . 王雨三治病法轨 [M]. 北京：中国中医药出版社，2013.

[56] 李士懋，田淑霄 . 平脉辨证脉学心得 [M]. 北京：中国中医药出版社，2014.

[57] 杨阳 . 李士懋教授论阴阳脉诊 [M]. 北京：中国中医药出版社，2015.

[58] 李士懋，田淑霄 . 论汗法 [M]. 北京：中国中医药出版社，2015.

[59] 李士懋，田淑霄 . 平脉辨证相濡医论 [M]. 北京：中国中医药出版社，2014.

[60] 李士懋，田淑霄 . 平脉辨证治专病 [M]. 北京：中国中医药出版社，2014.

[61] 李士懋，田淑霄 . 平脉辨证仲景脉学 [M]. 北京：中国中医药出版社，2015.

[62] 李士懋，田淑霄 . 平脉辨证相濡医案 [M]. 北京：中国中医药出版社，2015.

[63] 李士懋，田淑霄 . 火郁发之 [M]. 北京：中国中医药出版社，2019.

[64] 李士懋，田淑霄 . 李士懋田淑霄医学全集 [M]. 北京：中国中医药出版社，2015.

[65] 张润杰 . 岐轩药物法象——中医靶向用药 [M]. 北京：中国中医药出版社，2013.

[66] 张润杰，甄秀彦，朱雅卿 . 岐轩脉法 [M]. 北京：中国中医药出版社，2008.

[67] 张汤敏，孙仁平 . 脉法指要 [M]. 北京：化学工业出版社，2007.

[68] 盛增秀，陈勇毅，竹剑平，等 . 脉学类聚 [M]. 北京：人民军医出版社，2011.

[69] 赵绍琴 . 文魁脉学 [M]. 北京：中国医药科技出版社，2019.

[70] 张锡纯 . 医学衷中参西录 [M]. 王云凯，李彬之，韩煜，重校 . 石家庄：河北科技出版社，2002.

[71] 张山雷 . 脉学正义 [M]. 太原：山西科学技术出版社，2013.

[72] 顼祺，萧汉玺 . 萧通吾脉诀及脉案 [M]. 太原：山西人民出版社，1981.

[73] 天津市卫生局 . 津门医粹 [M]. 天津：天津科学技术出版社，1989.

[74] 鲁兆麟 . 中华历代名医医案全库 [M]. 北京：北京科学技术出版社，2015.

[75] 朱进忠 . 中医脉诊大全 [M]. 太原：山西科学技术出版社，2003.

[76] 鲁兆麟，严季澜，王新佩．中国古今医案类编－经络肢体及杂病类 [M]．北京：中国建材工业出版社，2001．

[77] 谢颖桢．王永炎院士神经内科病证实验录 [M]．北京：中国中医药出版社，2018．

[78] 宋鹭冰，程式，何德鲤，等．宋鹭冰 60 年疑难杂症治验录：附温病六论 [M]．北京：中国中医药出版社，2016．

[79] 熊继柏．一名真正的名中医：熊继柏临证医案实录 .1[M]．北京：中国中医药出版社，2014．

[80] 高雪贞．陈树真应用经方验案 4 则 [J]．河北中医，2015，37（2）：169-170．

[81] 苏晶．程士德教授治疗头痛验案分析 [J]．中医药学报，2000（3）：1．

[82] 张存悌．吴佩衡医案选（上）[J]．辽宁中医杂志，2007，34（8）：1148-1149．

读书笔记